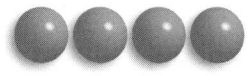

はじめて出会う
生命倫理

玉井真理子・大谷いづみ [編]

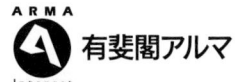

はじめに

　2009年に公開された日本の映画に『ジェネラル・ルージュの凱旋』がある。原作は、現役医師であり小説家でもある海堂尊氏による同名の作品。「ジェネラル・ルージュ」は「血まみれ将軍」というところだろうか。誰が「血まみれ将軍」で、なぜそのように呼ばれているのか、等々、作品の内容はともかくとして、私が注目したいのは倫理委員会の場面である。病院が舞台で医療問題を素材としている映画は数多くあり、なかには大学の教授会のシーンがある映画はあっても、倫理委員会が登場する作品を私はほかには知らない。ストーリーの早い段階のシーンで、倫理委員会は研究の倫理審査をしている。しかも、その委員会には、医師だけでなく病院の事務職員や、いわゆる外部委員も構成メンバーとして加わっているという設定だ。

　原作者である海堂氏が最新医学に詳しいだけでなく、病院がおかれた昨今の社会的状況にもアンテナを張っていることがわかる。日本の医学部に倫理委員会が設置されたのは1982年の徳島大学医学部が最初とされ、その後の10年間で国内すべての大学医学部および医科大学に倫理委員会が出揃った。これにならって、一般病院等においても同種の委員会の設置が進んだという経緯がある。どれくらいの規模の医療機関にどのような倫理委員会が設置されているのか、法的な裏づけがあるわけではないので正確な統計はないが、個人医院は別として、現在、ある程度大きな病院には倫理委員会があると見ていいだろう。また、エンターテイメント系の映画の中に外部委員まで参加した倫理委員会のシーンがあること自体、やはり、時代の流れの反映といえるのではないだろ

うか。ただし，原作でも映画の中でも，いわゆる倫理委員会と，懲罰委員会，あるいはリスクマネージメント委員会とが混同されてはいないか，という点は指摘しておこう。

さて，本書は，生命倫理学を学び始める人，すなわち初学者（ビギナー）向けに編まれた。大学の教養課程で，あるいは専門科目のひとつとして，さらには市民向けの講座やセミナーで……。学ぶ場所やきっかけはさまざまかもしれない。医療現場で何年か仕事をしながら，学生時代に独立した科目として学ぶことがなかった生命倫理学に，はじめて出会うという人もいるかもしれない。

編者は，この「はじめに」を書いている玉井と，「おわりに」で締めてくれている大谷である。どちらも大学の教壇に立ち，おもに初学者向けに生命倫理学の講義を展開している。先に述べたような病院の倫理委員会に外部委員として参加し，多種多様な案件について医学・医療の専門家ではないという立場から話し合いに参加するという経験もさせてもらっている。

そうした経験を十分に活かしきれたかどうかはわからないが，生命倫理学ってなんだろう，という新鮮な気持ちにこたえるべく編集したつもりである。「類書はない」と自画自賛して宣伝したいところだが，その点については実はそうではない，と謙虚に告白しておこう。編者のひとりの大谷が大学ではなく高校の教壇に立っている頃に手がけた『テーマ30 生命倫理』(教育出版, 改訂版 2006 年) がある。何を隠そう私はこの教科書が大変気に入って大学の授業で使っているし，実際ロングセラーとなっている。思えば，それ以上のものをつくりたいと願ってはじめたこの本の編集であった。

しかし，気合いを入れすぎたのがいけなかったのか，編集作業はけっして順調ではなかった。山あり谷ありの編集を支えてくだ

さったのが，コラム執筆者のひとりである白井泰子氏である。白井氏はすべての章に丁寧に目を通し，的確かつ説得力のあるコメントをくださった。玉井は，信州は安曇野にある彼女の自宅を訪ね（押しかけていき？），各章へのコメントを聴いた。辛口の指摘にうなり，ときには著者になりかわって反論し，帰路につく頃，家々の明かりが消えた安曇野は星がとてもきれいだった。白井氏の存在がなければ，本書が世に出ることもなかったかもしれない。

そんなふうにしてやっと世の光を浴びることになった本書が，読者のみなさんにとって，生命倫理学とのよい出会いの一助になれば幸いである。

編者を代表して　玉井真理子

執筆者紹介（執筆順，＊は編者）

玉井真理子（たまい　まりこ）（＊）　　　　　　　　　　　　　序　章
信州大学医学部准教授　　専攻：心理学
主著：『遺伝相談と心理臨床』（編著）金剛出版，2005年，『遺伝医療と心のケア』日本放送出版協会，2006年。

細田満和子（ほそだ　みわこ）　　　　　　　　　　　　　　　　第1章
星槎大学共生科学部教授　　専攻：社会学
主著：『脳卒中を生きる意味』青海社，2006年，『パブリックヘルス　市民が変える医療社会』明石書店，2012年。

小門　穂（こかど　みのり）　　　　　　　　　　　　　　　　　第2章
大阪大学大学院人文学研究科准教授　　専攻：生命倫理学
主著：「生殖補助医療における『子を持つという欲望』」『生命倫理』24，2013年，「フランスにおける同性婚合法化と生殖補助医療」『生存学』7，2014年。

渡部麻衣子（わたなべ　まいこ）　　　　　　　　　　　　　　　第3章
自治医科大学医学部講師　　専攻：科学技術社会論
主著：『遺伝医療と倫理・法・社会』（玉井真理子・福嶋義光編，分担執筆）メディカルドゥ，2006年。

堂囿俊彦（どうぞの　としひこ）　　　　　　　　　　　　　　　第4章
静岡大学学術院グローバル共創科学領域教授　　専攻：哲学
主著：『入門・医療倫理Ⅱ』（赤林朗編，分担執筆）勁草書房，2007年，「人間の尊厳と公序良俗」『生命倫理』18(1)，2008年。

丸　祐一（まる　ゆういち）　　　　　　　　　　　　　　　　　第5章
鳥取大学地域学部教授　　専攻：法哲学
主著：「権威と原意」『法哲学年報』vol. 2002，2003年，「サーグッド・マーシャルとケニア憲法草案」『アメリカ法』2009-2号，2010年。

川口有美子（かわぐち　ゆみこ）　　　　　　　　　　　　　　　第6章
NPO法人 ALS/MND サポートセンターさくら会理事
主著：『逝かない身体』医学書院，2009年，『在宅人工呼吸器ポケットマニュアル』（共編）医歯薬出版，2009年。

出口泰靖（でぐち　やすのぶ）　　　　　　　　　　　　　　　　第7章
千葉大学文学部教授　　専攻：医療社会学

主著:『老いと障害の質的社会学』(山田富秋編, 分担執筆) 世界思想社, 2004年,『ケアすること』(上野千鶴子ほか編集委員, 分担執筆) 岩波書店, 2008年。

田代志門 (たしろ　しもん)　　第8章
東北大学大学院文学研究科准教授　　専攻:医療社会学
主著:『過去を忘れない』(桜井厚ほか編, 分担執筆) せりか書房, 2008年,『研究倫理とは何か』勁草書房, 2011年。

大谷いづみ (おおたに　いづみ)(*)　　第9章
立命館大学産業社会学部教授　　専攻:生命倫理学
主著:『死生学とは何か』(島薗進・竹内整一編, 分担執筆) 東京大学出版会, 2008年,『ケアという思想』(上野千鶴子ほか編集委員, 分担執筆) 岩波書店, 2008年。

金　亮完 (きむ　やんわん)　　第10章
大阪経済法科大学法学部教授　　専攻:民法
主著:「生殖補助医療への保険適用をめぐる諸問題」『比較法学』38 (3), 2005年,『基本判例4 家族法』(本田純一・棚村政行編, 分担執筆) 法学書院, 2005年。

下地真樹 (しもじ　まさき)　　第11章
阪南大学経済学部准教授　　専攻:経済学
主著:「批判的合理主義の正義論」『情況』5・6月号, 2006年,「性的自由と買売春」『女性学』14, 2007年。

堀田義太郎 (ほった　よしたろう)　　第12章
東京理科大学理工学部准教授　　専攻:倫理学
主著:「ケアと市場」『現代思想』36 (3), 2008年,「英国レスリーパーク裁判から学べること」『生存学』1, 2009年。

香川知晶 (かがわ　ちあき)　　第13章
山梨大学名誉教授　　専攻:哲学
主著:『死ぬ権利』勁草書房, 2006年,『命は誰のものか』ディスカヴァー・トゥウェンティワン, 2009年。

土屋貴志 (つちや　たかし)　　第14章
大阪公立大学大学院文学研究科准教授　　専攻:倫理学
主著:*The Oxford Textbook of Clinical Research Ethics* (E. Emanuel ほか編, 分担執筆), Oxford University Press, 2008,『先端医療の社会学』(共

編）世界思想社，2010 年。

Column 執筆者

加藤尚武（かとう　ひさたけ）　　　　　　　　　　　　　　Column ①
京都大学名誉教授　　専攻：哲学
主著：『現代倫理学入門』講談社学術文庫，1997 年。

柘植あづみ（つげ　あづみ）　　　　　　　　　　　　　　Column ②
明治学院大学社会学部教授　　専攻：医療人類学
主著：『妊娠を考える』NTT 出版，2010 年。

渡邉　淳（わたなべ　あつし）　　　　　　　　　　　　　Column ③
金沢大学附属病院特任教授
主著：『トンプソン＆トンプソン遺伝医学』（福嶋義光監訳，翻訳）メディカル・サイエンス・インターナショナル，2009 年。

増井　徹（ますい　とおる）　　　　　　　　　　　　　　Column ④
慶應義塾大学医学部教授　　専攻：生物資源政策
主著：*Human Genetic Biobanks in Asia*（M. Sleeboom-Faulkner 編，分担執筆），Routledge, 2008.

白井泰子（しらい　やすこ）　　　　　　　　　　　　　　Column ⑤
前・国立精神・神経センター精神保健研究所所長　　専攻：医療社会心理学
主著：『スピリチュアリティといのちの未来』（島薗進・永見勇監修，分担執筆）人文書院，2007 年。

泉　清隆（いずみ　きよたか）　　　　　　　　　　　　　Column ⑥
わんぴーすヘルパーステーション代表
主著：『やさしさのまほう』（絵：326）PHP 研究所，2008 年。

岩元　綾（いわもと　あや）　　　　　　　　　　　　　　Column ⑦
いのちと心をつなぐネットワーク「えほんの会 AYA」
主著：『21 番目のやさしさに』かもがわ出版，2008 年。

橋本秀雄（はしもと　ひでお）　　　　　　　　　　　　　Column ⑧
主著：『性分化障害の子どもたち』青弓社，2008 年。

佐伯恭子（さえき　きょうこ）　　　　　　　　　　　　　Column ⑨
千葉県立保健医療大学講師　　専攻：看護学

野崎泰伸（のざき　やすのぶ）　　　　　　　　　　　　Column ⑩
立命館大学非常勤講師　　専攻：哲学
主著：「『生の無条件の肯定』に関する哲学的考察」（博士論文）

島薗　進（しまぞの　すすむ）　　　　　　　　　　　　Column ⑪
東京大学名誉教授　　専攻：宗教学
主著：『宗教学の名著30』筑摩書房，2008年。

安藤泰至（あんどう　やすのり）　　　　　　　　　　　Column ⑫
鳥取大学医学部准教授　　専攻：宗教学
主著：『生命の産業』（佐藤光編，分担執筆）ナカニシヤ出版，2007年。

武藤香織（むとう　かおり）　　　　　　　　　　　　　Column ⑬
東京大学医科学研究所教授　　専攻：社会学
主著："Organ Transplantation as a Family Issue," *International Journal of Japanese Sociology*, 19（1），2010.

最相葉月（さいしょう　はづき）　　　　　　　　　　　Column ⑭
ノンフィクションライター
主著：『星新一　一〇〇一話をつくった人』（上・下）新潮文庫，2010年。

松原洋子（まつばら　ようこ）　　　　　　　　　　　　Column ⑮
立命館大学大学院先端総合学術研究科教授　　専攻：科学史
主著：『優生学と人間社会』（共著）講談社，2000年。

山本龍彦（やまもと　たつひこ）　　　　　　　　　　　Column ⑯
慶應義塾大学法務研究科教授　　専攻：憲法学
主著：『遺伝情報の法理論』尚学社，2008年。

樋口範雄（ひぐち　のりお）　　　　　　　　　　　　　Column ⑰
東京大学名誉教授　　専攻：英米法
主著：『医療と法を考える』有斐閣，2007年。

目　次

序　章　答えの出ないことを考え続けるために　1

生命倫理学という学問

1 生命倫理学と聞いて何を思うか？ ………………… 1
2 障害のあるわが子を背負って田んぼに
  駆けつけることはしないという選択 ………… 4
3 映画『ジョンQ』から ………………… 8
4 各章のめざすところ ………………………… 13

第1章　生命倫理はどこから来て，どこへ向かうのか？　19

生命倫理の歴史と日本への導入

1 アメリカにおけるバイオエシックス ………………… 20
  医師・医学研究者の不信　20　　医の倫理の監視者　22
  バイオエシックスの（ひとまずの）確立　24
2 日本における生命倫理 ………………………… 26
  バイオエシックスの輸入　26　　生命倫理の展開　26
3 今日のバイオエシックス／生命倫理学 ………………… 28
  バイオエシックスの課題　28　　それぞれのバイオエシックス／生命倫理　30

第2章 身体から切り離された精子・卵子・受精卵　37

生殖補助技術が問いかける親子の絆

1 生殖補助技術とは ……………………………… 38
妊娠を助ける医療技術　38　　親子関係へのさまざまな影響　40

2 生殖補助技術の利用が引き起こした混乱 ……… 43
カップル解消後の生殖補助技術　43　　提供精子を用いた人工授精と出自を知る権利　45

3 代理出産と親子関係 …………………………… 46
5人の「親」？：産みの母と育ての母の乖離　46　　法的な親子関係はどうなるのか？　47

4 どのような技術を誰が利用できるか ………… 49
●生殖補助技術に対する規制

5 生殖補助技術が問いかけるもの ……………… 53
残される課題　53　　重要な当事者である子どもへの視点　55

第3章 選ぶ技術・選ぶ人　61

出生前診断のもたらす問い

1 出生前診断とは何か …………………………… 63
法律と現実　63　　出生前診断の登場と社会の対応　64

2 出生前診断の投げかける問い ………………… 67
出生前診断の経験　67　　障害のあることは不幸か？　69

***3* もうひとつの選択** ……………………… 71
　障害を受けいれるという選択　71　　結びに　73

第4章 │ 「夢の技術」を立ち止まって考える　79

再生医療

1 広がる再生医療 ……………………………………… 80
　自分の細胞で治す：再生医療の現状　80　　高い能力をもつ細胞の登場　81

2 どのような細胞なら入手することが許されるのか … 82
　ヒト胚の破壊は許されるか　83　　卵子の提供が女性に与える影響　84　　死亡胎児の利用　85

3 どのように細胞を利用できるのか ……………… 87
　移植した細胞の「がん化」　87　　クローン人間をつくることは認められるか　88　　ヒトと動物を混ぜることはどこまで許されるか　90　　精子・卵子の作成をめぐる問題　92

4 夢を悪夢にしないために ……………………… 93

第5章 │ 知りたいのはどんな情報ですか？　97

診療と研究参加のインフォームド・コンセント

1 生きたい人生を生きるために …………………… 98
　インフォームド・コンセントはムンテラではない！　98
　インフォームド・チョイス　99

2 インフォームド・コンセント …………………… 100
● 2つの歴史的源泉

3 診療におけるインフォームド・コンセント ………… 101
● 自己決定のために

裁判で生まれたインフォームド・コンセント 101　診療におけるインフォームド・コンセントはどうすれば有効なのか 103　同意能力がない人からは同意を受けられない 103　同意能力がない／不十分な場合は誰が治療を決定するのか 104　何をどの程度説明すれば「十分」か 105　倫理的な義務と法的な義務 106　患者が本当に説明を理解しているのか誰もわからない 107　自発的な同意 108

4 医学研究におけるインフォームド・コンセント …… 109
● どうすれば被験者を保護できるか？

ナチス・ドイツの人体実験とニュルンベルク綱領 109　研究への参加は参加者の利益となるか 110　研究の特殊性と合理的なボランティア基準 111

5 包括的同意 …………………………………………… 113
●「その胃をください」

使用目的を特定しない同意 113　インフォームド・コンセントは万能ではない 115

第6章　患者主体の医療　　119

難病 ALS の立場から

1 治らない病いを生きる ……………………………… 120
ALS という病い 120　人工呼吸器に対する印象の変化 121

目次　xi

2 家族との関係 …………………………………… 122
家族の選択 122　　ある女性ALS患者のケース 123
生きようよ，といえない家族 125

3 治療を継続するためのしくみ ………………………… 126
難病の定義 126　　患者の自己決定にゆだねない 128

4 伝える努力，読み取る技術 …………………………… 129
「患者の語り」を医療に活かす 129　　自己決定とアドバンス・ディレクティブ（事前指示書） 130　　意思を伝えること／読み取ること，を超えて 131　　患者主体の医療のために 133

第7章　「老いて介護されること」とは　　141

介護される者の自己決定

1 老いて介護される者の自己決定 ……………………… 142
老いて介護される者の自己決定の尊重 142　　「本人の自己決定を尊重」といっても…… 143　　本人の真意はどこにあるのか？ 144

2 本人の意思を尊重するのが困難な介護現場 ………… 145
「これとってくれませんかねぇ」 145　　本人の意思が尊重されない介護現場の難しさ 146　　身体拘束・抑制は人手不足のためなのか 147　　「どうせ本人はわからないから」？ 149

3 なぜ「老いて介護される」ことに背を向けたいのか？ … 150
老いて介護されることへのまなざし：ピンピンコロリと健康寿命 150　　高齢者の延命医療制限 151　　「他人の力はかりない＝自分の力で」という自立観 153　　助けられ上手さん 153　　「プライドの危機」と「心の貸借対照表」 155　　「他者と関係を築こうとする」自立観 156

4 「する」としての老い,「ある」としての老い ……… 157

「する」としての老い,「ある」としての老い　157　「介護される」ことを「ある」という視点から学ぶ　158

第8章　*最期まで生きるために*　167

ホスピス・緩和ケアの現場から

1 ホスピス・緩和ケアとは ………………………………… 168
　●毎日をフルに生きる
　長く,太く生きる　168　「生」を支えるホスピス・緩和ケア　169　生活の質（QOL）の向上　170

2 近代ホスピス運動の誕生 ………………………………… 171
　●全人的苦痛を癒す
　ホスピス運動の創始者　シシリー・ソンダース　171　ホスピス運動の社会的背景　172　安楽死運動との対決　173　全人的な痛み　174　世界標準の緩和ケアへ　176

3 日本におけるホスピス・緩和ケアの展開 ……………… 176
　●「家で死ぬこと」を実現するために
　緩和ケア病棟の制度化　176　施設から地域へ　177　在宅の「魔力」　178　在宅ホスピスの課題　180

4 現代の看取りと死生観 …………………………………… 181
　●死の現場を社会にかえす
　看取り文化の再構築　181　死にゆく人から学ぶ　182

第9章 「自分らしく，人間らしく」死にたい？　187

安楽死・尊厳死

1 安楽な死，尊厳ある死？ …………………………… 188

2 安楽死・尊厳死論の歴史 ……………………………… 190
前史　190　　「価値なき生命」の殺害　191　　「慈悲によってもたらされる死」から「尊厳をもって自ら選ぶ死」へ　193　　日本の安楽死・尊厳死論　197　　緩和ケアの発達と安楽死・尊厳死論　199

3 社会的な文脈を読む ………………………………… 200
医療の中に組み込まれる安楽死・尊厳死？　200　　権利と義務の錯綜　201　　「自分らしい，人間らしい，尊厳ある死」を望む「私」とは何ものか　203

第10章 人の死をめぐるジレンマ　211

脳死・臓器移植問題が私たちに問いかけるもの

1 もうひとつの死 …………………………………… 213
● 脳　死
「脳死」とは何か　213　　脳死の登場：脳死と臓器移植の接点　215

2 日本の脳死・臓器移植議論と改正臓器移植法 ……… 216
臓器移植法成立までの議論状況　216　　臓器移植法改正の背景と経緯　218　　09年法の主な内容と意味　220

3 脳死・臓器移植問題が私たちに問いかけるもの ……226
　脳死を人の死とすることへの疑義　226　　臓器移植をめぐる問題　227　　臓器不足は解消するか？　228　　結びに代えて　230

第11章　医は仁術？　算術？　235
　　　　　　　　　　　　　　　　　　医療資源の配分と倫理

1 医療資源の配分問題とは ………………………… 236
　限られた資源の使い道を決める　236　　なぜ問題になってきたのか　236

2 「神の委員会」 ……………………………………… 237
　人工腎臓の発明　237　　新たな問題と「神の委員会」　239　　手続きがみたすべき要件　239

3 さまざまな選別基準を検討する ………………… 241
　より大きな功績をあげた人を優先する　241　　より大きな効果が得られる人を優先する　242　　個人間比較の問題　242　　より多く支払う人を優先する　245　　すべての人に等しい機会を与える　245

4 創造的に問題に取り組む ………………………… 246
　全員を助けることだけが正しい　246　　より広い視点から問いを見直す　247

第12章　強く・美しく・賢く・健康に？　253

エンハンスメントと新優生学

1　バイオテクノロジーによる願望の実現 …………… 254
　● エンハンスメントと新優生学
　医療技術で願望を実現すること　254　　エンハンスメント／新優生学とはなにか　255

2　エンハンスメント問題の背景と構造 …………… 256
　医療の目的と範囲：その限定と拡大　256　　治療の範囲のあいまいさ　257

3　エンハンスメントを問う視点 …………… 259
　願望の背景にある圧力：「目的」に含まれる問題　259　　身体に対する負担：「手段」にともなう問題　260　　社会的圧力も身体的負担もない場合　262　　自由と責任／個人と社会　264

4　よりよい性質の子どもをデザインすること ………… 265
　どんな技術なのか　265　　実験段階での問題点：コストとリスク　267　　遺伝子操作がめざすもの　268　　障害はないほうがよい＝除去したほうがよいのだろうか　269
　プラスの機能　270　　おわりに　272

第13章　人間はどこまで機械なのか　277

脳神経倫理

1　脳神経倫理の登場 …………… 278
　「脳神経倫理：領域を画定する」（2002年）　278　　モンスターあるいはロボコップの哲学　279

2 脳神経倫理，その構想 ……………………… 281
ロスキーズの構想 281　　脳科学の倫理と倫理の脳科学 282　　実践の倫理 282　　神経科学の倫理的含意 284　　倫理の神経科学 285

3 収斂する科学技術への問い ……………………… 287
NBIC テクノロジーの統合 287　　エンハンスメント，人間への問い 288

第14章　軍事医学研究はどこまで特殊か　　293
戦争と医学研究倫理

1 日本人による反人道的医学研究 ……………………… 294
駐蒙軍冬季衛生研究 294　　15年戦争期の日本による医学犯罪 297　　731部隊におけるコレラワクチン実験 298　　九州帝国大学医学部「生体解剖」事件 298

2 ナチス・ドイツの医学犯罪 ……………………… 299

3 米国の放射線被曝人体実験 ……………………… 303

4 戦時と平時の医学研究倫理 ……………………… 305
反人道的軍事医学研究を正当化する論理 305　　平時と戦時は連続している 307

お わ り に ……………………… 313

章扉図版出所一覧 ……………………… 316

索　　引 ……………………… 317

Column

①環境と生命倫理　35
②ジェンダーと生命倫理　59
③遺伝情報を診療で活用するための課題　77
④バイオバンク　96
⑤倫理委員会　118
⑥ALSとともに生きる　137
⑦夢紡ぎつつ，明日へ　138
⑧インターセックス　139
⑨看護と生命倫理　164
⑩障害学と生命倫理　165
⑪死生学と生命倫理　186
⑫宗教と生命倫理　209
⑬生体からの臓器移植　234
⑭生命倫理とジャーナリズム　251
⑮優生学と生命倫理　275
⑯犯罪捜査とDNA　292
⑰法律と生命倫理　312

本書のコピー，スキャン，デジタル化等の無断複製は著作権法上での例外を除き禁じられています。本書を代行業者等の第三者に依頼してスキャンやデジタル化することは，たとえ個人や家庭内での利用でも著作権法違反です。

| 序章 | 答えの出ないことを
考え続けるために |

生命倫理学という学問

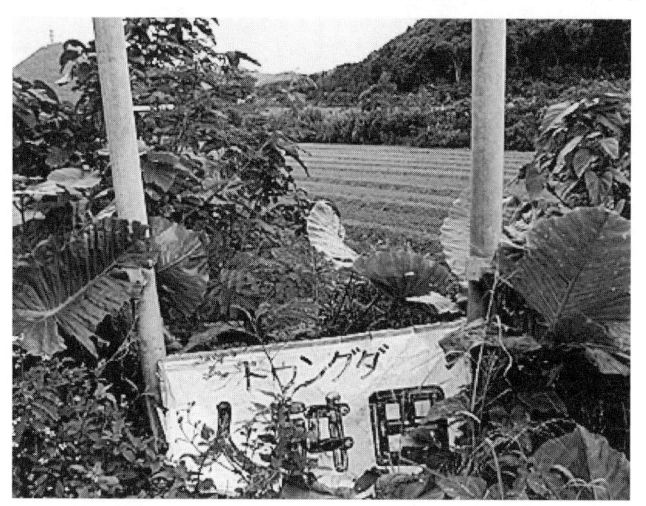

沖縄の与那国島で、かつて人減らしが行われていたという悲しい歴史を伝える「トゥングダ」。

1 生命倫理学と聞いて何を思うか？

　みなさんは、「**生命倫理学**」と聞いて何を思うだろう。あるいは、まったくはじめて耳にする言葉で、なんのことやらさっぱり……と首をかしげるばかりの人もいるだろうか。では「倫理学」や「倫理」となるとどうだろう。なにやら難しいこと、という印

I

象だけで、それ以上のイメージはもてない人もいるかもしれない。

　学問にはいろいろなものがあり、それぞれの学問にはそれぞれの歴史がある。なかでも、「生命倫理学」は新しい学問である。「生命倫理学」を新しい学問という以上は、古くからある学問というのもあるということだろうか。そう、あるのだ。たとえば、哲学。哲学は、すべての学問の源ともいわれている。つまり、すべての学問は哲学から派生している、といえなくもない。哲学は、英語で「philosophy」というが、これはギリシャ語の「philos」（愛する）と「sophia」（知）との結合であり、「知を愛する」という意味が込められている。というような説明を聞くと、では愛知県は哲学の本場か!?　というツッコミをいれたくなるが（ならないか……）、当然のことながら愛知県に限らず、そして日本に限らず、知るということに対して人間が感じる魅力は、とてつもない昔から存在していたのだ。

　生命倫理学が学問として成立したのは、わりと最近のことだ。これに関してはこのあとの第1章を参照していただきたい。といってもページを繰るのはおっくうだ、と思う人のために少しだけ紹介しておこう。生命倫理学は、アメリカで1960年代の後半から70年代にかけて登場した。そもそも生命倫理学というのは、英語のbioethics＝バイオエシックスを日本語に訳したものである。Bioethicsは造語で、英語のethics＝エシックス（倫理学）の前にギリシャ語で生命を意味するbios＝ビオスがくっついている。

　日本では、生命倫理学というと、それについて詳しく知らない人でも、何か医療に関連するもの、というくらいの漠然としたイメージはもっているかもしれない。そうした理解はまちがいではないものの、bioethicsを提唱したV. R. ポッターが地球環境を

問題にしていたことは一般にはほとんど知られていない。今風にいえば「エコ」である。そして「エコ」のためには「学際的な叡知」が必要だと主張したのが，bioethics（生命倫理学）のはじまりである。

　ここで「**学際**」ということを取り上げておこう。ところで，生命倫理学がアメリカという国でその時代に生まれていることは，ひとつの学問として生命倫理学なるものを考えるうえでかなり大切なことなのだが，私が試験にそのことを出すときわめて正答率が悪い。学ぶ側としては，いつどこで生命倫理学が成立したかという歴史はそれほど重要には思えないということなのか，私が重要さを伝えきれていないのか……。そこで私はゆずるだけゆずって，生命倫理学の成立の歴史はともかく（といいつつ試験には出すのだが），せめて「学際」はぜひ覚えてほしいと講義のとき力説することにしている。

　この「学際」ということは実はとても大事なことである。「国際」という言葉を知っているだろうか？　意味は？　とあらためて聞かれるとうまく説明できないなら，辞書を引いてみよう。英語でいうと international。インターナショナルというカタカナ言葉としても通用する。何を隠そう，私も国際という言葉の意味をシンプルに説明するとどうなるのだろうとあらためて考えたらよくわからなくなり，辞書を引いた一人だ。ある辞書には「一つの国だけではなく，いくつかの国にかかわっていること」と書いてあった。なんとシンプルな！　と感動。

　それになぞらえれば，「学際」とは「一つの学問だけではなく，いくつかの学問にかかわっていること」となろう。生命倫理学は，それが生まれた当初からこの「学際」ということを大事にしている。bioethics＝バイオエシックスという言葉を造ったポッター

1　生命倫理学と聞いて何を思うか？　　3

も、環境問題はその道の専門家だけが考えればいいということではなく、さまざまな領域の人々が知恵をしぼる必要があると考えた（先述の「学際的叡知」）。その後 bioethics ＝バイオエシックスは、地球環境をめぐる倫理問題というよりも、むしろ医療や医学研究をめぐる倫理問題を扱う学問としてアメリカを中心にして広がっていくことになるが、そのように環境問題から医療問題へとシフトしても、学際的であるという特徴は変わることがなかった。

2 障害のあるわが子を背負って田んぼに駆けつけることはしないという選択

　ここで、最首悟さんという方を紹介しよう。彼は、生命倫理学の専門家ではない。おそらく、彼自身は、生命倫理学であろうとなかろうと、およそ何かの専門家といわれることを好まないとは思う。そこは少し我慢していただくとして、あえて何の専門家かといえば、生物学が専門であり、長く社会問題としての水俣病に関わってこられた方である。私にとっての最首悟さんは、彼がダウン症の子どもの親であるという点で、特別な存在である。彼には、星子さんというダウン症のお子さんがおり、星子さんとの関係で思索を深めているように私には見える。私にもダウン症の息子がいるが、私は息子との関係で思索を深めることはできず、ただただ息子の生き様に見惚れ、ため息をついている。

　最首悟さんの文章を引用しよう。彼が著した『生あるものは皆この海に染まり』の一節であるが、もともとは1984年6月20日号の『朝日ジャーナル』臨時増刊号に掲載されたものであり、星子さんは当時7歳だった。

「七歳のいまの様子をみていると、将来なんらかのかたちで働くことはとても無理のように思える。「欲がなくなったらおしまいだ」「働けなくなったらおしまいだ」という、ちょうどその地点から星子の生ははじまっている。
　欲望と労働が対の基軸になっているこの世の中では、星子が正当に生きる場所はない。許容された生はある。こういう問題はあけすけに語ったほうがいいのだ。労働、生産という視点でみるかぎり、そしてこの視点はこの世で根本的であるのだが、知恵おくれで身体のきかない人間が生きていられる枠は決まっている」

このように娘である星子さんについて「知恵おくれで身体のきかない」と、みもふたもない紹介をしたうえで、最首さんは続ける。いささか唐突に、沖縄の島での話を持ち出すのだ。

　「沖縄の島での、決められた田に、号令がかかったとたんに走り出して飛びこみ、満ぱいになって入りきれなかった人間は死ぬか殺す、という状況では、この枠はほとんど零に等しい。社会のあり方によってこの枠はのびてゆくだろうが、生産人口の何人が一人の非生産人口を養うかという勘定をする社会では、枠はそんなにひろがらない。限度枠をこえた非生産人口は切り捨てる」

最首さんは「枠」という言葉を使い、それを「決まっている」ものとする。枠は「そんなにひろがらない」ので、したがって「限度」があるともいう。そのうえで、「だから、知恵おくれで身体のきかない人間の代理人が、この者にも生きる権利があると叫ぶときの、その実体は許容枠をめぐっての要求なのである」と、そのまま出口のない迷路に入っていきそうな気配をただよわせて文章を続ける。

2　障害のあるわが子を背負って田んぼに駆けつけることはしないという選択

「かつて現実にあった極限状況で、田んぼに駆けつけなければならないようなときに、星子が生きることの主張とは、星子をおぶって駆けつけることではなく、星子のそばにとどまって、みんな田んぼに駆けつけるのはやめようと呼びかけることだ」

障害のあるわが子を背負って田んぼに駆けつけることはしないという選択をすれば、少なくとも自分とわが子は死ぬことになる。そして、みんなが「田んぼに駆けつけるのはやめよう」という呼びかけに応じたとしたら、みんなが死んでしまう。しつこいようだが繰り返すと、首尾よく決められた田んぼの中に入ることができた人だけが生き残り、そうでない人は死ぬ（殺される）というのではなく、みんなが死んでしまうのだ。

最首さんの思索がすごいと思うのは、単に、自分は障害のあるわが子を背負って田んぼに駆けつけることはしないという選択をするのだ、それが人の道というものだ、と主張するのではなく、そもそも田んぼに駆けつけることはやめようと呼びかけることを提案していることである。

最首さんは、この沖縄の島での話を詳しくは紹介していない。そこで私はそれが史実に基づくものかどうか、調べてみた。そして、いくつかの記述に出会った。いくつかはインターネット上で見つけ、いくつかは何冊かの本の中にあった。

場所は、沖縄の与那国島。その田んぼは「トゥングダ」と呼ばれ、漢字では「人舛田」と書くらしい。その昔、与那国の人々は重い人頭税、つまり1人につきいくらということで課された税に悩まされ、やむなく人口を減らさなければならなかったという悲しい歴史がある。写真のように現在はサトウキビ畑となっているが、ここが「人舛田＝トゥングダ」だったと伝えられている場所

である。

　私は何年か前に与那国島に行ったことがある。そのときに聞いたのは、この「人舛田＝トゥングダ」ではなく「久部良割＝クブラバリ」の話である。クブラはその土地の名前、バリというのは岩の裂け目。久部良港を見下ろす海岸の崖の上にある裂け目を、妊婦に跳ばせたというのだ。目的はやはり人減らし。しかも妊婦。胎児もこの際一緒に、という発想なのだろう。バリを跳ぶことができれば、妊婦も胎児も生き延びることができる。しかし、体力がなかったり（体力の問題か、という気もするが）、体が弱かったりする妊婦はそこを跳ぶことができない。かなりの深さなので、十中八九は命を落とすことになる。トゥングダよりもこのクブラバリのほうが有名なのは、バリを跳ばせる習慣が広く、あるいは長い期間に渡って行われていたからというよりは、クブラバリが久部良港を見下ろす風光明媚な場所にあるから、という理由によるのではないかと私は勝手に思っている。観光名所にもなっているクブラバリにくらべるとトゥングダの存在はかなり地味だ。しかし、「久部良割＝クブラバリ」にしても「人舛田＝トゥングダ」にしても、与那国に人減らしの習慣があったことを物語っている。

　なぜ、最首さんが与那国の習慣について述べていることを紹介したのかというと、それは、次のような理由からである。

　生命倫理学は命に序列や優劣をつけている、あるいは序列や優劣をつけるために都合のいい理屈を考えている、という批判が一部にあるようだ。たしかに生命倫理学は、たとえば、熟慮の末に死にたいと懇願する患者を本当に死にゆかせていいものかどうか、というような「ギリギリの崖っぷち問題」だけでなく、限りある医療資源をどう配分することが妥当なのか、というような「究極の選択問題」をしばしば扱う。たとえば、死に瀕している重症患

者に手厚い治療を施して延命するより，救命できる可能性が高い患者を優先的に治療すべきではないか。あるいは，救命できても重い後遺症を残すような患者よりもそうではない患者を優先すべきではないか，などである。

　その際に，判断の基準として「善行」「無危害」「自律」「正義」という4つの原則が持ち出されることもある。しかし，いついかなる場合でも，その4つで解決しようとしているわけではない。そもそも，それら4つの原則は生命倫理学という学問自体の原則ではなく，T. L. ビーチャムとJ. F. チルドレスが提唱した原則である。彼らは確かに著名な生命倫理学者ではあるが，それがすべてではない。また，こっちより，あっちが大事という価値を問うことは多いが，それは必ずしも命そのものに序列や優劣をつけたり，その理由を考えたり，ということとイコールではない。

　むしろ，結局は命に序列や優劣をつけるしかないんだよね，という方向に簡単に流れてしまうのではなく，その場に踏みとどまるための知恵の結集，とでも言えばよいだろうか。それが生命倫理学だと私は思っている。与那国の旧い習慣の話を聞いただけだったとしたら，私はこの「踏みとどまるための知恵の結集」などということは考えなかったかもしれない。最首さんによる紹介にふれたからこそ，思い至ったことである。

3　映画『ジョンQ』から

　次に話題を変えて，『ジョンQ』という映画を紹介しよう。2002年に製作されたアメリカ映画で，監督はニック・カサヴェテス。デンゼル・ワシントンが主演している。医療制度の不備を

突いた社会派映画というふれ込みで，同年11月に日本でも公開された。

ちなみに，デンゼル・ワシントンが出演している社会派映画で有名なのは，『フィラデルフィア』というアメリカ映画（1993年，ジョナサン・デミ監督）で，舞台はアメリカ東海岸の街フィラデルフィア。エイズを理由に法律事務所を解雇された弁護士が起こした裁判で，弁護を引き受けるのがデンゼル・ワシントンふんする黒人弁護士。生命倫理という観点からみても大変興味深い作品である。フィラデルフィアは映画『ロッキー』の舞台となったことでも有名だが……などと，映画の話をしているとキリがないのでやめておこう。話を元に戻す。

デンゼル・ワシントンが演じている黒人労働者ジョンQは，不況で仕事を減らされていた。条件のいい別の仕事を探すが見つからず，生活は苦しい。しかし，愛する妻のデニスと9歳になる一人息子のマイクとの暮らしは幸せだった。そんなある日，息子マイクが野球の試合中に突然倒れる。

息子を救う道は心臓移植しかない。移植をしなければあと数週間の命だ，と宣告されてしまう。父親であるジョンの医療保険では治療費がまかなえない。病院からは無情にも退院を勧告される。会社や役所と交渉し，マスコミにも訴える。ジョンは家財道具を売り払い，友人も援助を申し出るが，入院費には遠く及ばない。万策尽きたジョン。妻デニスは涙ながらに「なんとかして！」と悲鳴をあげる。

追いつめられたジョンは，人質を取って病院に立てこもった。人質は12人。医師や看護師，さらに患者も。なんと，妊婦までいる。拳銃をもって救急病棟を占拠したジョンの要求は，息子を心臓移植で救ってもらうことだ。ジョンは心臓移植が必要な患者

のリストに息子の名前を載せてほしいと懇願するが、その間に息子の容体はよくなるどころか悪くなる。

　舞台はイリノイ州シカゴ。時代は現代という設定。シカゴ警察が病院を包囲し、周辺地区は完全に封鎖される。クーデターのような物々しさの中、報道陣も殺到し一斉に中継もはじまる。病院に立てこもっただけでも相当に大胆な行動だが、ジョンのやったことはそれだけではない。ここまででもずいぶんと、いわゆるネタバレという状態になっているが、この先は映画のクライマックスへと直接つながる展開部分なので、同じネタバレでも罪は重いかもしれない。非難を覚悟で紹介する。

　なんとジョンは、医師のターナーに自分の心臓を息子のために使ってほしいと要求するのだ。「俺を使え」と。周囲は、移植のためには細かい検査が必要であり時間的余裕がないとか、心臓のサイズも合わないのでそもそも医学的に無理だとか、マイク（息子）やデニス（妻）の気持ちはどうなるのかとか、あの手この手の説得を試みるが、ジョンは気持ちを翻すことはしない。実はジョンはその前に狙撃され傷を負っていたのだ。命の危険にさらされたことで、もしここで今自分が死んだらということを具体的に想像してのことだったかもしれない。緊迫したその場面を、少々長くなるが引用しよう。

> 　ジョンはまたターナーを振り返り、銃を上げながら言った。
> 「あんたは分かっていない。ターナー先生。俺は絶対に息子を死なせたりはしない。その点はあんたも了解したじゃないか？ そのためなら、俺は何だってする」
> 　ターナーは開き直り、銃をかざすジョンに向かった。
> 「もし手術を断ったら、私を殺すつもりか？」
> 「いや俺が自殺する」

ジョンは銃口を自分のこめかみに当てた。
「そしたらどうなるか，見てみようじゃないか」
　レスターがいさめた。
「おい，ジョン，バカなまねはよせ」
　ジョンはまくしたてた。
「俺が何をしようとしているか，分かっているようだな。マイクを生かしておくためには，誰かが死ななきゃならない。俺はあいつの父親だ。だから俺が，まっ先にその"誰か"にならなくちゃならないんだ。それが，あいつの父親としての俺の責任なんだ！」
　ジョンとターナーは対峙した。何とかジョンを止めようとターナーが近づくと，ジョンは口の中に銃口を突っ込んだ。
「待て！」
　ターナーは片腕を突き出した。すると，ジョンはさらに銃口を奥へ突っ込み，後頭部に角度を合わせた。

　ここに登場するターナーというのは，外科医でマイクの主治医である。ジョンがたてこもった病院の外科部長であり，心臓外科の権威でもある人物だ。彼はその場で人の道や倫理を説くことに疑問を覚え，次のようなせりふで移植手術を承諾する。

「この男は死ぬんだ。目の前に健康な心臓が残る。それを使わない理由がどこにある？」
「ここは病院だ。病気の子供や患者が入院している場所だ。マイクは私の患者だ。もしも目の前に使える心臓があったら，それをみすみすゴミとして捨てるようなまねはできない」

　映画『ジョンQ』の中に自分の身をおいてみよう。自分ならどうするか，考えてみよう。この映画の監督ニック・カサヴェテス，そして主人公を演じたデンゼル・ワシントン，彼らも同じよ

うに，自分自身に重ね合わせてジョンQやそのふるまいについて考えている。

　カサヴェテス監督は「ジョンQの気持ちが痛いほどわかる」という。彼には生まれつき心臓が弱い娘がいて4度の手術を受けているということもあってのことだ。13歳の愛娘を家族全員で看病する日々の中で『ジョンQ』の脚本と出会い，「この映画だけは誰にも渡したくはなかった」とまでいうカサヴェテス監督は，「私自身，娘を完治させることができるなら，ジョンQのように『俺の心臓を移植してくれ！』と申し出る」と言い切る。

　映画に主演したデンゼル・ワシントンも，自分が演じたジョンQを「私自身かもしれない」と，かなりストレートに語っている。さらに踏み込んで「いや，もっと広く考えれば，誰の中にもジョンQはいると思う」と述べ，実際に行動に移すかどうかは別として，親の気持ちとしては一般的なものであることにも言及している。

　このように自分だったらどうするかと考えることは大事なことではあるが，もっと大事なのは，それだけで終わりにしてはいけないということだ。この私の選択はこの私の選択だけではすまないかもしれない，ということを忘れてはならない。

　生命倫理学という学問の中で鍛えられてきた概念のひとつに**滑りやすい坂論**がある。英語でいうと「スリッパリー・スロープ（slippery slope）」である。「くさび論」といわれることもある。

　あることがらを認めると，そのことがらと同等か，厳密に同等でなくてもほぼ同等と言いうるくらいの質をもつまた別のことがらについて，認めないということはできなくなる。そっちがいいならこっちもいいのではないか，いったい，そっちとこっちとど

こが違うのか、そっちがいいならこっちもいいはずだ、そっちはやってもいいがこっちはやってはいけないとはいえない、という考え方のすじ道である。限定した範囲で何かを許容したとしても、その範囲はたやすく拡大され、結局はじめにあったはずの限定はなし崩しになっていく。その結果、あたかも滑りやすい坂を転がり落ちていくように、いわゆる「なんでもあり」の状態になっていく。

「できること」と「やっていいこと」は違う。そのことに疑問をさしはさむ人はおそらくいないだろう。しかし、「できること」と「やっていいこと」は誰がどうやって区別するのだろう。人々の命や健康に直接関わることだけに、答えはそう簡単には決められないし、そう簡単に決めてしまっていいものでもない。

ジョンQのふるまいは、はたして「やっていいこと」だったのだろうか？

生命倫理学を学べば、少しは楽に答えを見つけられるようになるのだろうか？ たぶん、それも違う。答えは簡単に見つけることができないことを前提として、それでも思考を停止させずにいるために、考える道具や考え方のすじ道を提供してくれるのが生命倫理学である。前節での言い方をくり返すなら、今ここにふみとどまって考え続けるための一助となるのが生命倫理学である。

4 各章のめざすところ

最後に、各章について簡単に紹介しておこう。ただし、あくまでも読者の理解を助けるためである。いうまでもないことだが、ここだけを読んで本全部を読んだ気になってほしくはない。

第1章は，医療社会学が専門の細田による生命倫理学の歴史である。生命倫理学は社会の中で重要な役割を果たしているが，批判がないわけではない。なかでも医療社会学からの批判はとりわけ厳しい。あえてその医療社会学を専門としている細田がこの章を執筆したのは，生命倫理学を手放しで称賛するのではなく，その歴史を反省的に振り返る視点を，生命倫理学を学び始める最初のときからもってほしいと思ったからである。

　第2章では，生殖技術についての検討がなされている。フランスをフィールドにしている小門によるこの章には，フランスの裁判例なども盛り込まれている。また，生殖技術について考えるときに欠かせないジェンダーの視点も取り入れられている。

　第3章は，出生前検査／診断についての章である。執筆した渡部にはイギリスへの留学経験があり，そこで出生前検査／診断という技術がどのようにイギリス社会に受容されていったのか，誰のどのような思惑が，そして社会の中のいかなる要因が技術開発を後押しし，またそれに対して誰がどう抵抗したのか，にもかかわらずなぜ技術は普及したのかを継続的に調査している。産む性である女性，生まれてくる存在である障害者，双方へのまなざしを感じることができる内容になっている。

　第4章のテーマはヒト胚問題である。出生前診断も生殖技術も，おおざっぱにいえば命のはじまりに注目しているが，本章ではさらに生命の始期にさかのぼる。命の始まりはいつか，という問題設定だけではなく，今考えるべき問題の多さに驚くことになるだろう。執筆者の堂囿は哲学を専門としているが，倫理委員会の委員の養成や一般市民への啓発など，生命倫理学に対する社会の認知度を高めるための実践も手掛けている。

　第5章は，古くて新しい問題ともいえるインフォームド・コン

セントを扱っている。担当した丸は法哲学が専門であるが、臨床研究現場にも関わっており、観念的なレベルだけでなく、実際の医療や医学研究の場面では果たしてどうなのか、どうあるべきなのか、という具体的な視点も盛り込まれている。

第6章の執筆者は、患者本人ではないが、患者家族の立場から、あるいは患者支援団体の立場から貴重な発言を続けている川口である。「患者主体の医療」という章タイトルも二転三転したが、内容に関しても数回に渡る大幅修正を経て完成した章である。川口の著書『逝かない身体──ALS的日常を生きる』（医学書院、2009年）は第41回大宅壮一ノンフィクション賞を受賞した。

第7章では、老いと介護の問題を取り上げた。担当しているのは社会学が専門の出口である。出口は高齢者介護の現場でのフィールドワークを続けており、「自己決定」をめぐる現場の葛藤や新たな「自立」観の考察など貴重な経験が本章にも盛り込まれている。

第8章を担当した田代にも、ホスピスでのフィールドワーク経験がある。彼のフィールドはホスピス。しかし、ホスピスという単なる場所ではない。「ホスピス・緩和ケア」という思想と実践の中に身を置くことで、医療社会学の立場から当事者の声に迫っている。「尊厳ある死」をめぐる生命倫理学の課題を浮き彫りにしている点では、次章にもつながる。

第9章で扱われている「安楽死・尊厳死」もまた、古くて新しい問題である。安楽死尊厳死論の言説史を主なフィールドとする大谷らしく、この問題を歴史的社会的な観点から取りあげている。「死にたい」「死なせたい」という善意の願いが、同時に何をともなっているかを考えさせられる章である。

第10章は、日本国内での動きから目が離せない脳死と臓器移

植の問題である。民法および医事法が専門の金が担当しているが、折しも臓器移植法改正の時期と重なったため、執筆者の金には、法改正をめぐる社会的な動きを追いかけることも含め、かなりの作業を強いることになった。賛否両論が渦巻く中での中立性を維持しつつの表現は大変難しく、編者ともども苦労した章である。

第11章は、医療経済について経済学を専門とする下地が論じている。日本の生命倫理学では、医療を経済という観点から見て議論するということはあまりさかんではない。むしろお金のことを言い出すのは好ましくないという雰囲気さえある。もちろん命はお金には換えられるものではないが、地球規模に視野を広げればお金があれば救える命もあるということから、限りある資源をどう配分するかという、この章の本文でもふれた「究極の選択問題」は大きな課題として存在している。

第12章は、優生学、とりわけ新しい優生学と呼ばれるような考え方に焦点を当てている。執筆した堀田は生命倫理学だけでなく障害学にも造詣が深い。そこで、優生学／新優生学と切っても切り離せないエンハンスメント問題にも斬り込んでもらった。次章ともども、医療の範疇を超えて技術が応用される可能性が、現実のものとして迫ってくることだろう。

第13章では、ここ数年来急速に注目を浴びるようになっているニューロエシックス（脳神経倫理学）を、哲学が専門の香川が概観している。人間の脳に関する科学の進歩は、昨今はテレビドラマの素材としても取り上げられているが、明るい側面だけではない。前章のエンハンスメント問題とも密接に関わっており、考えなければならい問題は山積している。

第14章は、倫理学が専門の土屋による戦争と医学研究倫理についての章である。戦争の問題はほかの生命倫理学の教科書の中

ではあまり取り上げられていないが，平時から存在する倫理的課題が戦時下において先鋭化するという意味で，生命倫理の重要なテーマのひとつである。戦時下における医学研究について歴史的な視点も踏まえて紹介している。

独立した章にすることはできなかったが，ぜひ念頭においてほしい隣接領域との関連や，患者や障害者の視座は，コラムとして取り上げた。とくに患者や障害者など，当事者といわれる方々に執筆していただくことができたことは幸いだった。それぞれあまりにも短く，語りつくせない想いを凝縮し短いコラムに仕上げていただいたものであり，編者としては本書の目玉だと思っている。

では，一緒に生命倫理学の世界を探検してみよう。

読書案内

●市野川容孝編『生命倫理とは何か』（平凡社，2002年）

「生命倫理学」ではなくあえて「生命倫理」というタイトルで編集されたこの本では，先端技術やそれらの医療応用をめぐる22のキーワードについて解説されている。一見，中立的・両論併記的な入門書のようだが，実際は慎重派，むしろ批判的に検討した内容になっている。

●加藤尚武・加茂直樹編『生命倫理学を学ぶ人のために』（世界思想社，1998年）

さまざまな分野から「生命倫理学」について接近を試みた入門書であり，ロングセラー。基本的な知識を得るには役に立つが，「大きな波の手前で泳ぐ練習をしていることになるのだから，その波にそなえて基礎体力を強化しておいたほうがいい」という編者の戒めは心にとめておきたい。

●S.G.ポスト原編／生命倫理百科事典翻訳刊行委員会編『生命倫

理百科事典』(丸善, 2007 年)

　アメリカで Encyclopedia of Bioethics の初版が出版されたのは1978 年のことであるが, その後版を重ね, 第 3 版を翻訳したもの (5 分冊)。日本語になったことで利用しやすくはなったが, できれば原文も一緒に読んでほしい。原書はアメリカ図書館協会のダートマス賞を受賞している。

引用・参照文献

西荻弓絵, 2002『ジョン Q——最後の決断』小学館。
最首悟, 1984『生あるものは皆この海に染まり』新曜社。

第 **1** 章

生命倫理はどこから来て，どこへ向かうのか？

生命倫理の歴史と日本への導入

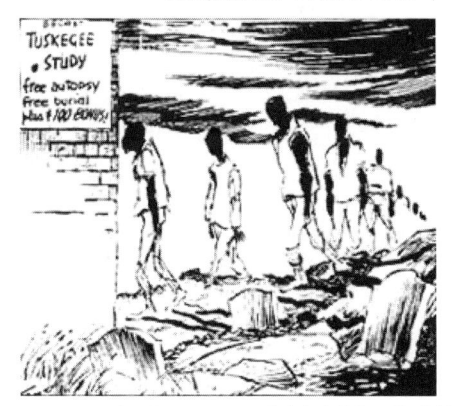

「秘密のタスキギー研究」「タスキギー研究参加者募集　検死料金無料，埋葬料無料，しかも100ドルのおまけ付き！」と書かれた広告に引き寄せられてゆく人々。足元には傾いているいくつもの墓石がある。

アメリカ南部のタスキギーで，貧しいアフリカ系アメリカ人男性が，40年もの長きにわたって医学実験の対象にされてきた。こう暴露する新聞記事が，1972年，アメリカ中で報道された。当時，すでに薬による治療が可能だった梅毒を，治療しないでいたらどうなるのか自然経過研究するため，梅毒患者約400人が病気について何も知らされないまま，治療も行われず，単に観察されていたという。この研究はアメリカ医学史においてもっとも非難された実験のひとつで，タスキギー事件として知られている。

それに対して，研究が始まった1930年代はアフリカ系アメリカ人に対して激しい人種的差別があり，この研究だけが特別に非難されるべきではない，またインフォームド・コンセントが義務化されたのは1966年なので，その基準で以前の研究を批判することは適切でないという主張もある。

人の命に対する向かい合い方は，時代や社会状況によって許容される内容が変わったりするのだろうか。法的義務や規制があれば守るべきだが，なければそうでなかったりするのだろうか。

1 アメリカにおけるバイオエシックス

> 医師・医学研究者の不信

人の体については，実は，通常考えられているほどにはよく解明されていない。たとえば2003年まで，心臓の筋肉を形づくる細胞は，皮膚や肝臓の細胞などと異なって，生まれた後は増殖しない特別な細胞だと考えられ，医学の教科書にもそのように書かれていた。しかし，近年心臓の筋肉もほかの臓器と同じように，古くなると新しい細胞に置き換えられていくことが発見され，医学の教科書も書き換えられつつある。人の体のしくみだけでなく，治療の方法，薬剤の効果についてもわからないことは山ほどある。

そこで，そうしたことを明らかにするために，医学においては実験が不可欠と考えられ，人を対象とした実験が従来から行われてきている。18世紀のE.ジェンナーによる種痘ワクチン，19世紀のL.パスツールによる狂犬病ワクチン，20世紀になってからは人工心肺，人工透析，臓器移植，生殖補助技術，遺伝子治療など，重要な医学知識の発見や医療法の確立はすべて，始まりは結果がわからない中で行われた実験であった。

ところで，研究者が実験をするとき，対象となる人（＝被験者）はどのような扱いを受けてきたのだろうか。1966年に，ハーバード大学の医学部教授H.ビーチャーは，『ニュー・イングランド・ジャーナル・オブ・メディスン』という権威ある医学雑誌の中で，ある批判を行った。それは人を対象にした22件の医学研究が，どれも被験者の同意を得ていない実験に基づいていたとい

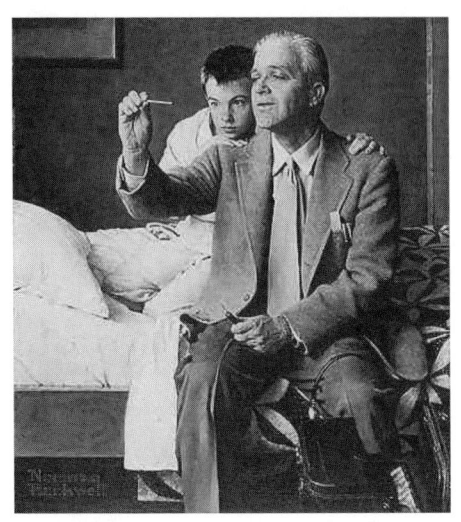

「体温計を見ている医師と少年」（1954年，ノーマン・ロックウェル）。20世紀のアメリカ風俗を描き続けた画家による医師と患者である少年の絵。広範な医学実験やバイオエシックスが登場する直前の「古き良き時代」の医師 – 患者関係が見て取れる（Reproduced by courtesy of the Norman Rockwell Family Agency, Inc.）。

うものである（Beecher 1966）。さらにその中のいくつかの研究では，虐待に当たるような実験が行われていたという。ビーチャーは，こうした研究は例外ではなく，むしろ医学実験としてあたりまえのように行われていることも暴露した。ビーチャーの時代の医学実験の対象にされていた人たちは，どんなことが自分の体になされるのか，またどのような危険性があるのかを知らされることなく，医学研究者である医師の前に体を横たえていたのだ。しかも実験の対象になった人の中には，老人や知的障害児など社会的に弱い立場の人たちもいた。

ビーチャーの告発はすぐに新聞や週刊誌で大々的に取り上げら

れ，大きな議論を社会に引き起こした。そして冒頭で紹介した**タスキギー事件**が6年後の1972年に報道され，人々の医学研究者に対する怒りと不信は最高潮に達した。かつて医師は医の倫理に従って患者の利益のために行為するものだということが，医師にも患者にも信じられてきた。しかし，実際はそうではなかったのだ（Rothman 1991＝2000）。

> 医の倫理の監視者

いかにしてこのような被験者の利益を無視した実験が多くなされるようになったのか。それは1941年から45年の第二次世界大戦期，兵士を病気から守るための治療法の早期開発を目的に，国家が医学研究を後押ししたことと密接に関わる。戦後になってもアメリカ政府は，次なる戦争への懸念から医学研究を推進し，潤沢な資金を提供した。それに応えて研究者は新しい治療法を発見して確立し，有効な薬やワクチンをつくり，膨大な成果をあげていった。被験者にどんな実験をしているのかを説明したり，実験に協力する意思があるかどうかを確かめたりする時間と手間を省きながら。

第二次世界大戦前までの医学研究は，そもそも治療が目的であり，医師は自分の患者を被験者にして実験を行い，実験が成功すれば被験者が直接利益にあずかるというタイプのものであった。しかし，戦中から戦後にかけての医学研究の多くは，被験者の病気の治療に役立つものではなく，医学研究者と被験者は顔見知りの間柄ではなく，距離は遠く，被験者の多くは社会的弱者であった。このような状況下で，研究の「金ぴか」時代といわれる，人を対象とした規制なき医学研究が1950年代に進められた。

ただし，1946年にはすでに，人を対象にした医学実験においては被験者の同意をとるべきことを示した**ニュルンベルク綱領**が

出されていた。ニュルンベルク綱領は、第二次世界大戦中にドイツの強制収容所に捕らえられた人たちに対して、非人間的な人体実験が行われたことを断罪するニュルンベルク裁判を踏まえて出されたものである。しかしながら、このことはアメリカの医学研究者たちにとっては対岸の火事でしかなかった。

このような中でビーチャーの告発が行われ、タスキギー事件が暴露され、社会は一気に医師への不信に染まった。1960年代はまた、公民権運動の大きなうねりが社会を席巻し、社会的に弱い立場にあった者たちが、自らの権利を掲げて次々に立ち上がっていった時代であった。研究者と被験者もまた同様の構図でとらえられて、被験者すなわち**患者の権利**を擁護すべきという機運が高まった。

ビーチャーの告発直後、実験研究にあたっては、被験者に実験内容と危険性の説明がなされ、被験者の同意を得るという**インフォームド・コンセント**（→第5章）を書面で行うことを義務づける行政命令が出された。このことは、国家による規制が、これまでの研究者の善意や倫理観への信頼に取って代わったことを意味する。1972年には、人を対象にした医学実験を国の予算で行っているすべての施設に、**施設内審査委員会**（IRB）の設置が義務づけられた（→コラム⑤）。74年には国家研究法が制定され、「医学・生物医学・行動科学研究における被験者保護のための国家委員会」（以後、国家委員会と記す）が設置された。国家委員会の中心は、もはや医師だけではなく哲学者、生命倫理学者、法律家たちであった。79年には、人を対象にした研究における基本的な倫理原則を示した**ベルモント・レポート**がこの国家委員会から提出された。

一方で病院などの施設では、臨床医のほかに生命倫理学者とコ

ミュニティの代表を含めた**病院倫理委員会**が設置され，治療に関して倫理上の問題が生じたときに討議が行われるというしくみが整備されていった。

バイオエシックスの（ひとまずの）確立

医の倫理の監視者として活躍した医師以外の多くの専門家の中で，とくに生命倫理学者の活躍はめざましかった。彼らは，医師が臨床の中で培ってきた倫理に対して，哲学や倫理学を学問的基礎に，医療における問題を考えていく**バイオエシックス**という学問をつくり上げていった（エンゲルハート＆ヨナスほか 1988）。そこには，重度の障害をもつ新生児の治療の差し控え，終末期の患者の安楽死，脳死の問題をはらむ臓器移植といった，医療技術の発展によってもたらされた困難な問題が噴出した，1970年代初期のアメリカという背景もあった（Pence 2000＝2001）。

1969年にはニューヨーク郊外にヘイスティングス・センターが，71年にはワシントンのジョージタウン大学ケネディ倫理研究所が設立され，それぞれバイオエシックス研究の中心地となった。D. キャラハン率いるヘイスティングス・センターからは，71年から現在に至るまで2カ月に1回の割合で『ヘイスティングス・センター・レポート』という学術雑誌が発行されている。ケネディ倫理研究所からは，中心的研究者であった T. ビーチャムと J. チルドレスによって，その後のバイオエシックスの教科書的存在となる，自律尊重，無危害，恩恵・善行，公正・正義の四原則を提唱した『生命医学倫理』が1979年に発行された（Beauchamp & Childress 1979）。

バイオエシックスの重要な成果のひとつは，広く医学実験や医療の領域にインフォームド・コンセントの概念を持ち込み，実施

を徹底させたことだと評価されている。それは，先に紹介した1979年に出されたベルモント・レポートに端的に表されている。ベルモント・レポートでは人格の尊重，善行，正義という**三原則**が掲げられ，とくに人格の尊重において被験者の自律性が強調され，インフォームド・コンセントというあり方が示された。インフォームド・コンセントは，医療専門職が，患者や被験者に対して十分な説明を行って同意を得てから初めて，治療や実験をすることができるというものである。

この考え方の源流は，プロテスタントの宗教倫理学者 J. フレッチャーの1954年の著書『道徳と医学』に見てとることができる。彼は，個人というのは被験者や患者という立場のときも，責任ある道徳的な存在としてふるまうために，必要な自由と知識をもたなくてはならないことを示した。そうした自己決定する権利主体としての個人を念頭に，アメリカにおけるバイオエシックスではインフォームド・コンセントが制度化された。

ただつけ加えておくと，バイオエシックスという言葉は医療や医学に独自のものではない。そもそも1970年にバイオ（生）とエシックス（倫理）を組み合わせてバイオエシックスという言葉を生んだのは，アメリカの生物学者 V. R. ポッターであるが，彼は自然と生物への深い愛を基に，地球上でそれらが脅かされている状況を回避する思想と行動のことをバイオエシックスと考えていた。1971年には，その名の冠された書物が出版され，バイオエシックスという言葉は多くの人の知るところとなった（Potter 1971）。この思想と行動は今日にも受け継がれ，地球環境倫理として発展してきている。

2 日本における生命倫理

バイオエシックスの輸入

日本では，1970年代後半に初めてバイオエシックスの訳として**生命倫理**という言葉が登場したといわれている。その後1980年代になって本格的にバイオエシックスという言葉と概念が紹介され始めた。その際バイオエシックスは，ポッター流の人間が生きることすべてに関わるような倫理というより，医学実験や医療の臨床における倫理として日本で広まっていった。

やがて1980年代から90年代を通して，日本の生命倫理学者たちによってアメリカのバイオエシックスの著作が次々と翻訳されていった。1988年には生命倫理に関わる研究者の全国規模の組織，日本生命倫理学会が設立された（加藤・加茂編 1998）。

生命倫理の展開

こうしたアメリカに源流をもつ生命倫理の概念やしくみは，日本では一般的にどのように受けとめられていったのだろうか。

日本でも伝統的に，医師は患者の気持ちを慮って献身すべきという「医は仁術」や，医療のことは医師にしかわからないという「医療の専門性の不可侵」という考え方が強くあった。これはアメリカのバイオエシックスで強調されたインフォームド・コンセントの概念と真っ向から対立するものであるが，1970年代になってもそれは残っていた。むしろ日本でそれは，この時代に強化されてきたともいわれている。アメリカにおいて，医療の問題に哲学者や法律家，社会学者，生命倫理学者が参入し，解決策を

探っている間，日本では逆に，医療の中に医師以外のものを寄せつけまいと高い壁が張りめぐらされていたというのである。

また，日本の医学研究者たちは第二次世界大戦中，ニュルンベルク裁判で断罪された内容に匹敵する非人間的な人体実験を行ってきた。とくに731部隊と呼ばれる医学研究者集団が知られているが（→第14章），それらはアメリカの意向によって不問にされ，日本人の研究者たちは罪を問われることがなかった。その結果，諸外国で人を対象にした実験における倫理についての議論が積み重ねられ，被験者や患者の人権を尊重すべきという共通了解が形づくられてきている間に，日本ではそうした動きは積極的にはなされてこなかったといわれている。

ところが1980年代に入ってから，医師だけでは対処できないような医療における社会的な問題や実験的医療についての問題が，次々と注目を浴びるようになった。1983年には日本国内で初めて体外受精の赤ちゃんが誕生し，「試験管ベビー」と呼ばれ大きなニュースとなった。また同じく83年には，ダウン症で合併症のある赤ちゃんへの積極的治療が親の承認を得られずに控えられていることがマスコミで問題化され，社会的議論を呼んだ。混乱した状態にあった脳死判定と，それに続く臓器移植への対応として，厚生省の脳死に関する研究班から「竹内基準」が出されたのも1985年のことであった（→第10章）。この時期，脳死をめぐって多くのジャーナリストが独自の視点から本を出版した。

ジャーナリストのほかにも，この時期を境に，法律家，宗教家，生命倫理学者など，医療の外側にいた者たちがいっせいに医療の問題に対して積極的に議論するようになってきた。とくに生殖技術の進展や脳死に関連しては，人の生や死を定義する問題ということで，家族法や刑法を専門とする法律家たちの発言が相次いだ。

宗教界では、脳死問題に際して真宗大谷派が、人の死についての見解を表明してきた。こうして、1980年代の後半以降、生命倫理という言葉が急速に広まり、生命倫理の問題はマスコミでも話題にされ、多くの人々の知るところとなっていった。

3 今日のバイオエシックス／生命倫理学

バイオエシックスの課題

それでは、医療における問題をさまざまな専門分野の者が議論し、監視していくしくみがつくり上げられてきたアメリカで、はたして医療は以前よりよくなっているのだろうか。

これまで見たように、1970年代を通して法律家や生命倫理学者など「よそ者」（歴史学者D.ロスマンの言葉）が、次々に患者のベッドサイドに参入してきた。そして医師のほうも専門分化が進み、専門医ごとの細切れの対応となり、患者にとっては医師さえ見知らぬ「よそ者」になってしまった。

やがて1980年代になると、管理医療（マネジド・ケア）が広く導入され、医療の経済効率化が急激に推し進められるようになった。そして健康維持機構（HMO）によって、医療保険に入っているかどうか、どんな契約の医療保険かによって、受けられる医療が限られるという「制限医療」となった。医療における決定権はもはや、医師や生命倫理学者からも離れ、ビジネス・スクールで修士号を取った者たちが牛耳る管理医療企業の手に渡るようになってしまったのだ（Starr 1982）。

現在アメリカに、無保険者は4700万人近くいる。高齢者や低所得者向けには、メディケアやメディケイドという公的保険が適

用されるが，アメリカで医療保険は基本的に個人で契約することになっていて，その価格は極めて高額であるからだ。その結果，身体能力増強や美容目的の医療を享受する人がいる一方，基本的な医療さえ受けられない人もいる。近年，所得の多寡で健康に差があること，それが人種や民族の違いと密接に結びついていることなどが，疫学研究から明らかになり，**健康格差**（ヘルス・ディスパリティ）として問題化されている。この状況を改善すべく，2010年3月にはオバマ大統領の推進したヘルスケア改革法（正式名称：Patient Protection and Affordable Care Act）が成立したが，国民皆保険の実現までには，多くの課題を抱えている。

社会学者のR. フォックスは，バイオエシックスが，医療における倫理の問題を個人の問題ととらえ，倫理の原則から議論することに夢中になるあまり，その問題が社会的な問題と関係をもつことに関心を示さないと批判した。それを端的に表しているとして，次のような例をあげている。バイオエシックスは，新生児治療室の赤ちゃんの治療の差し控えが倫理的に正当化されるか否かは議論するが，そうした赤ちゃんの母親たちが，貧しくて弱い立場にある非白人の10代未婚女性であるという事実を見逃してきた（フォックス 2003）。

その一方でフォックスは，人の命や健康に関する不平等を議論するのもバイオエシックスの範疇とすべきであると，バイオエシックスへの期待を表明している。実際，生命倫理の研究者の中からも，そのような動きが出てきている。生命倫理学者のA. カプランは，経済効率性のみを優先させることによって，命を守るという道徳的な価値がいかに損なわれているかという事例をあげて痛烈に批判し，アメリカの医療制度がすでに破綻していることを示した（Caplan 1998）。また，世界保健機関（WHO）における初

めての倫理部門スタッフである哲学者 D. ウィクラーも「人口レベルでの生命倫理」という概念を提唱し，バイオエシックスが世界規模でのパブリック・ヘルス（＝人々の健康）全体を見渡す視点を提供しうることを示した（Wikler & Brock 2007）。やはり哲学者の N. ダニエルスは，人々の健康に関するニーズは平等に満たされるべきとし，健康の公正な配分について論じた（Daniels 2008）。

日本でも，後期高齢者医療制度の導入や，リハビリテーションなどの領域で医療の制限が行われるようになったり，小児科や産科で医師が不足したり，救急医療において受け入れが間に合わないという状況が社会問題化してきている。人々の命に関する学問としての生命倫理は，こうした国民医療や制度というレベルの問題をどのように議論できるのだろうか（細田 2009）。どのような関わりをもってよい方向に変えていくことができるのだろうか。

それぞれのバイオエシックス／生命倫理

ベルモント・レポートが三原則を，ビーチャムとチルドレスが四原則を提唱しているように，バイオエシックスはどんな場面にも当てはまる普遍的な倫理原理を定め，それに事例を照らし合わせて検討する学問のようにとらえられ，実践されてきた側面がある。

しかしバイオエシックスは，ユダヤ－キリスト教的な**普遍主義**に基づく個人主義の伝統をもつ，特殊にアメリカ的なものであるという見方もある。バイオエシックスで立てられた原則における個人の尊重が，神の下ではみな平等であるというユダヤ－キリスト教の教えに基づいているからである。この教えにおいて個人は，権利主体として自ら自由に意思決定する。バイオエシックスは，

こうした自律した主体が自己決定するときの普遍的な条件を，原則というかたちで提示しているというのだ。

それに対してフォックスらは，それぞれの社会文化にはその社会文化に合わせた生命に関する倫理があるので，特殊アメリカ的なバイオエシックスの基準をほかの社会に当てはめて議論することには意味がないという。彼女らは，いのちをめぐる倫理として核になる（ゆるぎない）ものは何かを共有し，守り，そのうえで医療制度，地域や社会，伝統や文化的要素，宗教的な意味などをあわせて考えるべきという，**文化横断的**（クロスカルチュラル）な視座の必要性を説く（Fox & Swazey 2008）。それは，異なる社会においては，異なる倫理を見つけ出していかなくてはならないということである。

この考え方は文化相対主義といえるだろうが，ここでもまだ疑問が残される。その核になる倫理にさえ，文化的な要素が影響を与えていることがあるからだ。しかしながら，イントロダクションでタスキギー事件を紹介し，人種差別がこの非倫理的な実験を引き起こした背景にあったことを示したが，人種による差別は，どの時代であっても，どの社会にあっても許されないもののひとつである。そのような核の部分は確かにあるのだ。そして文化横断的に考えるべき問題が，その外側に広がっており，その部分はそれぞれの社会において，独自に考えていかなくてはならない。

そのためには，バイオエシックス／生命倫理学だけが，孤立してあればよいというわけではない。いくつかの方法があるだろう。医療や福祉に対する社会の考え方を知るために，歴史学，哲学，心理学，社会学，人類学，宗教学など，文化や社会や制度に焦点を当てた研究の視点を取り入れるということも可能であろう。日本人には，アメリカ流の自己決定権という考え方はなじまず，周

囲との関係の中に物事の進行がゆだねられることを暗黙に期待する〈かたち〉があるので，それを批判的に検討することが倫理的議論になると考える研究者もいる（米本 1988）。もはや医療専門職だけが意思決定者である時代には戻れないが，患者の自己決定と医療専門職の責任とのバランスを考慮した倫理のあり方を議論することが求められるだろう。

　人の命に関わることが，生命倫理学者の間だけでなく広く議論される過程で，バイオエシックス／生命倫理学の考え方が，社会の人々の健康や医療についての考え方，命や健康における公正，さらには医療制度に影響を与えるようになることもあるだろう。

　最後に冒頭の問いに答えてみよう。人の命に対する向かい合い方は，時代や社会状況によって変わったり，義務や規制があれば守るべきだが，なければ守らなくてもよかったりするのだろうか。半分は当たっていて，半分は当たっていない。これが答えである。単に法律や制度化されたものを守っていればよいわけではない。命を大切にするという核になる視点をもち続け，問題が生じたらその都度，われわれ自身が真剣に考えていかなければならないのである。

読書案内

● H. T. エンゲルハート・H. ヨナスほか『バイオエシックスの基礎——欧米の「生命倫理」論』加藤尚武・飯田亘之編（東海大学出版会，1988 年）

　主にアメリカにおけるバイオエシックスに関する重要な論文を網羅したアンソロジー。バイオエシックスの基本的な用語や考え方が

理解できる。

● G. ペンス『医療倫理——よりよい決定のための事例分析』(1・2) 宮坂道夫・長岡成夫訳（みすず書房，2000-2001 年）

　バイオエシックスの大きな議論を巻き起こしたいくつもの事件について，その複雑な経過を詳細に明らかにした事例集。

● D. ロスマン『医療倫理の夜明け——臓器移植・延命治療・死ぬ権利をめぐって』酒井忠昭監訳（晶文社，2000 年）

　アメリカにおいてバイオエシックスが登場してきた歴史的・社会的背景についての見取り図が描かれている。

● R. フォックス『生命倫理をみつめて——医療社会学者の半世紀』中野真紀子訳（みすず書房，2003 年）

　医療社会学者で，大統領委員会のメンバーにもなった著者が，アウトサイダーとしてアメリカのバイオエシックスを成立時から眺めたエッセイ。

引用・参照文献

Beauchamp, T. L. & Childress, J. F., 1979, *Principle of Biomedical Ethics*, Oxford University Press.

Beecher, H., 1966, "Ethics and Clinical Research," *New England Journal of Medicine*, 274 (24).

Caplan, A., 1998, *Due Consideration: Controversy in the Age of Medical Miracles*, John Wiley & Sons. (=1999, 久保儀明・楢崎靖人訳『生命の尊厳とはなにか——医療の奇跡と生命倫理をめぐる論争』青土社)

Daniels, N., 2008, *Just Health*, Cambridge University Press.

エンゲルハート，H. T.・ヨナス，H. ほか著／加藤尚武・飯田亘之編，1988『バイオエシックスの基礎——欧米の「生命倫理」論』東海大学出版会。

フォックス，R. 著／中野真紀子訳，2003『生命倫理をみつめて——医療社会学者の半世紀』みすず書房。

Fox, R. & Swazey, J., 2008, *Observing Bioethics*, Oxford University

Press.

細田満和子,2009「アメリカにおけるバイオエシックスの変容——個人の生命に関する問題からパブリック・ヘルスへ」『生命倫理』19(1)。

加藤尚武・加茂直樹編,1998『生命倫理学を学ぶ人のために』世界思想社。

Pence, G. E., 2000, *Classic Cases in Medical Ethics*, McGraw-Hill. (＝2000-2001, 宮坂道夫・長岡成夫訳『医療倫理——よりよい決定のための事例分析』1・2, みすず書房)

Potter, V. R., 1971, *Bioethics: Bridge to the Future*, Prentice Hall.

Rothman, D., 1991, *Stranger at the Bedside*, Harper Collins. (＝2000, 酒井忠昭監訳『医療倫理の夜明け』晶文社)

Starr, P., 1982, *Social Transformation of American Medicine*, Basic Books.

Wikler, D. & Brock, D. E., 2007, "Population-Level Bioethics: Mapping a New Agenda," Dawson, A. & Verweij, M. eds., *Ethics, Prevention, and Public Health*, Oxford University Press.

米本昌平,1988『先端医療革命——その技術・思想・制度』中央公論社。

Column ① 環境と生命倫理

　環境に関して，人体に直接有害な廃棄物・排出物による公害，生態系の劣化，生物種の絶滅という，健康被害の直接的・間接的な原因となる人間の営為を停止ないしは，少なくしようとする願いが人々の間に働いている。しかし，生物種を絶滅から守ることは，人間の健康を保つために生物種が有用であるという理由だけから，正当とみなされるのではない。「生きとし生けるもの」に愛情をもつ態度は，あらゆる文化の中に認められる。

　問題解決の手順として，環境問題は，廃棄物の排出やエネルギー消費に関する社会的な合意に基づく強制的な措置を究極の焦点としている。それに対して，生命倫理の領域では，患者の自己決定権が成立するという前提で，問題解決を図る。その目標は，患者にとってのもっともよい生命の質が実現することである。

　環境問題＝公害問題と考えられていた時期には，直接的な健康被害の予防が，中心的な課題であった。水俣病，イタイイタイ病，四日市喘息，インドのボパール事故被害，チェルノブイリ事故被害のような健康被害を未然に防ぐことは，生命倫理の観点からの生命保護の概念と完全に重なり合う。

　環境問題の解決には，公害の完全予防，砂漠化・温暖化の防止，森林保護，生物種の保全などの目的があるが，健康被害の直接的・間接的な予防という観点にその目的を限定することはできない。たとえば飲料水を確保するためのダム建設を，生態系の保護のために断念するという事例を考えると，自然保護という概念の中に，そのために人間がその健康という利益の一部を放棄する可能性が含まれていることがわかる。

　生命倫理では，人間の生命の尊重という理念が掲げられているが，環境倫理でいう生物種の保全とは，根本的に異なる理念であって，生命倫理では，人間の生命という概念の中に，個人の自由，人間の尊厳という精神的な価値を含めている。

第2章 身体から切り離された精子・卵子・受精卵

生殖補助技術が問いかける親子の絆

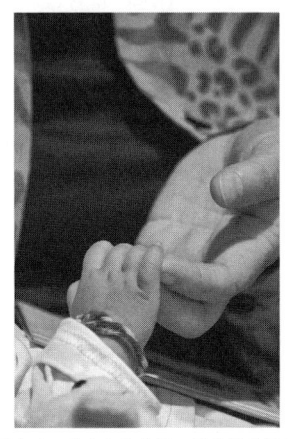

代理出産で生まれた女児の手を握る祖母。

　ある日本人夫婦が、夫の強い希望により、インドで代理出産を依頼した。匿名の女性から提供された卵子と日本人夫婦の夫の精子で受精卵をつくり、代理母が妊娠する。

　しかし、代理母の出産前に日本人夫婦が離婚することになった。代理出産はもともと夫が希望していたことであり、夫が生まれる子の養育をすることになったが、離婚後に生まれた女児は、インド国籍を取得できない状態となる。インドでは、両親のどちらかがインド人でないと国籍取得できないが、この女児の場合、父親は日本人、母親は匿名の卵子提供者であることが理由である。国籍が得られないため、インド出国、日本への入国ができなくなった。さらに、インドでは独身男性が女児を養子とすることもできないため、依頼者である男性がこの子と養子縁組することもできない。

　なぜ、日本人の夫婦がインドで代理出産を依頼したのだろうか。この女児のお父さんとお母さんは誰になるのだろうか。精子や卵子を提供してもらって子をつくるときに、親子関係を決めるのはどんな要素なのだろうか。

1 生殖補助技術とは

妊娠を助ける医療技術

　子どもを授かることを希望しているのに授からない状況は「不妊」と呼ばれる。国際不妊学会によると，妊娠可能な年齢の男女が，妊娠を希望して，避妊せずに性行為を行っていても，一定期間（2年以上）妊娠しない状態が「不妊症」と定義される（一定期間の長さにはばらつきがあり，たとえばアメリカ生殖医学会は1年としている）。しかし，2年を待たずに医療機関を訪れたカップルに対しても検査や治療を開始することが多く，医療の現場では「不妊の検査や治療を希望して受診したカップルは不妊症」とみなされる。不妊症は，男性側に原因がある場合，女性側に原因がある場合，原因がわからない場合などさまざまである。不妊症であっても，医学の助けを借りると妊娠できる場合がある。妊娠を助ける医療技術には，精液の状態を改善するための投薬や，女性の排卵を促進し受精しやすくさせる排卵誘発剤の利用などの，身体を妊娠しやすい状態へ促す治療から，精子や卵子を身体から取り出し人為的な操作を加える**生殖補助技術**まで，原因に応じて，さまざまな方法が開発されている（岡垣・石原 2008）。

　ここでは，精子や卵子，受精卵と身体を分離する技術である，人工授精（子宮腔内に直接精子を注入する方法），体外受精・胚移植（IVF-ET，女性の体外に卵子を取り出し，受精させ，受精卵を女性の子宮に移植する方法）をとりあげる。精子・卵子・受精卵の身体からの分離は，性交による生殖だけが可能であった時代に想定されていた「標準的」な親子関係を混乱させるものである。本章では，

この混乱を検討することで, 生殖補助技術が問いかける問題について考えたい。

子どもがほしいのに授からないという悩みは古くからあったようだ。その悩みに応える技術として, 18世紀後半にはスコットランドで人工授精による妊娠・出産が報告されている。人工授精の登場により, 性行為によらない妊娠・出産が可能になったのである。また, 妊娠を望むカップルの夫以外の, 第三者である男性提供者から提供された精子を用いることも考えられ, 日本では1949年に提供精子による妊娠・出産が報告されている。54年にはアメリカ合衆国で凍結保存した後に解凍した精子を用いた人工授精による妊娠・出産が成功している。精子を凍結保存できるようになったことで, 男性本人が亡くなった後も, その男性の精子を用いることが可能になった。

1978年には, イギリスで世界初の体外受精児が誕生し, 85年にはオーストラリアで受精卵を凍結保存した後に子宮へ移植し, 妊娠・出産に成功したと報告されている。体外受精という技術は, 女性の身体の外に卵子を取り出し, 受精させる技術である。体外受精という技術が出現するまでは, 女性の身体の中にだけ存在することができた卵子や受精卵が, 体外受精技術により身体の外側に存在することが可能になったのだ。受精卵を凍結保存できることで, 受精卵を作成した男女が亡くなったとしても, 受精卵は存在できることや, 第三者の女性がこの受精卵を妊娠・出産することが可能になったのである。

これらから, 精子・卵子・産む女性の組み合わせが多様になる可能性があるという問題をあげられよう。日本のように, 親子関係を定める法律がこのような多様性を想定していない国では, 生まれてくる子どもの地位が不安定になる恐れがある。また, 受精

卵を身体の外に持ち出すことで,「よい」受精卵を人為的に選択するなどの介入が可能になる。独身女性や女性同性カップルが提供精子を用いて子どもを得ようとする場合への対応が議論されている国もある。精子を提供者の身体から分離して用いることで,性行為を経ない妊娠が可能になったからこその議論である。さらに,人工授精や体外受精は,女性の身体に対して施術される。男性側に不妊の原因がある場合でも,女性が患者となり,施術の負担を負わねばならないという問題もある。

ではまず,生殖補助技術を用いることで親子関係にどのような影響を及ぼす可能性があるのかを考えてみよう。

親子関係へのさまざまな影響

人工授精・体外受精のいずれの方法にも,子どもをほしいと願う男女の精子・卵子を用いる場合と,それらを用いることができず**提供精子・卵子・受精卵**を必要とする,すなわち第三者の助けを借りる場合がある。生殖補助技術の種類を表2-1に示す。

子どもを望んでいるカップル自身の精子・卵子を用いる生殖補助技術の場合,カップルの性交による生殖と同じく,生まれる子は両親と「血のつながり」をもつ(遺伝上の親子)。そのため,生殖補助技術を受けているが,遺伝上の親子関係と法的な親子関係は同じである。しかし,第三者から提供された精子・卵子・受精卵を用いる生殖補助技術の場合は,産み育てるカップルと生まれる子の間に「血のつながり」がない。このような場合の生殖補助技術の法的な親子関係への影響を概観し,「血のつながり」という要素は親子関係にどのような意味をもつのか考えてみよう。

第三者からの提供を受けて実施する生殖補助技術や,カップルのどちらかが亡くなった後の生殖補助技術の続行は,親子関係に

表 2-1　生殖補助技術の種類

Ⅰ　身体を妊娠しやすい状態へ促す不妊治療

○　排卵誘発剤などの薬物療法
○　卵管疎通障害に対する卵管通気法，卵管形成術
○　精管機能障害に対する精管形成術

Ⅱ　生殖補助技術

1　人工授精
　　精液を注入器を用いて直接子宮腔に注入し，妊娠を図る方法。乏精子症，無精子症，精子無力症などの夫側の精液の異常，性交障害等の場合に用いられる。
　　精子提供者の種類によって，以下のように分類される。
　(1)　配偶者間人工授精（AIH）
　(2)　非配偶者間人工授精（AID）

2　体外受精・胚移植（IVF-ET）
　　人為的に卵巣から取り出した卵子を培養器の中で精子と受精させ，受精後の受精卵や胚を子宮腔や卵管に戻し，妊娠を期待する方法。高度の卵管通過障害による不妊症などに対する治療として用いられる。
　　精子・卵子・胚の提供者の種類によって，以下のように分類される。
　(1)　配偶者間体外受精
　(2)　非配偶者間体外受精
　　　①提供精子による体外受精　②提供卵子による体外受精
　(3)　提供胚の移植

3　代理出産（代理懐胎）
　(1)　人工授精型代理出産
　　　夫婦のうち，妻が卵巣と子宮を摘出したこと等により，妻の卵子が使用できずかつ，妻が妊娠できない場合に，夫の精子を妻以外の子宮に医学的な方法で注入して，妊娠・出産してもらい，その子どもを依頼者夫婦の子どもとすること。
　(2)　体外受精型代理出産
　　　夫婦のうち，夫の精子と妻の卵子が使用できるが，子宮を摘出したこと等により，妻が妊娠できない場合に，夫の精子と妻の卵子を体外受精してできた受精卵を妻以外の女性の子宮に入れて，妊娠・出産してもらい，その子どもを依頼者夫婦の子どもとすること。

(注)　網かけは現在日本で実施されている不妊治療。枠で囲んでいるものは厚生科学審議会生殖補助医療部会の検討対象とされた不妊治療。
(出所)　厚生労働省資料から作成。

どのような影響を及ぼすだろうか。

まず,提供精子を用いる生殖補助技術(表2-1, Ⅱの1(2), 2(2)①)は,出生した子どもにとって,血のつながった父親と養育する父親が異なることになる。提供卵子の場合(表2-1, Ⅱの2(2)②)は,産み育てる母親と,遺伝上の母親が異なる。精子と卵子の提供を受けて受精卵を作成した場合や,受精卵の提供を受ける場合(表2-1, Ⅱの2(3))は,血のつながった両親と養育する両親が異なる。

このように,第三者からの提供を受けて実施する生殖補助技術により出生した子どもの親子関係は,養育する両親のどちらかあるいは両方と,遺伝上の親が異なることになる。

さらに,第三者の女性に妊娠・出産を代行してもらう「**代理出産(代理懐胎)**」がある。子をもつことを望んでいる夫婦の受精卵を第三者の女性に産んでもらう場合(表2-1, Ⅱの3(2))や代理出産する女性に直接,依頼夫婦の夫の精子を人工授精する場合(表2-1, Ⅱの3(1))などがある。代理出産については,第3節で詳しく述べる。

これらのほかに,カップルのどちらかが亡くなった後に,生前実施していた生殖補助技術を続行するということが考えられる(**死後生殖**)。凍結精子や凍結受精卵を遺して夫が亡くなった後,残された妻がこれらを利用して生殖補助技術を続行してよいかどうか,また生まれた子どもを妊娠した時点ですでに亡くなっている男性を,この子の法的な父親とできるかがこれまでに問題とされた。亡くなった後も,その人の凍結精子や凍結受精卵を用いることが可能になったことで起こっている混乱である。

2 生殖補助技術の利用が引き起こした混乱

この節では、生殖補助技術の利用により、どのような社会的な混乱が起こっているかを検討したい。

カップル解消後の生殖補助技術

精子や受精卵の凍結が可能になり、それらを保存した時点と、用いようとする時点が離れる可能性が出てきた。そのため、保存したときは結婚していたが、人工授精や受精卵の子宮への移植を行うときには、夫が亡くなった、あるいは離婚したなど、カップルの状況が変わることがありうる。さらに、夫が放射線治療などを受ける前に精子を凍結保存し、その後亡くなったが、遺された妻がこの精子を用いて妊娠しようとする場合も考えられる。

こういった場合に、そもそもそのような施術（の続行）はしてもよいか、ということと、そのような施術により生まれた子どもの法的な親子関係はどうなるのか、という問題が考えられよう。

前者は、生殖補助技術を受けられるのは誰か、つまり生殖補助技術を用いて子どもをつくってよいのは誰か、という要件に関わるものである。

日本では、産科婦人科学会会告（2006年改訂）により、婚姻している夫婦が体外受精を受けられることになっている。この基準によれば、体外受精卵を凍結保存している夫婦が離婚した場合には、生殖補助技術の続行ができなくなると考えられる。また、凍結精子の利用については、利用の時点で本人の生存と意思を確認すること、本人が廃棄の意志を示すか死亡した場合は廃棄すると

いう見解が示されている。

　父親が亡くなった後の生殖補助技術で出生した子どもと，亡父の親子関係に関して，これまでにどのような対応がとられてきているだろうか。

　日本では，亡くなった夫の凍結精子により妻が妊娠・出産し，夫との親子関係あるいは死後認知を求める争いが3件起こされているが，いずれも否定されている（松川 2007）。そのうちのひとつは以下のような経過であった。

　夫は放射線治療を受ける必要があり，無精子症になる恐れがあることから，治療前に精子を凍結保存した。夫は生前に，自分が死んでも妻が再婚しないならば，凍結精子を使って自分の子を産んでほしいと告げており，親戚にもこの子に家を継いでほしいと伝えている。夫の死後，夫の両親と相談したうえで，妻は凍結精子を使って体外受精を行い，子どもを産んだ。この子どもは，夫の子であるという死後認知を求め，一審で棄却，高裁では許容すべきとされたが，最高裁で高裁の判決が破棄され，死後認知が認められなかった（2004年）。

　最高裁が死後認知を認めないのは，以下のような理由からである。

　生殖補助技術は，父親の死後に妊娠された子どものように，自然生殖では不可能である妊娠・出産を可能にした。しかし，法律はこのような子どもと，妊娠の時点ですでに亡くなっている父親との親子関係を想定していない。父親は親権者になれず，扶養などもできない。さらに，子どもは相続人になれない。この子どもと亡くなった父親の関係は，「法律上の親子関係における基本的な法律関係が生ずる余地のないもの」であるとされた。

　このように，配偶子（精子・卵子）や受精卵の保存と利用の間

には,時間的な乖離がある以上,状況の変化がある可能性まで想定して,誰が,どのような状況のときに,生殖補助技術を利用できるかということを決めておくことが必要だろう。

提供精子を用いた人工授精と出自を知る権利

生殖補助技術の発展は,卵子を女性の身体から切り離すことや,精子,受精卵の保存を可能にした。提供者が匿名のままで,精子や卵子,受精卵を用いて子どもを得ることができるのである。

では,匿名の第三者により提供された精子や卵子,受精卵を用いた生殖補助技術により生まれた子どもは,提供者を知ることができるのだろうか。これは,生まれた子どもに**出自を知る権利**を認めるかどうか,という問題である。

日本では,非配偶者間人工授精（提供された精子を用いた人工授精）が50年以上実施されてきた。日本産科婦人科学会「非配偶者間人工授精に関する見解」は,「精子提供者のプライバシー保護のため,精子提供者は匿名とする」としている。非配偶者間人工授精により子どもを得た夫婦に対する調査では,回答者の80％以上が,子どもに非配偶者間人工授精を受けたことを将来的に絶対告知しない・できれば告知したくないと答えている（久慈 2003）。生まれた子どもが,提供精子を用いた人工授精により生まれたことを知らされていないとすると,提供者を知りたいかどうかということについては判断できない。しかし,上述の調査から,非配偶者間人工授精を用いて子どもを得た夫婦の大部分が,生まれた子どもに告知することを望んでいないことがわかる。

また精子提供の経験者に対する調査では,回答者の90％近くが提供は匿名のままがよい,約66％が子どもが自分に会いにく

る可能性があるなら提供しなかったと答えている（久慈・吉村 2005）。

まったく異なる対応をしている国もある。たとえばスウェーデンは，1980年代に，提供精子を用いた人工授精により生まれた子どもが，提供者を知る権利をもつ，と法律で明言した。提供者の情報は，70年間保管され，18歳（成人年齢）になった子どもは，本人が望む場合に，提供者の身元を知ることができるのである（菱木 1985）。卵子提供（2003年に認められた）により生まれた子どもも，同様に，出自を知る権利を有する。しかし，提供者を知る権利をもつことを保証した法律の施行後，約20年経った後の調査では，提供者を知りたいと申し出た子どもはまだおらず，提供精子を用いて子どもを得たカップルの多くは，この子どもに提供精子を用いたと伝えていないと考えられることが報告されている（石原・出口 2004）。

3 代理出産と親子関係

5人の「親」？：産みの母と育ての母の乖離

代理出産とは，子どもをもつことを希望しているカップルまたは個人（依頼者）が，生まれた子どもを引き取り養育することを目的として，第三者の女性（代理出産者，代理母）に子どもを産んでもらう行為である。

大きく分けると，依頼カップルの夫の精子を代理出産者の子宮に注入する人工授精型代理出産（①，表2-1，Ⅱの3 (1)）と，体外受精卵を代理出産者に移植し妊娠，出産してもらう体外受精型代理出産がある。体外受精型代理出産には，依頼カップルの妻の

卵子と夫の精子を用いて作成した受精卵を代理出産者に産んでもらう場合（②，表2-1，Ⅱの3（2）），提供卵子と依頼カップルの夫の精子を用いて受精卵をつくり代理出産者に産んでもらう場合（③），提供卵子と提供精子を用いて受精卵をつくり代理出産者に産んでもらう場合（④）がある。

　生まれた子どもの遺伝上の父母はそれぞれ，①の場合は依頼カップルの夫と代理出産者，②の場合は依頼カップル夫妻，③の場合は依頼カップルの夫と卵子提供者（本章冒頭のケースはこれにあたる），④の場合は精子提供者と卵子提供者となる。④の場合には，生まれた子どもは，遺伝上の親として精子・卵子の提供者，養育の親である依頼カップル，そして産みの母である代理出産者の5人の「親」をもつことになる。

法的な親子関係はどうなるのか？

　代理出産の場合の親子関係で問題となるのは，「子を引き取り養育するために代理出産を頼んだ女性と，代理出産した女性のどちらを母親とするか」という点である。

　日本では，「母親は誰か」ということは法律上明記されていない。1962（昭和37）年の非嫡出母子関係に関する最高裁判決（昭和37年4月27日判決：最高裁判所民事判例集16巻7号1247頁）は子どもを産んだ女性がこの子どもの母親であるとしており，代理出産に関しても，この判例が参考にされている。

　そもそも代理出産については，日本では産科婦人科学会会告により実施しないとされている。しかし，実施を希望するカップルは存在する。国内で実施できないため，インドや，アメリカ合衆国のネバダ州・カリフォルニア州など合法である場所に赴き，代理出産を依頼しているのではないかと考えられている。

これまでに，二組の日本人夫婦が，アメリカで代理出産により子どもを得て日本に帰国後，この夫婦の妻をこの子の母親とする出生届の受理を裁判で争ったが，いずれも受理が否定されている。そのうちのひとつのケースでは，最高裁判所が，現行民法の解釈では出産した女性を母親とするという理由により，出生届を不受理としている。最高裁は，この判決の中で，代理出産による親子関係についてはきちんと法律で定めるべきであると述べている。

　外国へ赴くケースのほかに，日本国内で実施した例も数例ある。日本産科婦人科学会の会告は厳しすぎるとして，あえて国内で代理出産を実施した医師の発表により明らかになったことである。ここでは，依頼者の家族の中から代理出産する人を選んでおり，その理由として，子どものやり取りにおけるトラブルを回避するためだと説明している。

　実際には，先天的に子宮が機能しない，あるいは，子宮がんなどで子宮を摘出した女性の卵子とその夫の精子による受精卵を，女性（妻）の実母や姉妹に移植し産んでもらっているようである。このクリニックでは，15例の代理出産を試みており，そのうちの5例は依頼夫婦の妻の実母が出産している。そのうちの一例では，実母はすでに閉経していたと報じられている。産んだ女性は生まれた子を実子として届け，その後，依頼した夫婦が養子縁組しているようである（朝日新聞 2008年3月1日）。しかし，超高齢出産となる実母を代理母と目するのは，娘のために何でもしてあげたい，子どもをつくれる身体に産んであげられなかったので助けてあげたいという母親の気持ちに乗じるものであると考えられるのではないだろうか（『女性自身』2008年7月1日号では，依頼者の実母の「責任を取りたいという気持ちが強かった。自分がちゃんと作ってあげられなかった娘の身体を，自分で補えるなら幸せだな……と。

それができるのはこの"代理出産"だけ」という言葉が紹介されている)。

法的な母子関係をどのように決定するかという問題のほかに,代理出産した女性が出産後に生まれた子を引き渡したくないという気持ちになる可能性や,生まれた子の健康状態によっては依頼した夫婦が引き取りたくないと心変わりする可能性などが考えられる。前者については,アメリカで代理出産した女性と依頼夫婦が子どもを取り合った裁判,いわゆるベビー M 事件が知られている (Chesler 1988＝1993)。

4 どのような技術を誰が利用できるか
●生殖補助技術に対する規制

これまでに述べてきたように,生殖補助技術の利用は,それまでに法律や社会が想定しなかった組み合わせでの生殖を可能にしたために,さまざまな社会的な混乱を引き起こしてきた。欧米では,とくに体外受精という技術が,子どもを授けるという神の領域に人間が踏み込むものとして問題視され,何らかの規制が必要であると考えられてきた。

アメリカでは,生殖補助技術だけでなく,人工妊娠中絶など生命の始まりに関わる問題は,社会的,政治的に大論争を巻き起こしてきている。そのため,生殖補助技術については,連邦レベルで規制することに抑制的であり,治療成績の公表や提供精子・卵子・受精卵の感染症検査に関する連邦法を定めるにとどまり,親子関係などについては州法や裁判所の判例に任されている(神里 2008)。

アメリカは,最低限の規則を定め,問題が起こるたびに裁判所で判断することが多いのに対して,ヨーロッパでは,法律などに

より規制をつくり，規制の枠の中で生殖補助技術を管理している。ここでは，前者のやりかたをアメリカ型，後者をヨーロッパ型と呼んだうえで，日本ではあまり知られていないヨーロッパ型規制の事例を見てみよう。

世界初の体外受精児が誕生しているイギリスでは，「人受精および胚研究に関する法律（1990年）」と「代理出産取り決め法（1985年）」が生殖補助技術や胚研究，代理出産を規制しており，法的親子関係は，原則的に産んだ女性を母親とし，その夫を父親としている（神里 2008）。

ドイツでは，「胚保護法（1991年）」が胚移植を規制し，「養子縁組斡旋・代理母斡旋禁止法（1989年）」が代理出産や代理母の斡旋を禁止している。**卵子提供**は禁止されており，生殖補助技術を受けられるのは「原則として法律上の夫婦に限られる」としている。親子関係については，親子法改正（1998年）により子を産んだ女性が母親と法律上に定められ，「親子法改善のための法律（2002年）」により，精子の提供を受けることに同意した夫婦が，提供精子を用いて子どもを得た場合，この夫婦は，「血のつながり」がなくとも，夫がこの子どもの父親であることを否定できないとされた（吉田 2008）。

フランスは，1994年に「生命倫理法」と総称される法律を策定し，この中で生殖補助技術の範囲や親子関係について定めている。代理出産契約は無効であるとされ，代理出産してほしいカップルと代理出産したい女性を仲介する行為には刑事罰が科される。精子提供や卵子提供，提供受精卵を用いた場合，提供者は生まれた子どもの親になれない。また，生殖補助技術を受けるカップルが提供精子・卵子・受精卵を用いることに同意した場合，子どもが生まれた後にこの子どもとの親子関係を否定できない，とされ

た。たとえば，提供精子による人工授精の実施に同意した夫は，子どもが生まれた後に，「血のつながり」がないことを理由に親子関係を否認することはできないということである。遺伝上の親と法的な親が異なる場合に，あらかじめ誰が親となるかを定めることにより子どもの地位の安定を図っているのだ。

フランスでは生殖補助技術は医学的な不妊に対する治療であると位置づけられるほか，生殖補助技術の助けを借りなければカップルの中であるいは生まれる子に重篤な疾患が伝染／遺伝するおそれがある場合にも用いられる。受けることができるのは生殖年齢にある男女のカップルだけとされる。つまり，離婚後，あるいは片方が死亡した後に残された方が保存されている精子や卵子，受精卵を用いることはできない。独身者や同性のカップルも受けられない。また，慣習的に産んだ女性が母親であるとされる。

これらの規定から，フランスで生殖補助技術を用いる場合には，1人の父親と1人の母親が，両方か少なくともどちらかと血縁関係にある子を産み育てる，どちらもかなわない場合も母親が産むというラインは守るべきであるという家族観が生き続けていることがわかる。

さて，日本は，アメリカ型，ヨーロッパ型のどちらでもない。日本には，生殖補助技術に関する法規制が存在せず，日本産科婦人科学会の会告（倫理的に注意すべき事柄についての見解）が生殖補助技術実施のガイドラインとしての役割を果たしている。会告は，婚姻している夫婦が夫婦間の体外受精を受けられること，また，法的に婚姻している夫婦が提供精子を用いる人工授精を受けられることを定めている。提供精子・卵子を用いての体外受精や，代理懐胎は禁止されている。また，提供精子を用いた人工授精の実施について，受ける夫婦の夫が同意すると，提供者ではなくこの

夫が生まれてくる子どもの父親とみなされる。

　どのような技術をどこまで認めるかについては，これまでも議論されてきた。2003年，厚生省厚生科学審議会生殖補助技術部会は，代理懐胎禁止，卵子・胚提供は容認するという報告書を出している。また，同年，法務省法制審議会生殖補助技術関連法規制部会では，提供卵子の場合であっても出産した女性を母親とすると報告している。2007年には，日本学術会議が代理懐胎に関する検討を法務大臣および厚生労働大臣から付託されて，約1年間に及ぶ審議の末，2008年4月に報告書を出している。この報告書では，法律をもって代理懐胎を原則禁止とし，どのような場合でも産んだ女性を母親とすることを提案している。

　このように，生殖補助技術の利用に関する規制にはいろいろなやり方が存在する。しかし，これまでにあげてきたような，生殖補助技術による問題がすべて解決する対応を見つけるのは難しい。たとえば，法律による厳格な規制を行っているフランスでは，問題がなくなったかというとそうではなく，むしろ法の認める範囲を超えた生殖補助技術への要望，つまり外国で実施した代理出産の母子関係をめぐる裁判や，死後生殖を求める裁判などが後をたたない。

　生殖補助技術の発展が可能にしたことを利用したいと思うさまざまな個人の欲望にはおそらく限りがないが，社会が共有する価値観により決定する親子関係はより限定的なものである。そのため，生殖補助技術により引き起こされる問題を解決するのは非常に困難なのであろう。

5 生殖補助技術が問いかけるもの

残される課題　生殖補助技術の発展は，これまで考えられなかったようなさまざまな組み合わせで子どもをつくることを可能にしてきた。ここまでは主に生殖補助技術がもたらす「血のつながり」への影響を見てきた。しかし，生殖補助技術が問いかける問題はそれだけにとどまらない。

　第3節でふれたように，日本国内で日本産科婦人科学会の会告が認めていない代理出産や卵子提供を望む日本人が，その実施が合法とされている国や地域に依頼者として出向き，施術を受けることがある。国内では実施の難しい生殖補助技術を受けるために，受けやすい外国へ行くことを「**生殖ツーリズム**」という。外国での代理出産で子どもを得た場合，当地では法的な親子関係が認められても，日本で認められない可能性が高い。逆に，この章の冒頭のケースでは，当地で親子関係が認められず，最終的に特例で女児の日本国籍が認められ，インドから日本へ「帰国」することになった。ひとつの国の中だけの法律やガイドラインで禁止していても，ほかの国で実施できる以上，国内でのルールづくりと共に国際的なルールの検討が必要だろう。

　また，生殖補助技術では，男性側の原因で子どもができにくい場合でも，男性の身体を治療するのではなく，女性の身体が治療の対象となるという問題がある。たとえば，夫の精子が少ないために，顕微授精を受ける必要がある，という場合に，排卵誘発をし，採卵したうえで，受精卵を移植されるのは妻である。

　さらにそもそも，「子どもができない状態」は不妊治療により

「治療すべき状態」であるとみなすことで,社会が子どものいない状態を問題視しており,子どもをもたないなどの選択肢を許容していないと考えることができる(柘植 1999)。

これまでに生殖補助技術により引き起こされた問題を検討してきたが,生殖補助技術の発展と,その発展への対応を考えることは,私たちの社会が,なにをもって親と子のつながりとするのか,親子とは何かを問いかけることにほかならない。

フランスの遺伝専門医であり,1994 年の生命倫理法策定に尽力したジャン゠フランソワ・マテイは,避妊方法や生殖補助技術が発展した結果,「男女のカップルが子どもの数の問題を解決した以上,今度は当然,その質を要求しだした」と述べる(Mattei 1994＝1995)。そのために,子どもは,ただそれ自身として望まれるのではなく,何らかの付加価値が求められる恐れがある。たとえば,残された妻が亡き夫の身代わりとして得ようとする「思い出としての子ども」や,独身女性が男性と関係を築く面倒を避けながら子どもを得るという「快楽としての子ども」,人生を幸福にするためになにがなんでももたねばならない「執念の子ども」などである。さらには着床前診断により選ばれた,上の子に移植できる臍帯血や骨髄をもった存在である「治療方法としての子ども」もあげられよう。

このように,本来ただ存在することが喜ばれるべき「主体としての子ども」ではなく,大人を幸福にするための「ものとしての子ども」をつくりだしたいという欲望を満たせる技術の利用には,一定の歯止めをかけなければならないとマテイは述べる。それが,現在のところ,生殖補助技術を受ける側に課せられた要件である。

重要な当事者である子どもへの視点

親子関係を定める法律はこの技術の発展に常に即応しているわけではないため、子どもをもちたいと願う大人や、これらの技術を用いて生まれた子どもが、法律と技術の乖離する空白にすべりおちる可能性がある。

日本では、提供精子を用いた人工授精により生まれた子どもたちが、当事者の会「非配偶者間人工授精で生まれた子どもの会」をつくり、意見を発信し始めた。そのうちの1人は、「自分のルーツの半分が一生分からないということが、本当に子どものためなのでしょうか」（AIDで生まれた子どもたちからのメッセージ）と問いかける。

生殖補助技術は、子どもを生み育てたいと望むカップルを助ける技術として発展してきた。その中で、生まれてきた子どもは何を考えているか、何を望んでいるのかといった、子どもへの視点、子ども自身からの視点が欠けていたのではないかということが、子どもたちの意見の発信によって少しずつ明らかになってきている。提供精子を用いた非配偶者間人工授精では、自分が誰かを知らせたくないという提供者の気持ちや、提供を受けて子どもをもったことを知られたくないというカップルの気持ちは考慮されてきたが、生まれた子どもの「自分のルーツ」として提供者を知りたいという気持ちはすくい上げられてこなかった。生殖補助技術により生まれた子どもが発言力をもつことで、生まれてくる子どもが当事者としてきちんと考慮されるべきであるという認識が生まれてきたのである。

誰が、どこまで生殖補助技術を使ってよいのか、その場合の親子関係はどうするのか、これらは子どもを望むカップルや、そういったカップルのさまざまな要望に直面する医療者だけが悩むこ

とではなく，国が社会の合意をとりながらその姿勢を決めるべき問題である。その際に，子どもをつくろうとする側の願いだけではなく，生殖補助技術を実施するときにはまだ存在しておらず，したがってその意見が考慮されない，生まれてくる子どもという当事者への配慮が不可欠だ。そのために，生殖補助技術を用いて生まれてきた子どもたちの言葉に耳を傾けることを忘れてはならない。

読書案内

●石原理『生殖革命』（ちくま新書，1998年）

　妊娠のメカニズムなどヒトの生殖に関する基礎的な情報や，生殖補助医療の発展や発展にともなって浮上する問題を解説する。

●橳島次郎『先端医療のルール――人体利用はどこまで許されるのか』（講談社現代新書，2001年）

　受精卵や遺伝子の扱い，生殖技術への規制，臓器移植などを例に，人体要素の利用について，何をどこまで保護し，利用を制限・規制するかという考え方の見取り図を示している。

●柘植あづみ『生殖技術――不妊治療と再生医療は社会に何をもたらすか』（みすず書房，2012年）

　医療人類学・生命倫理学を専門とする著者が，生殖補助技術の発展による社会の変化――身体の資源化，生殖観や子どもへの欲望など――について考察する。

● D. L. スパー『ベビー・ビジネス――生命を売買する新市場の実態』椎野淳訳（ランダムハウス講談社，2006年）

　子どもをもちたいという希望をめぐるビジネス，すなわち「赤ん坊市場」の存在を直視し，商業的な特性を備えることで，この市場をよい方向へもっていけると，著者は主張する。

●坂井律子・春日真人『つくられる命――AID・卵子提供・クロー

ン技術』(NHK 出版, 2004 年)

著者は「NHK スペシャル・親を知りたい」ディレクター, プロデューサー。第三者が介在する生殖補助医療の中でもっとも古くから存在する非配偶者間人工授精に着目し, 生まれてきた子たちから見た問題点に光をあてている。

引用・参照文献

Chesler, P., 1988, *Sacred Bond*, Times Books.（=1993, 佐藤雅彦訳『代理母——ベビー M 事件の教訓』平凡社）

菱木昭八郎, 1985「スウェーデン——人工生殖法と改正親子法における人工授精子の父性」『ジュリスト』835。

石原理・出口顕, 2004「提供配偶子を用いる生殖医療の北欧における事情」『産科と婦人科』71 (7)。

神里彩子, 2008「アメリカ」神里彩子・成澤光編『生殖補助医療——生命倫理と法 基本資料集 3』信山社。

小門穂, 2008「フランス」神里彩子・成澤光編『生殖補助医療——生命倫理と法 基本資料集 3』信山社。

久慈直昭, 2003「配偶子提供と出自を知る権利に関する調査研究——精子提供により子どもを得た日本人夫婦の告知に対する意見」平成 14 年度厚生労働科学研究費補助金（子ども家庭相合研究事業）研究報告書『配偶子・胚提供を含む統合的生殖補助技術のシステム構築に関する研究』。

久慈直昭・吉村泰典, 2005「我が国における精子提供者の『出自を知る権利』に対する意識調査」厚生労働科学研究費補助金（子ども家庭総合研究事業）分担研究報告書『生殖補助医療の安全管理及び心理的支援を含む統合的運用システムに関する研究』。

Mattei, J.-F., 1994, *L'enfant oublié: ou les folies génétiques*, Albin Michel S. A. Paris.（=1995, 浅野素女訳『人工生殖のなかの子どもたち——生命倫理と生殖技術革命』築地書館）

松川正毅, 2007「男性死亡後に保存精子を用いた人工生殖によって生まれた子の親子関係」『ジュリスト』1332。

岡垣竜吾・石原理, 2008「生殖補助医療とは」神里彩子・成澤光編『生殖補助医療——生命倫理と法 基本資料集 3』信山社。

柘植あづみ，1999『文化としての生殖技術——不妊治療にたずさわる医師の語り』松籟社。

吉田治代，2008「ドイツ」神里彩子・成澤光編『生殖補助医療——生命倫理と法 基本資料集3』信山社。

Column ② ジェンダーと生命倫理

　生命倫理が取り組んできた諸課題において，ジェンダー（社会的・文化的に形づくられた男らしさや女らしさとその役割，差異などを表す用語。性別による不公正や差別を指摘する場合によく使われる）という視点からの検討は不十分だったといえるだろう。たとえば，北米や西欧の生命倫理では，よりよい医師－患者関係を検討する際に社会階層や人種・民族による格差に対して敏感だった一方，性別の影響は矮小化されてきた。医師と看護師の非対称性にジェンダー関係が影響していること，病気や障害のある人・高齢者へのケアを女性の役割とする傾向が強く，それが女性の社会経済的な地位を引き下げる原因になっていることなどは，生命倫理の課題としてはほとんど扱われなかった。生命倫理の中心課題のひとつである人工妊娠中絶をめぐっても，法的・倫理的な議論は活発になされてきたが，女性が中絶をする要因，たとえば男女の社会経済的格差や育児の責任を女性に負わせる社会状況の検討は中心的主題にならなかった。また，社会保障制度の整っていない開発途上国においては，女性は男性よりも医療を利用する機会が少ないと指摘されるが，これも女性の社会経済的地位が低いことと関連する。先進国ではHIV感染者は男性のほうが多いが，サハラ以南のアフリカでは成人のHIV感染者は女性のほうが多い。これには複数の要因が絡むが，女性の識字率が低いこと，性暴力被害者になったり，買売春に頼らざるをえない状況に陥りやすいことも大きな要因である。生命倫理における議論にジェンダーの視点が十分に含まれてこなかったという反省から「生命倫理とジェンダー」といった研究主題が1990年代から増え，国際会議の開催やジャーナルも発行されるようになった。一方で，日本の男性の自殺率が女性よりも高いこと，男性の平均余命が女性よりもかなり短いことも，社会におけるジェンダー役割や規範意識が影響しているといえる。これらも，ジェンダーの視点から取り組むべき課題である。

第3章 選ぶ技術・選ぶ人

出生前診断のもたらす問い

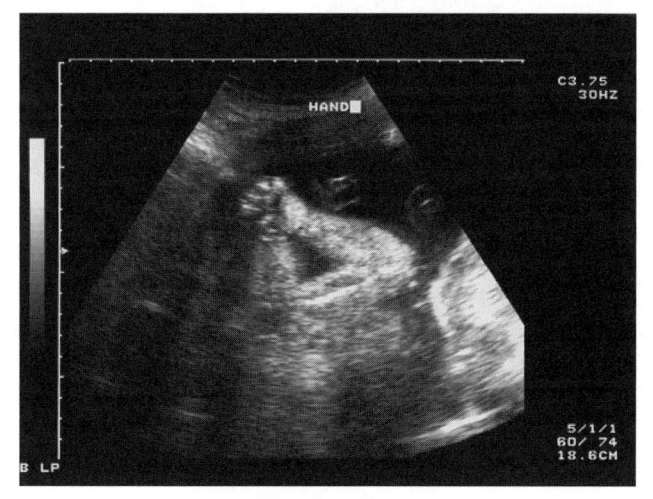

超音波検査による胎児の様子。

> ベッドに横たわると膨らみかけた腹部に冷たいジェルが塗られ、その上を機具が滑る。しばらくすると画面に不鮮明な画像が浮かび上がる。人のようにも見えなくない黒い影。胎児は前々から存在している。けれど妊婦はそこではじめて「我が胎児」を目の当たりにする。そして医師は、胎児についての情報をまたひとつ得る。胎児は、分類される。まず「正常」と「異常」に。ときに「産む胎児」と「産まない胎児」に。そのように分類することを必要と考える立場がある。また必要でないと考える立場もある。前者の立場が出生前診断の発展を促し、後者の立場がその普及に疑問を提起してきた。子宮に浮かぶ胎児の周囲は論争に満ちている。ここではその一端を紹介する。

はじめに，次のような仮定をしてみよう。あなたは37歳で，1年の不妊治療の末にはじめて妊娠し，ようやく13週目に入ったところだ。そして今，あなたは産科の診察室の丸椅子に，医師と向かい合って座っている。医師の表情は厳しい。先週行った超音波検査のことで話があるという。
　「少し気になることがありましてね」
と医師は切り出す。
　「この首の部分ですね」
　画像を指し示しながら，医師は，その部分の厚みによって胎児がある障害をもつ確率が高まるのだと説明する。口調は淡々としているが，医師が緊張していることが気配から伝わってくる。あなたはその障害が重いのか軽いのか見当がつかない。ただ，その気配から事態の重みを感じ取ることはできる。医師は説明を続ける。
　「確認しておくと，これは診断ではありません。妊婦さんには，確定診断をしたいか否かをまず決めていただく必要があります。ただ，診断するためには，羊水をとる必要があります。これにはある程度のリスクがありますから，よくお考えになることをおすすめします」
　「考えるって何を？」
　「羊水検査は流産を引き起こす可能性があるのです。ですから，その危険と，胎児の状態とのバランスをお考えになる必要があります」
　「つまり流産してもいい胎児かどうか，ということでしょうか」
　「そう簡単な話でもありませんが」
と，医師。しかし，一体どんな場合なら，流産の危険をともなう羊水検査をする価値があるといえるのか。あなたは沈黙する。そ

して，考える。

1 出生前診断とは何か

法律と現実

出生前診断について考えるとき，大切になる前提に，人工妊娠中絶の法的位置づけがある。現在日本では，「母体保護法」によって，人工妊娠中絶が認められる場合を以下に限っている。

1. 妊娠の継続又は分娩が身体的又は経済的理由により母体の健康を著しく害するおそれのあるもの
2. 暴行若しくは脅迫によつて又は抵抗若しくは拒絶することができない間に姦淫されて妊娠したもの

現在，法で定める中絶の条件の中には，胎児の状態が含まれていない。これは 1948 年に制定された「優生保護法」が 1996 年に「母体保護法」に改訂される際に行われた議論の結果である。「優生保護法」は第一条において，「優生上の見地から不良な子孫の出生を防止する」ことを目的として明示し，特定の疾患や障害をもつ人の生殖を制限してきた。しかし，人工妊娠中絶の条件に胎児の状態が含まれることは明記されていなかったため，法を改訂する際にこれを含めるか否かが議論された。立場は 2 つに分かれた。一方では，特定の疾患や障害をもつ人の強制的断種を認めてきた「優れた生命のみを保護する」という考え方は見直すべきであり，そうであるならば胎児の状態を人工妊娠中絶の理由とすることはできない，という意見があった。もう一方では，胎児の状態を理由にした人工妊娠中絶を選ぶ自由（自己決定権）を認めるべきだ，という意見があった。そして結果として，公的な命の取

り扱い方を「命の状態」によって変えることを避けるために，胎児の状態を中絶の条件には含まないこととなった。

ただし実際には，胎児の状態によっては，「身体的又は経済的理由により母体の健康を著しく害するおそれがある」という項目に該当するとして人工妊娠中絶が行われている。それを可能にしているのが**出生前診断**である。

出生前診断の登場と社会の対応

出生前診断は 1960 年代から開発が始まり，急速に広まった技術である（種類は表3-1 にまとめた）。とくに，80 年代後半に，胎児を傷つける危険のない，母体の血液を用いる検査（母体血清マーカー検査）が登場して以来，各国で妊娠期に行う一般的な検査のひとつとして受け入れられるようになってきた。母体血清マーカー検査が開発されたイギリスでは，開発の初期から，すべての妊婦に検査を提供することがめざされてきた。イギリスでは，1967 年に施行された「妊娠中絶法」において，「何らかの医学的症状があった場合」の中絶を満期（出産直前）まで認めている。つまり，胎児の状態を理由とする妊娠中絶が法的に認められている。さらに，イギリスでは，住民の医療費を全額国が負担することとなっているため，支出を減らすためにも「疾患の予防」は国の重要な課題となる。こうしたことを背景として，イギリスでは，障害児の出生を「予防」することを目的とする検査の開発と普及が熱心に行われた。初期の研究開発者等は，この検査を用いて国内で生まれる障害児の数を減らすことの効用を，論文の中で熱心に論じた。90 年代中頃にはイギリス全土で母体血清マーカー検査が提供されるようになった。

日本にこの検査が「輸入」されたのはちょうどその頃の 1994

表 3-1 出生前診断の技術

種　類	名　称	方　法	目　的
確定診断法	絨毛検査	少量の絨毛を採取して分析する　直接分析もできるが培養が必要なこともある	(初期) 胎児が染色体異常, 代謝異常, DNA診断が可能な疾患等に罹患していないかどうかを確認する
	羊水検査	羊水中の細胞を培養して分析する	(初期〜中期) 胎児が染色体異常, 代謝異常, DNA診断が可能な疾患等に罹患していないかどうかを確認する
	胎児採血	臍帯や胎盤表面の血管, 胎児の肝臓内の血管から採血して分析する	(中期〜後期) 胎児が染色体異常, 代謝異常, DNA診断が可能な疾患等に罹患していないかどうかを確認する
	胎児組織の採取	胎児から小さな鉗子で微量の組織を採取して分析する	(中期) 胎児の皮膚疾患などで組織診断が可能な疾患に罹患していないかどうかを確認する
	超音波断層法	画像診断のひとつ	(初期〜後期) 胎児の発育, 先天異常の診断, 羊水の量等を確認する
確率的検査	胎児頸部浮腫 (Nuchal Translucency)	超音波断層法を用いて, 頸部の厚みを測る	(初期) 胎児がダウン症である確率を算出する
	母体血清マーカー検査	母体血中のホルモンや蛋白の量を測定する	(初期〜中期) 胎児が染色体異常や, 無脳症, 神経管欠損症である確率を算出する

(出所) 佐藤 1999 を参考に作成。

年のことである。しかし，イギリスでは医師が中心となって検査の普及に取り組んだのに対し，日本では，まず企業が病院に対して検査を販売する形態がとられた。企業にとって検査は商品である。企業は必然的に，その「商品」の社会的な価値と共に，その経済的な価値を重視する。しかし，「障害児の出生の予防を目的とする検査を，営利を目的に提供する」という企業に存在した発想は，とくに，障害をもった人や障害児を育てている親たちにとっては，受け入れ難いものだった。社会には強い反論がおこった。そして厚生省（当時）に，社会にある意見をとりまとめるために専門委員会が設けられた。専門委員会は関係者の意見を聞いたうえで，99年，母体血清マーカー検査の問題を次のように報告した。

① 妊婦が検査の内容や結果について十分な認識をもたずに検査が行われる傾向があること
② 確率で示された検査結果に対し妊婦が誤解したり不安を感じること
③ 胎児の疾患の発見を目的としたマススクリーニング検査として行われる懸念があること

「マススクリーニング」とは，集団＝マスを対象として検査を行うことである。つまり，妊婦が対象となっている障害や検査の内容について十分な知識をもたずに検査を受けたり，検査結果を誤解したり不安に思ったりすることに加えて，すべての妊婦に胎児の疾患を発見するための検査を提供することになるのではないか，ということが問題として指摘された。そして結論として，「現在，我が国においては，専門的なカウンセリングの体制が十分でないことを踏まえると，医師が妊婦に対して，本検査の情報を積極的に知らせる必要はない」とする見解を発表した。

これは，2000年にイギリス政府が発表した見解とは，まったく逆の結論である。イギリス政府は，出生前診断を受けることを妊婦の権利と位置づけ，検査の情報を妊婦に積極的に知らせることを病院の義務と定めた。そして，適切な検査をすべての病院で提供するための体制を整えるために，特定の障害を対象とする出生前診断の提供を国の事業とすることを決めた。現在イギリスではおよそ90％の妊婦が検査を受けている（Morris & De Souza 2009）。

2　出生前診断の投げかける問い

出生前診断の経験

　出生前診断はまず，妊娠というできごとにおける女性の経験に関わる問題である。では一体それは，どのような経験なのだろうか。個々人の妊娠の経験は一様ではないので，この点に関心をもたれる方には，すでに出版されている書籍（引用・参照文献参照）をひもといて，できるだけたくさんの女性の経験を読まれることをお勧めする。ここで紹介するのは，新聞に投稿されたある妊婦の経験である。

　2003年5月31日，イギリスの新聞『ガーディアン』に，「今までで一番辛かったこと」と題した投稿記事が載った。これは妊娠20週で胎児に障害のあることを知った女性が，妊娠を中絶するまでの選択の過程を振り返った体験記である。記事は次のようにはじまる。

　　「1月18日，23週で私の赤ちゃん――小さな男の子――は産まれた。彼は，小さくて，完璧で，そしてダウン症をもっていた」

本章の最初に仮定した場合と同じく，胎児の異常はまず超音波検査で発見された。心臓に小さな穴が2つ。胎児がダウン症であることをわずかに示す印であると告げられる。女性は4日以内に再度くわしく診察を受けるようにといわれ家に帰される。そして次の診察で，即，羊水検査を受けるようにすすめられた。

> 「私は本能的にお腹を守ってきたのに，ここでは誰かに針をさすことを許している。私は，針を引っこ抜かないように自制しなくてはいけなかった」

3日後，胎児の異常が確定する。そして再度病院で，胎児の異常について，かなり時代遅れの説明を受ける。

> 「（障害のある兄弟）が，今とても幸せな子どもであるサミュエルにどんな意味をもつのか。そのような兄弟をもてば，彼はきっとまったく違った子ども時代を過ごすことになるだろう。夫も私も，想像したのとはまったく違う人生をおくることになる」

彼女は夫と共に中絶を決意した。23週での人工妊娠中絶は，分娩誘発剤を使った出産と同じ行程で行われる。彼女は，薬を飲む瞬間が「今までで一番辛い経験だった」と振り返る。

> 「赤ちゃんはずっと蹴り続けており，私は自分が，今まさに殺人を犯そうとする殺人者であるように感じた」

薬を飲んで2日後の病院で，分娩をはじめて11時間後に中絶はようやく終了した。

また，ある体験記には次のような記述がある。

> 「中絶の日の前の晩，お風呂につかりながら，赤ちゃんが蹴るのを感じていました。泣きながら，それが止まればいいのにと願いました」

これらの体験記で示されていることは，たとえ「障害のある胎

児は受け入れられない」という結論に達する妊婦であっても，その胎児を中絶することは非常に辛いできごととして経験しうるということである。羊水検査を受けて中絶を経験した女性たちへのインタビューに基づいて書かれた『仮の妊娠』という本の中で，著者のB. K. ロスマンは，こうした女性の辛い経験は，社会的な問題の結果もたらされるのだと主張している。ロスマンは，検査結果が出るまで妊娠を「仮」のものとせざるをえない女性たちは「被害者」だと述べた。

> 「彼女たちは被害者である。彼女たちは，成員の必要に対し集団的責任をとることができず，個々人の女性に不可能な選択をとらせる社会システムの被害者である」（Rothman 1987）。

障害のあることは不幸か？

ロスマンのいう，「成員の必要に対し集団的責任をとることができない社会システム」が指すことのひとつに，「障害を生み出す社会」があるだろう。

そもそも「障害」とは何だろうか。目の見えないこと？ 歩けないこと？ あるいは論理的な思考ができないこと？ 長い間，「障害」とは，「〜ができないこと」とする考え方が主流を占めてきた。そして，「〜ができないこと」は「不幸」なことであるという意識も，障害の定義と共に，一般的に受け入れられてきたといえる。出生前診断が開発，普及された背景にもこの意識が存在している。

このことを象徴するのが，1969年から72年にかけて，兵庫県衛生部におかれた，「不幸な子どもの生まれない対策室」である。ここでは，当時普及しはじめていた羊水検査を用いて，胎児に障

害があるか否かを調べることを妊婦に勧めるキャンペーンを展開した。そして，似たようなキャンペーンは全国に広がっていった。

これについて，読者のみなさんはどう思われるだろうか。障害のある子は不幸だろうか？ 不幸だとしたらそれはなぜだろうか？ 不幸な子が生まれない対策は必要だろうか？ 必要だと考える理由は何だろうか？

ここでみなさんがもたれる意見は，「なんとなくそんな気がする」という程度のものであっても，これまでの経験と蓄積してきた知識に基づいて形づくられているだろう。だから，自分に何らかの障害があるか，ないか，あるいは，障害のある人とこれまで接したことがあるか，ないか，また，障害についてどのような知識を得てきたか，によって，もたれる意見はずいぶん違うはずである。

このキャンペーンが展開された当時，障害をもって生きていた人たちの中には，キャンペーンのメッセージに，強い違和感をもった人たちがいた。そうした違和感を代表して，「青い芝の会」という脳性マヒをもつ人の団体は，次のような異議申し立てを行った。

「県当局は，対策室を制度化することによって，行政の責任としての，障害者を，不幸と言われる状況においやっている原因をとりのぞく努力を放棄し，障害者の存在そのものが不幸であるとするキャンペーンを自ら行っている」（大阪「障害者」教育研究会『大障研』1：25-27，1974年。引用元 http://www.arsvi.com/o/a01-27.htm）。

ここでいわれているのは，ひとつには，「障害者は『不幸』と言われる状況にある」ということ，もうひとつは，「障害者はそのような状況に『追いやられているのだ』」ということ，そして

「その原因をとりのぞく責任が行政にはある」ということだ。

　障害そのものが不幸の原因なのではなく，社会が障害者を不幸に追いやるのだ，という考え方は，現在では「障害の社会モデル」と呼ばれている。1990年にイギリスのM.オリバーがひとつの理論として提唱した。「障害の社会モデル」では，障害のために，「健常」な人と同じ社会生活を営めないのは，障害があるからではなくて，社会が「健常」な人を対象につくられているからだと考える。たとえば，階段だけでなくエレベーターもあれば，足の悪い人も助けなしに2階にあがれるし，手話通訳があれば，耳の聞こえない人もほかの人の言っていることを理解できる。点字があれば，目の見えない人も読むことができる。「障害の社会モデル」の考えに立てば，障害を防ぐ方法は，「健常」な人を対象につくられている社会を，障害のある人も対象にした社会に変えていくことだ，ということができる。行政が，そのための努力をしないで，「障害」のある人の出生を防ごうとするのは責任の放棄だ，というのが「不幸な子どもの生まれない対策室」に対する「青い芝の会」の批判の焦点である。この批判は，先ほど紹介した，胎児の障害を理由として中絶を選択する女性を「被害者」と呼んだロスマンの主張とつながる。

3　もうひとつの選択

障害を受けいれるという選択

　開発者等が論文の中で「出生前診断を利用することで障害をもつ人の出生を減らすことの効用」を説いたとき，彼らは，障害のある胎児を妊婦が中絶することを当然の選択と考えていた。

このことは，次のような記述から知ることができる。

> 「（全妊婦に母体血清マーカー検査を提供するという）この政策が，もし実現したならば，現在年間 900 あるダウン症児の出生を，350 にまで減らすことができるだろう」（Wald et al. 1988）。

こうした主張は，「障害は社会がつくりだす」という視点がありうることも，「障害のある胎児を中絶することは，女性にとっても大きな負担となる」ということも考慮していない。障害は防ぐべきものであり，そのための妊娠中絶は言及する必要もないほど，当然の行為だと考えているようである。

しかし「当然ではない」ということを示す人たちが，少なからずいる。B. G. スコトコは，アメリカ，イギリス，ニュージーランド，フランス，シンガポールでは出生前診断を受けて胎児に障害があると診断された女性のうち，中絶を選ぶのは約 92% であるとの報告を紹介している（Skotko 2009）。日本ではどれくらいの女性が，障害があると知って産むのかについての統計的なデータはないが，中込（2002）の研究において何名かの経験が紹介されている。

8 カ月で胎児が水頭症と診断された D さんは，医師に「産むか中絶するか一週間後来てください」と言われ，「"まあがんばろう"って感じで」産むことを選択した。「生まれてきても，おそらく寝たきりでしょう」といわれたが，中込が取材したときに 4 歳になっていた息子は，膝立ちで移動ができる元気な 4 歳だった。同じく 8 カ月で胎児が水頭症だと診断された G さんは，最初，「本当に嘘偽りなく中絶しようと思」ったと振り返った。しかし，家に帰って「"そうだ……"と思ったんですね。子どもが動いた時に，"ああ，この子は，今，辛い思いをしている。ひょ

っとしたら非常に苦しいのかもしれない"……その時にお腹を抱えて,"大丈夫？ 痛くない？"って私,はなしかけましたよね。もうその時にははっきり決まってましたよね。もう何があってもこの子を産むんだ」という「転機」を経験する。Gさんは帝王切開で子を産み,4カ月間を共に過ごした。

同じく産むことを選んだFさんは,妊娠中,「元気な子が良かったと叫びたい」という心の揺らぎを経験しながら,夫と「新しい価値観を自分の中に作らなければ」という気持ちを確かめて子を迎えた。

Fさんは生まれる前に子の障害を知ったことについて,「早く分かっていて本当に良かったのだと思う。落ち着いて出生を迎えられて最初からこの子を愛してあげられるから」と述べている。

出生前診断を世に送り出した開発者等は,こうした「選択」を想像することができなかった。しかし,実際にはこうした「選択」がありえた。そして出生前診断が一般的な産科検診となって15年以上経つイギリスでは,高齢出産の増加という,もうひとつの予期しなかった社会的要素のために,出生前診断の対象となる障害児を妊娠する率が増加しているということが明らかになっている。そんな中,イギリスでは出生前診断の是非についての議論が,医療者の間でも続いている。

さてでは「あなた」は,どんな結論を出すのだろうか。

結びに

私たちは,出生前診断に限らず,医療技術という人間自らが打ち立てた技術によって,人の生命をどう扱うのかという困難な問いに直面させられている。長い間議論が続いているが,明確な答えはまだない。そんな中「あなた」は個人として,答えのない問いに直面するとき

が来るかもしれない。そのときどのような「自らの答え」を出すことができるかは,「社会」における「あなた」の個人としての経験と知識の積み重ねにゆだねられている。多様な人々の生きる社会において, 個人としての答えを出しながら, 望むべき社会のあり方を考え続けることが, 私たちの世代に与えられた仕事ではないだろうか。

読書案内

●大野明子『子どもを選ばないことを選ぶ——いのちの現場から出生前診断を問う』(メディカ出版, 2003年)

　産科クリニックの医師が, 障害のある子を育てる3人の親を, インタビューを通じて紹介する。すべての家族が同様の選択をとることができるわけではない, という意見もあるが, 障害のある子を受け容れる過程を当事者の声を通して知ることができる。

●坂井律子『ルポルタージュ出生前診断——生命誕生の現場に何が起きているのか?』(NHKスペシャルセレクション, 1999年)

　母体血清マーカー検査が開発されたイギリスにおける, 出生前診断の開発の経緯と社会における議論を追った作品。出生前診断が普及する社会的背景, 開発者と障害をもつ人との間の感覚の差など,「多様な人」の住む社会における出生前診断の問題を考えるための素材として有効。

●佐藤孝道『出生前診断——いのちの品質管理への警鐘』(有斐閣選書, 1999年)

　産科医が, 批判的立場から出生前診断とその社会的思想的背景を網羅的に解説する。これから出生前診断を受けようかどうか迷っている人にとっても, 出生前診断について新たに勉強したい人にとっても, 参考になる1冊となっている。豊富な資料も魅力。

●佐藤秀峰『ブラックジャックによろしく』3・4巻(講談社, 2001

年)

　10人に1人が不妊といわれる現代において，子どもを欲する夫婦が直面しうる困難を描いた作品。漫画ならではの劇的な展開には，考えるきっかけが多く含まれている。

●柘植あづみ・菅野摂子・石黒眞理『妊娠――あなたの妊娠と出生前検査の経験をおしえてください』(洛北出版，2009年)

　900件のアンケートと25件のインタビュー調査に基づき，現代日本における妊婦の医療現場での経験を伝える。妊婦の視点から見た，現代日本の産科医療に関する報告ということもできる。充実の1冊。

●正村公宏『ダウン症の子をもって』(新潮社，2001年)

　障害児を育てるとはどのような経験なのか。父親による淡々とした語り口で，子育ての喜びと困難を描いたノンフィクション。障害のある子を育てる親の苦悩にも率直にふれられているが，根底に流れる子どもへの愛情にぜひふれてほしい。

引用・参照文献

（＊）は出生前診断を受けた女性の経験に関する書籍

Beck, M., 1999, *Expecting Adam: A True Story of Birth, Rebirth, and Everyday Magic*, Times Books.（＝2000，ユール洋子訳『あなたを産んでよかった』扶桑社）（＊）

Loach, E., 2003, "The Hardest Thing I Have ever Done," *The Guardian*, 31. May.

Morris, J. K. & De Souza, E., 2009, *The National Down Syndrome Cytogenetic Register for England and Wales: 2008/9 Annual Report*, NDSCR.

中込さと子，2002「妊娠中に胎児に『予想外の出来事』があった女性たちの体験」齋藤有紀子編『母体保護法とわたしたち――中絶・多胎減数・不妊手術をめぐる制度と社会』明石書店。（＊）

Rothman, B. K., 1987, *The Tentative Pregnancy: Prenatal Diagnosis and the Future of Motherhood*, Penguin.

Rothman, B. K., 1993, *Tentative Pregnancy: How Amniocentesis Changes the Experience of Motherhood*, W.W.Worton.（＊）

佐藤孝道，1999『出生前診断――いのちの品質管理への警鐘』有斐閣。

Skotko, B. G., 2009, "With New Prenatal Testing, Will Babies with Down Syndrome Slowly Disappear?" *Archives of Disease in Childhood*, 94(11).

柘植あづみ・菅野摂子・石黒眞里，2009『妊娠』洛北出版。（＊）

Wald, N. J. et al., 1988, "Maternal Serum Screaning for Down's Syndrome in Early Pregnancy," *British Medical Journal*, 297.

Zuckoff, M., 2002, *Choosing Naia*, Beacon Press.（＝2004，浜島高而訳『いのち輝く日――ダウン症児ナーヤとその家族の旅路』大月書店）（＊）

Column ③ 遺伝情報を診療で活用するための課題

これまで病気の診断は症状が出現後行う（確定診断）ことが通常であった。遺伝子研究によりある種の病気（単一遺伝子病）は遺伝子での診断（遺伝子診断）が可能となり診断方法のひとつとして使用されている。遺伝子に書かれる情報（遺伝情報）は個人では受精卵から成人までどの細胞も変わらず同一で，さらに家族間で共有する。したがって，遺伝子診断は患者さんの確定診断だけでなく，すでに診断された患者さんの家族には症状出現前（発症前）も技術的に診断可能となる。

発症前遺伝子診断の考え方や対応は病気の種類や検査時期により異なる。成人で発症し治療可能な病気（たとえば家族性腫瘍）では有用と考えられる。しかし，治療法がまだ確立しない病気（たとえば神経変性疾患）で，リスクをもつ人がこの診断を受けるかどうかは「わかる恐怖」「わからない不安」という心理的負担が生じるため慎重な配慮が欠かせない。一方，小児期に重篤な症状をきたす病気では出生前診断が検討されることがある。従来の羊水や絨毛を用いた妊娠後の診断だけでなく，妊娠前の着床前診断も研究が進んできている。発症前遺伝子診断への「知りたい」「知りたくない」から始まる思いや選択は，同じ疾患でも人により，また同じ人でも状況により異なる。倫理的な配慮を含めた個々に対応できる質の高い遺伝診療体制の整備が急務であり，現在ガイドライン作成が進んでいる。

一方で，このような遺伝情報は特別で保護・規制が必要という「遺伝子例外主義」にはさまざまな意見がある。生活習慣病などの多因子疾患研究が進み，易罹患（病気のなりやすさ）や薬剤感受性（薬の効き方）に関わる遺伝情報は今後標準的診療（オーダーメイド医療）の一部になると予測される。誰もが可能性のあるオーダーメイド遺伝子情報は特別な管理が必要か，さらに医療資源としてどのように扱うかという課題も含む。この点も考慮し，今後は，診療における遺伝情報の適切な扱い方に再検討が必要となる。

第4章 「夢の技術」を立ち止まって考える

再生医療

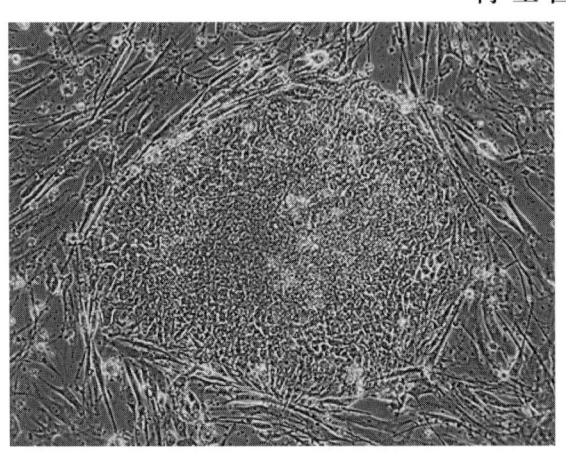

京都大学の山中伸弥教授らがヒトの皮膚の繊維芽細胞から作成した iPS 細胞。この細胞を多種多様な細胞へ分化させることにより，人体を再生させる試みが始まっている。

『アイランド』という映画をご存じだろうか。舞台は，地下の施設に隔離されるクローン人間の住む世界。彼らの希望は，抽選によってアイランド（楽園）へ行くこと。しかし実のところ彼らは，自らの元となった人間の臓器が損傷したときに，健康な臓器を供給するためだけにつくられた「製品」にすぎない。そしてそのことに気づいた主人公たちは，施設からの逃亡を試みる。

「製品」として生まれるのはもちろん，このようなかたちで自らの命を永らえたいと思う人は多くはないだろう。しかしもし，クローン人間ではなく，受精卵，胎児，自分の細胞で自らの組織・臓器を再生することができる世界ならどうだろうか。その世界を本物のアイランドと呼ぶことができるだろうか。本章では，このような世界を可能にするといわれる「夢の技術」，再生医療について考えてみよう。

1 広がる再生医療

自分の細胞で治す：再生医療の現状

私たちの身体は、ときとして病気や事故などによってダメージを受ける。そのダメージが一定の範囲内であれば、その人自身の再生力（自然治癒力）によって身体は元通りになる。しかし当然のことながら、個人の再生力には限界がある。たとえば交通事故で失った足は、トカゲの尻尾のように生えてはこない。もちろん私たちは、義足などによって、失われた足の機能をある程度まで取り戻すことができる。しかし現在のところ、義足のような人工物による再生は、失われた身体の機能と比べてさまざまな限界を抱えている。こうした試みに対して、近年の「再生医療」や「再生医学」は、ヒトの細胞がもつ再生力を引き出すことにより、失われた細胞や組織そのものを再生・移植し、機能を回復させようとしている。

このような再生医療は、すでに多くのかたちで成果を収めている。たとえば、口の中の粘膜の細胞から皮膚をつくり、重度の火傷を負った患者に移植することが医療として行われている。また、血管が機能しなくなった部位に骨髄細胞を注射することで新たな血管をつくったり、足の筋肉から細胞のシートをつくり心筋梗塞の患者の心臓に貼るといったことが、人を対象とした研究として行われている。こうした治療において主に使われるのは、私たちの身体の中に存在する、増殖能力と分化能力（数種類の細胞に分かれる能力）の点ですぐれた細胞である。この細胞は、**組織幹**（tissue stem：TS）**細胞**ないしは**成体幹**（adult stem）**細胞**と呼ばれる。

組織幹細胞は、粘膜や骨髄だけではなく、脳、肝臓、膵臓などさまざまな部分で発見されており、医療への応用へ向けた研究が盛んに行われている。

高い能力をもつ細胞の登場

組織幹細胞を用いた機能の再生は、その多くが自分の細胞を用いるために、免疫を抑制することで拒絶反応を抑える必要もなく、実用化に適している。しかし同時に、成体に存在する幹細胞では、分化する細胞の種類、増殖する能力、いずれの点でも限界があることも指摘されている。そこでこうした限界を克服するために、さまざまな研究が積み重ねられてきた。

1998年にアメリカにおいて初めてつくられたヒト**胚性幹（embryonic stem：ES）細胞**は、そうした試みがもたらした成果のひとつである。この細胞は、生物発生のごく初期の段階の哺乳類の胚の一部を取り出し（この時点で胚は成長を止める）、培養することでつくられる。この細胞には、体を構成するあらゆる種類の細胞に分かれる能力（多分化能）と、無限に増え続ける能力（無限増殖能）が備わっているため、再生医療の領域で期待を集めている。さらに、核を取り除いた卵子に、移植を受ける患者の細胞核を移植し、できた胚（**クローン胚**）からES細胞をつくることができれば、拒絶反応をともなわない移植医療が実現できると考えられている。しかしこうした研究に対しては、医療という名のもとにヒト胚を犠牲にしてもよいのかという疑問が出され、後に述べるクローン羊ドリーとともに、再生医療の倫理問題が社会的に論じられる大きなきっかけをつくった。

ES細胞と同じく高い再生力をもつヒト**胚性生殖（embryonic germ：EG）細胞**も、その是非をめぐって活発な議論が交わされて

きた。というのもこの細胞の元となる細胞（生殖細胞へと成長する始原生殖細胞）は，ヒトの場合，妊娠5〜9週の時期にのみ存在するため，EG細胞の利用は，人工妊娠中絶などによって死亡した胎児の利用を前提とするからである（ちなみに胎児の細胞は一般に再生力が高く，海外ではさまざまなかたちで利用されている）。

　ES細胞やEG細胞が抱えるこうした問題を解決するものとして期待されているのが，2007年に初めてつくられた**ヒト人工多能性幹**（induced pluripotent stem：iPS）**細胞**である。ES細胞と同じレベルの再生力をもつこの細胞は，私たちの体から採取した細胞（たとえば皮膚の線維芽細胞）に，ES細胞にだけ現れる特定の遺伝子や化学物質を導入することによってつくられる。私たちの細胞を用いるので，ヒト胚の破壊や死亡胎児の利用といった問題を避けられる。また，治療を必要とする患者の細胞を使えば，拒絶反応の問題も生じない。そのため現在，激しい研究競争が繰り広げられている。

2　どのような細胞なら入手することが許されるのか

　前節で見た細胞を利用する場合には，細胞を提供する人からインフォームド・コンセント（→第5章）をもらう必要がある。しかし，ヒトの胚，卵子，始原生殖細胞に関しては，インフォームド・コンセントだけでは解決できない問題がある。ここではそれぞれの細胞について問題点を確認する。

> ヒト胚の破壊は許されるか

すでに述べたように、ES 細胞をつくるためには胚の成長を終わらせなくてはならない。この事実に、ヒト ES 細胞をめぐるひとつの倫理的問題がある。というのも、もしヒト胚が私たちと同じ道徳的配慮を受けるべき存在（このような存在は人間の尊厳の担い手であり、「人格」と呼ばれる）であるなら、それを壊す研究は「殺人」にほかならないからである。この問題をめぐっては、同じく出生前のヒトの生命が失われる人工妊娠中絶の対立を引き継ぐかたちで、議論が交わされてきた。カトリックをはじめとして、ヒトの生命と人格を同一視する立場の人々は、ヒト胚の破壊をともなうあらゆる研究に反対している（秋葉 2005）。他方、中絶を容認する人々は、一定の条件下であればヒト胚の研究利用も許されると考える（Singer 1994＝1998）。

日本では、ヒトの ES 細胞が初めてつくられた 1998 年に、ES 細胞研究におけるヒト胚利用をめぐる話し合いが文部科学省で始められた。そこでまとめられた報告書「ヒト胚性幹細胞を中心としたヒト胚研究に関する基本的考え方」では、ヒト胚は「**人の生命の萌芽**」とみなされた。ヒト胚は、「人の生命の萌芽」である以上、モノや他の細胞以上に尊重されなければならないが、「人の生命の萌芽」であるゆえに人格とみなすことはできず、それゆえ医療や科学技術を進展させる重要な研究のためであれば破壊することも認められるのである。上で示した 2 つの立場の中間といえるだろう。

それでは、ヒト胚を「尊重する」とは具体的にどういうことだろうか。同じ報告書では、研究利用されるヒト胚を、生殖補助医療で使われないことが決まった胚（余剰胚）に限定するべきだとしている。なぜなら破壊することを前提にヒト胚をつくることは、

それだけ利用する側の思いのままにヒト胚を扱っているという意味で、モノに近い存在として扱っていると考えられるからである。しかし、すでに述べたように、クローン胚——これも壊すためにつくられる胚である——由来の ES 細胞が余剰胚由来のものに比べて、拒絶反応の点でメリットをもちうるのも確かである。ヒト胚の保護とクローン胚がもつメリット／デメリットのバランスをどのようにとるのか。この問題を検討した総合科学技術会議の生命倫理専門調査会の報告書では、病気に苦しむ人々の**幸福追求権**、クローン胚研究の**科学的合理性**や**社会的妥当性**を根拠に、研究を認める方針が示された。

ただしこの委員会に対しては、当初からその運営方法や結論をめぐりさまざまな批判が示されてきた（島薗 2006）。さらに、報告書作成以後、クローン胚研究を認める際に前提とされていた韓国の黄禹錫（ファン・ウソク）による研究成果の捏造や、クローン胚由来の ES 細胞と同じメリットをもちうる iPS 細胞の樹立など、クローン胚研究を行うことの意義を問い直す出来事が起きている。

卵子の提供が女性に与える影響

クローン胚をつくるためには、まだ受精していない卵子（未受精卵）が必要である。卵子の入手方法としては、ES 細胞のように多能性をもった細胞から分化させる方法と、女性から提供してもらう方法が考えられる。前者については後述の「精子・卵子の作成をめぐる問題」の項目で考えることにし、ここでは後者の方法にともなう問題を見てみよう。

卵子提供にともなう問題は、さきほど述べた生命倫理専門調査会でも「特に考慮すべき事項」とされていた。卵子提供を疑問視する立場からは、卵子提供には看過できないリスクがあり、提供

を認めてしまうと，しばしば社会的・経済的に弱い立場にある女性が被害をこうむるという意見が提示されていた。そしてこれは杞憂ではなかったのである。先に述べた黄の捏造に対しては，研究成果や卵子の提供者数・使用数の偽装とともに，提供者保護という視点の欠如が問題視された。なぜなら，不十分な情報提供や多額の金銭授受，さらには黄の研究室に所属する女性研究員が提供者に含まれていたことなど，自由に意思決定できる環境とは程遠い中で提供が行われていたからである。提供者の中には，数回にわたる提供によって入院に至る者もいた。

　生命倫理専門調査会の報告書をもとに文部科学省が作成した研究指針では，黄の事件も踏まえ，研究員や家族などからの提供を禁止し，提供候補者の理解を助けるコーディネーターを配置することによって，提供者の自発性を担保すること，さらに，ほかの目的で採取され，すでに捨てられることが決定した未受精卵の利用だけを認め，女性に新たな負担をかけないことを基本方針としている。

死亡胎児の利用

ヒトのEG細胞をつくるためには，死亡した胎児から始原生殖細胞を採取しなければならない。また，始原生殖細胞のほかにも，脳から得られる神経幹細胞や鼻の粘膜から得られる細胞による難治性神経疾患の治療に向けた研究が進められている。こうした利用に関わる倫理的問題を考えるうえで関係してくるのが，人工妊娠中絶の是非という問題である。ここでは，一定の条件のもとで人工妊娠中絶が認められると考えた場合に，いかなる問題が存在するのかを確認しよう。

　1つ目の問題は，胎児の保護という点である。仮に胎児が私た

ちと同じような道徳的配慮を受ける存在（人格）ではないとしても，その生命はできる限り保護されるべきだろう。そして，この観点でとくに重要なのが，「中絶の意思決定は，胎児の組織利用の決定に先立って（とは独立に）なされなければならない」というルールである。もし両者の順序が逆転してしまうと，組織利用を目的とした妊娠・中絶が行われるかもしれない。これほど極端なことは想定しにくいとしても，中絶するかどうかを悩んでいる女性やカップルが，「ほかの人の役に立つなら」という理由で決定する事態は十分に起きうる（こうした理由で中絶することは母体保護法の要件を満たさない）。

2つ目の問題は，提供に同意をする女性ないしはカップルの保護という点である。死亡胎児を利用するうえでは，中絶の場合でも，死産の場合でも，女性ないしはカップルから同意をもらう必要がある。しかし，中絶を決定した，あるいは心待ちにしていたわが子を抱けなかった女性ないしはカップルに対して，死亡した胎児の提供を依頼することは，それ自体がきわめて大きな精神的負担となる。とりわけ，中絶する女性に対する偏見が根強く，サポート体制が不十分な中で，胎児提供の同意を求めることには問題がある。また，現在利用が検討されているのは，医療廃棄物として処理される12週未満の胎児であるが，その場合，女性ないしカップルは，医療廃棄物と研究利用の二者択一を迫られることになる。これもまた，同意する側にとって大きな負担であることは間違いない（森 2009）。

そして3つ目の問題は，以上のような問題をともなう死亡胎児利用は，一体どのような科学的知見のもとであれば認められるのかということである。中絶胎児の幹細胞を利用するうえで従うべきガイドラインを作成しようとしていた厚生労働省の委員会は，

条件のひとつとして科学的妥当性をあげ,「十分な動物実験の実績」と「他に代替方法がない」ことをその内容としている(この点に関しては,たとえばES細胞研究も同様である)。しかし,iPS細胞が樹立され,さらには私たち自身の身体からも多くの幹細胞が発見される中で,本当に「他に代替方法がない」といえるのかをもう一度考える必要がある。

3 どのように細胞を利用できるのか

すでに述べたように,再生医療が夢の医療と呼ばれる理由は,そこで用いられる細胞の高い能力にある。しかし,この高い能力ゆえに考えなければならない問題もある。以下,ひとつずつ確認していくことにしよう。

移植した細胞の「がん化」

最終的に再生医療を「医療」として成立させるには,移植した細胞が正常に機能しなければならない。ところが多分化能や無限増殖能をもつ細胞からつくられた分化細胞に関しては,移植したあとに,自己複製や分化が無秩序に発生し,テラトーマ(腫瘍)が形成される可能性を否定できない(こうした現象は「がん化」と呼ばれる)。原因はいくつか考えられる。1つ目は,移植された細胞自体の遺伝子の問題である。京都大学の山中教授がiPS細胞をつくったとき,導入された遺伝子のひとつ(c-Myc)はがんを引き起こしうるものであった。また,遺伝子を導入するために使うウイルスが,遺伝子変異の原因となっている可能性もある。もう1つは,移植した分化細胞に未分化な細胞が混入している場

合である。

　これらの問題を解決するためには，導入する遺伝子や導入方法を変えたり，分化細胞をより高い精度で選り分ける技術を開発する必要がある。すでに c-Myc を使わない作成手法や変異を引き起こさない導入方法が開発されるなど，問題解決へ向けた具体的な成果が報告されている。しかし c-Myc を除くと iPS 細胞の多能性が損なわれるという研究報告もあり，今後も研究を続けていく必要がある。

クローン人間をつくることは認められるか

　すでに述べたように，クローン胚は，拒絶反応をともなわない再生医療を実現するうえで，iPS 細胞とならぶひとつの選択肢である。ところでこの胚をそのまま母体へ戻せば，当然のことながら，体細胞の提供者と遺伝上ほぼ同一の個体が生まれる（ただし卵子にも遺伝子が存在するため，まったく同一ではない）。はたしてこうしたかたちで子どもをつくることは許されるのだろうか。1990年代のクローン羊ドリーの出現を機に，こうしたクローン人間の是非が活発に論じられてきた。2000年に施行された日本の「ヒトに関するクローン技術等の規制に関する法律」（以下，クローン規制法）では，**①人の尊厳の保持，②人の生命及び身体の安全の確保，③社会秩序の維持**に重大な影響を与える可能性があるという理由から，クローン人間を生み出すことが禁止されている。これらの理由について検討してみよう。

　まず，「人間の尊厳の保持」という理由だが，これはユネスコの「ヒトゲノムと人権に関する世界宣言」（1997）をはじめとして，国際的にも広く採用されている。しかしこうした潮流にもかかわらず，尊厳の保持という理由には問題が多い。法律の元にな

った報告書「クローン技術による人個体の産生等に関する基本的考え方」では,「人間の育種」や「人間の手段化・道具化」に道を開くという理由で, クローン個体は尊厳に反するとされている。たしかに人間の手段化・道具化は, 尊厳が侵害されている事態を示す言葉として用いられる。たとえば奴隷は, 主人の富を生み出す道具・手段であるゆえに, 尊厳を侵害されている。同様に, クローンとして生まれた人間も, たとえば元の人間に健康な臓器を提供する「製品」として扱われるなら, その尊厳は侵害されているといえるだろう。しかしクローンとして生まれるすべての存在が, 同じような境遇におかれるとは限らない(自然妊娠で生まれた子の尊厳が常に守られるわけではないのと同様に)。

　これと並んで,「社会秩序の維持」という理由も疑問視されている。上記の報告書を読むと, この理由の背景には, クローン人間を生み出すことが,「受精という男女両性の関わり合いの中, 子どもの遺伝子が偶然に定められるという, 人間の命の創造に関する基本認識」から逸脱しており,「親子関係等の家族秩序の混乱」を引き起こすゆえに認められないという考えがある。しかし, クローン人間の誕生が基本認識からの逸脱や家族秩序の混乱を引き起こすとしても, ここから直ちに禁止が導かれるのではない(たとえば白人と同等の人権を黒人に認めたことは, それまでの基本的認識からの逸脱であり, 社会に大きな混乱を引き起こしたのではないだろうか)。仮にレズビアンのカップルがクローンというかたちで2人の遺伝的性質を受け継いだ子をつくったなら, たしかに従来の家族秩序は揺らぐ。しかし, だからといって禁止するという決断をするべきなのだろうか。そうした揺らぎを受け止める制度をつくるという選択肢はないのだろうか。この理由を受け入れる前に考えるべき点は多い。

以上の理由に対して,「人の生命及び身体の安全の確保」という根拠には相応の説得力がある。1996年にイギリスのロスリン研究所において初の哺乳類のクローンとして誕生した羊のドリーは, 通常の寿命の約半分 (6年) で死んだが, その原因として, 移植した体細胞核の老齢化が指摘されている。また, クローン個体の作製技術は, 畜産の分野において実用化に向けた研究が活発に行われているものの, そこでの成功率は未だ非常に低い。体外受精など他の方法によって個体 (子ども) を生むことができる中で, こうしたリスクを冒すことは許されるのだろうか。人間の尊厳という理由を採用しなかったアメリカの国家生命倫理委員会も, 危険性という観点からクローン個体を認めていない (クローン個体をめぐる議論については加藤1999で詳細に検討されている)。

ヒトと動物を混ぜることはどこまで許されるか

　クローン胚研究を行ううえでのひとつの大きな問題は, 未受精卵を提供する女性にかかる負担であった。しかしもし動物の卵子 (たとえば食肉工場で廃棄される動物の卵巣からとられた) を利用できるなら, 女性への負担なく, より容易に研究を進めることができる。また, ES細胞などから臓器全体を再生することが難しい中で, 動物の中にヒトの臓器をつくる試みもなされている。実際, 遺伝子操作をすることで腎臓をつくれないようにしたマウスの胚に, 遺伝上は異なるマウスのES細胞を入れた場合, ES細胞由来の腎臓がつくられることが明らかになっている。患者のiPS細胞とブタの胚を使って同じことができれば, 移植医療に大きな変化をもたらすだろう。しかし同時に, 種の境界線をまたぐこうした行為に関しては, 以下のような問題を解決することが求められている。

1つ目は、安全性の問題である。たとえばブタの中にあった臓器を移植することによって、移植を受けた人がブタ由来のウイルスに感染するリスクが生じる。これを避けるためには、移植用動物を無菌で管理する技術の開発が必要となる。

2つ目は、動物の福祉という問題である。臓器工場としてクローン人間をつくることが手段化・道具化の観点から認められないなら、同じような仕方で動物を扱うことも許されないのではないだろうか。こうした意見に対して多くの人は、ヒトとブタとの種の違いを理由にあげるだろう。しかし、ヒトという種に属するという理由で他の種よりも保護されるという考えは、特定の人種のメンバーであることに基づきある人を優遇する(差別する)人種差別と同じく、**種差別**にすぎないという考えもある(この観点からは、当然ながら肉食も問題視されうる)(Singer 1994＝1998)。

3つ目に、ヒトと動物をどの程度まで融合させてもよいのかという問題である。上記の技術が展開していく中で、臓器だけではなく、ヒトの手や頭をもったブタをつくることも技術上は可能になるかもしれない。近年、顔に火傷を負った人に対する脳死体からの顔面移植が報じられたが、将来、動物でつくった顔の皮膚を移植することも考えられる。現在のところ日本では、クローン規制法などを通じて、ヒトの臓器をもったブタをはじめ、ヒトと動物の交雑個体をつくりだすことは認められていない。これに関しては、クローン規制法をつくる中で出された文書において、「ヒトという種のアイデンティティを曖昧にする」という禁止理由があげられている。しかしそもそもここでいわれるアイデンティティとは何であろうか。そしてそれを守るべき理由とは何であろうか。先に述べた種差別の問題と同じく、ここでは種の価値が問われている(こうした価値は「種の尊厳」と呼ばれることもある)。

3 どのように細胞を利用できるのか

精子・卵子の作成をめぐる問題

文部科学省から出されているES細胞に関する指針は、当初、ES細胞から配偶子を分化させることを認めていなかった。しかし、多能性をもつ細胞から卵子をつくることができれば、女性に負担をかけることなくクローン胚研究に必要な卵子を入手できる。さらに、不妊治療につながる知見が得られる可能性もある。こうしたことから、改定された指針では配偶子の作成も認められた。

他方、こうした配偶子を使って個体を生み出すことは一貫して禁止されている。「ヒトES細胞からつくられた生殖細胞を用いて個体の産生を行うことは、社会に対して大きな影響を与え、秩序を乱しかねない」というのがその理由である。こうした影響をもたらすもののひとつは遺伝上の介入である。たとえば、遺伝的に精子をつくれない人の体細胞からiPS細胞をつくり、そこから分化させた精子に遺伝子操作を加え、生殖補助技術に用いることも将来可能になるかもしれない。しかし生殖に関わる細胞の操作は、後の世代に深刻な影響を与える可能性がある。先に言及したユネスコの世界宣言において、配偶子の操作が「人間の尊厳に反する可能性のある行為」とされたのも、こうした影響を考慮したと考えられる。

しかし今後、操作の安全性が飛躍的に向上することは否定できない。そのときでもなお、上記のような介入は認められないのだろうか。さらに、遺伝子操作をともなわない配偶子の作成と、それを用いた生殖補助技術はどのように考えればよいだろうか。ジョンズ・ホプキンス大学を中心として、世界的なネットワークに基づき幹細胞研究の倫理問題を検討しているヒンクストン・グループは、配偶子に対する遺伝子操作に関しては「社会的に論争の

的になる」と述べながらも，配偶子の作成自体に関しては，「より多くの数のヒト胚を研究のために生み出すことができるし，ヒトの生殖のために生み出すこともありうる」と述べている。

4 夢を悪夢にしないために

　これまで駆け足で再生医療にともなう問題を見てきた。この領域はiPS細胞の成功も追い風となって急速な進歩を遂げており，それだけに全体像をつかむことが困難になっている。それでは，こうした流れの中で，「夢」を「悪夢」にしないために，何が求められるだろうか。最後に少しだけこの点にふれておこう。

　1つ目は，「科学的妥当性」という言葉の再検討である。ヒト胚や胎児を保護するという観点から，この言葉は「動物実験の十分な実績」と「代替可能な方法の不在」を（少なくとも日本では）意味してきた。しかし，ヒトのiPS細胞が樹立されてもなお，ヒト胚研究や胎児研究に科学的妥当性を認めようとするなら，iPS細胞が代替にならない理由を，そうした研究によって解明しようとしている事柄とともに明確にする必要があるだろう。

　2つ目は，「人間の尊厳」という意味をどのように理解するのかという問題である。ヒト胚の破壊が許されるのか，クローン人間をつくることは認められるのか，そしてどの程度までヒトと動物とを融合させることが許されるのか，こうした問題はすべて，人間の尊厳，そしてその担い手である人格や種の意味内容にかかっている。

　そして最後の問題は，研究機関における倫理委員会のレベルをいかに向上させるのかという問題である。一律禁止でも無条件許

可でもなく，一定の条件のもとで許可するという（ある意味では困難な）選択肢を選んだ場合，個々の研究がその条件を満たしているのかを確認する倫理委員会が重要な役割を担う。すでに述べたように，iPS細胞などの高い再生力をもつ細胞は，移植後に高い確率でがんを引き起こすことがわかっており，その点でも慎重な審査が求められる。しかし現在のところ，日本の倫理委員会は多くの問題を抱えているといわざるをえない（この点についてはコラム⑤を参照）。このような状況を変えていくことが求められている。

読書案内

●秋葉悦子訳著『ヴァチカン・アカデミーの生命倫理──ヒト胚の尊厳をめぐって』（知泉書館，2005年）

　ヒト胚を人格とみなすカトリックの立場を，その理論的背景も含めて紹介した著書。宗教と生命倫理の関係を考えるうえでも貴重な示唆を与えてくれる。

●加藤尚武『脳死・クローン・遺伝子治療』（PHP，1999年）

　日本の生命倫理学の第一人者による入門書。クローン人間禁止の根拠を問い直す「クローン人間の練習問題」を通じて，倫理的思考のダイナミズムを体感してほしい。

●島薗進『いのちの始まりの生命倫理──受精卵・クローン胚の作成・利用は認められるか』（春秋社，2006年）

　著者自身も関わった，クローンやES細胞に関する日本の生命倫理政策を批判的に検討したもの。歴史的経緯も含めた全体像を知るうえで貴重な著書である。

●総合研究開発機構・川井健編『生命倫理法──生殖医療・親子関係・クローンをめぐって』（商事法務，2005年）

総合研究開発機構によるプロジェクトの成果である。生殖補助医療だけではなく，それと密接に結びついたクローン技術やES細胞研究も視野に入れ，生命倫理法案を提示している。海外における規制の現状を知るうえでも参考になる。

●ドイツ連邦議会審議会答申『人間の尊厳と遺伝情報――現代医療の法と倫理（上）』松田純監訳（知泉書館，2004年）

　報告書の冒頭から，「人間の尊厳」を多角的かつ徹底的に検討している。政策の領域において，哲学的・倫理学的考察が重要な役割を果たすことを教えてくれる。

引用・参照文献

秋葉悦子訳著，2005『ヴァチカン・アカデミーの生命倫理――ヒト胚の尊厳をめぐって』知泉書館。

加藤尚武，1999『脳死・クローン・遺伝子治療』PHP研究所。

森芳周，2009「中絶と胎児利用の『道徳的共犯関係』の問題――ドイツ・スイスの指針を手がかりに」玉井真理子・平塚志保編『捨てられるいのち，利用されるいのち――胎児組織の研究利用と生命倫理』生活書院。

島薗進，2006『いのちの始まりの生命倫理――受精卵・クローン胚の作成・利用は認められるか』春秋社。

霜田求，2007「キメラ・ハイブリッド研究の倫理問題――欧州委員会研究助成による国際的・学際的研究プロジェクトの中間報告」『医療・生命と倫理・社会』6。

霜田求，2008「キメラ・ハイブリッド研究の規制に向けて――欧州委員会助成研究プロジェクトの最終報告の概要」『医療・生命と倫理・社会』7。

Singer, P., 1994, *Rethinking Life & Death: The Collapse of Our Traditional Ethics*, St. Martin's Press.（＝1998，樫則章訳『生と死の倫理――伝統的倫理の崩壊』昭和堂）

瀧井宏臣，2005『人体ビジネス――臓器製造・新薬開発の近未来』岩波書店。

Column ④　バイオバンク

「バイオバンク」とは,「人体に由来する研究資源(試料と情報)を収集,保存,管理して一定の研究レベルをもつ研究者に提供することを目的とする活動」と定義される広範な活動である。たとえば,収集対象(患者,地域住民,職域など),収集方式(一時期に集めるのみ,長期のフォローアップを重視など),配布の範囲(一定の研究グループ限定,広く一般研究者へなど),あるいは管理の体制(中央集中型と分散-ネットワーク型など)の指標によりいくつかの方式に分類される。

ヒト由来試料の研究利用にあたっては,その試料の来歴,どのような患者からどの時期に採取されたどのような試料であるのかが関心事となる。すなわち,試料情報のないヒト由来試料の研究価値は低い。また,研究を進めるうちに,より詳しい試料情報,言い換えれば由来者の情報が必要となる場合も多いと予想されている。このあたりに,バイオバンクの創生と個人情報保護とのせめぎあいがある。個人情報は他人に知られたくはない,しかし,研究を進めるにはバイアスのないかたちでヒト試料と情報を利用できることが必須である。多くのバイオバンクがこのあたりの運営枠組みに工夫を凝らしている。

たとえばバイオバンクジャパンは,ゲノム研究指針を遵守し,また英国バイオバンクは特別な法的根拠はもたないが,人組織法の枠組みなど利用できる枠組みが存在する。北欧の諸国やアイスランドやスペインなどはバイオバンク法をつくっている。由来者の保護と研究の推進のせめぎあいは,法の領域に属するという意識の現れと考えられる。

以上のような課題を抱えつつも,バイオバンクは人の疾患研究に重要な役割を果たすと考えられている。ヒトが科学研究の対象として成熟したことを象徴する動きとして,国際的にもバイオバンクという活動がどのように発展していくか興味深い。

第5章 知りたいのはどんな情報ですか?

診療と研究参加のインフォームド・コンセント

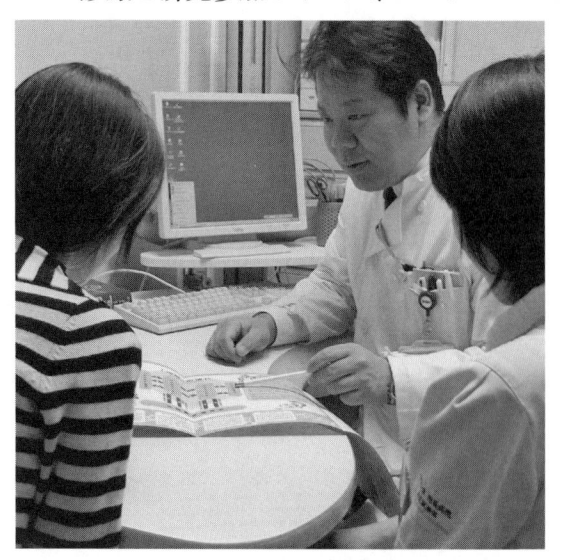

インフォームド・コンセントは患者と医師だけでなく,家族や看護師(写真右)などの助けが必要なプロセスである。

あなたが病院に行って治療を受ける際,治療方法などについて何もわからないままに治療が始まったとしたら,あるいは説明があったとしても,何のことかよくわからないままに「はい」といってしまい,そのまま治療が始められてしまったとしたら,あなたはどのように感じるだろうか。不安を覚える人は少なくないだろう。今日の医療において,治療方法などについて十分かつ適切に情報を与えられないままに患者が「同意」したとしても,それは有効な同意ではない。そして,有効な同意なく医師が患者に治療を行うことは許されない。インフォームド・コンセントとは,そのような医療がなぜ許されないのかについて答えるための考え方である。

1 生きたい人生を生きるために

インフォームド・コンセントはムンテラではない！

インフォームド・コンセントという考え方は，およそ100年前から徐々に形づくられてきた考え方である。古代ギリシャのヒポクラテス（紀元前4～5世紀）が「近代医学の父」として紹介されさえする長い医療の歴史の中では，まだ生まれたばかりの考え方であり，医療者にとってもいまだ血肉となっているとはいえない。たとえば，「ムンテラ」という一般の人々の耳に入ることのほとんどない言葉がある。この言葉は，日本の医療の実践現場でインフォームド・コンセントと互換的な言葉として頻繁に使われている。しかし，その意味するところはインフォームド・コンセントとは決定的に異なっている。

強いて直訳すれば「口で治療する」と訳すことのできるドイツ語に由来するといわれるこの言葉は，患者やその家族に病状の説明をする，という意味で使われる言葉であり，医療現場では「ムンテラをする」という使い方がされている。このムンテラを支えているのは，「嘘でもよいから患者に説明をして説き伏せ，あるいは安心させ，納得させることが治療として必要」（森岡 1994）であり，それによって治療の効果をあげる，という考え方である。つまり，ムンテラは治療の一環として行われるのであり，治療効果のあがる説明こそが優れたムンテラだといえる。したがって，ムンテラにおいて医師が患者に治療法を説明したり患者の意思を尊重したりするとしても，それはその患者の意思を尊重することが治療に効果的だからであって，ほかでもない患者の意思だから

ではない。だから，最終的に患者が治療を「拒否」するならば，それはムンテラの失敗である。これに対してインフォームド・コンセントでは，医療者による十分かつ適切な説明の結果形成された患者の意思は，それが患者の意思だから尊重される。だから，患者による治療の「拒否」は，インフォームド・コンセントという考え方からすれば，失敗というよりもむしろ成功である。患者に情報を提供するという点で両者は同じであっても，この「拒否」を認めるか認めないかで大きく異なっていることがわかるだろう。そして，「拒否」を認めるということは，医療の歴史の中で非常に新しいことなのである。

また忘れられがちなことであるが，インフォームド・コンセントは患者が医療者に行うものであり，医療者はインフォームド・コンセントを受ける側である。これに対して，ムンテラは医療者が患者に行うものであり，患者はムンテラを受ける側である。インフォームド・コンセントとムンテラとでは，主客がまったく逆であり，インフォームド・コンセントは患者を医療の主人公とする考え方なのである。

インフォームド・チョイス

さらに今日注目すべき状況としては，インフォームド・コンセントが**インフォームド・チョイス**へと展開しつつあることがある。医師が提案するあるひとつの治療法を受けるか受けないかではなく，医師が複数の治療法を説明しその中から患者が選択するのである。たとえば，乳がんであれば，乳房の全摘出手術をするのか，それとも悪性腫瘍部分だけを摘出して放射線治療を行う温存療法をするのか，手術後の抗がん剤は何をどのように使うのかなど，医師からそれぞれの治療法のリスクとベネフィットに

1 生きたい人生を生きるために

ついて説明を受け，そのうえでどの治療法を実施するのかを患者が決めるのである。場合によっては，主治医以外の医師に診断や治療法について意見を求めること＝**セカンドオピニオン**も視野に入ってくる。

2 インフォームド・コンセント
● 2つの歴史的源泉

　インフォームド・コンセントが重要な役割を果たすのは，どの治療を受けるかを患者が判断する診療の場面だけではない。たとえば，医学研究に参加するかどうかを判断する際のインフォームド・コンセントもある。診療でも研究参加でも同じインフォームド・コンセントという言葉が使われているが，後で検討するように，診療と研究との性質の違いが，インフォームド・コンセントのあり方に違いをもたらす。「医学研究なんて一生関わり合いのないことだ」，と思う人もいるかもしれないが，薬局や病院で処方される薬を信頼して使うことができるのは，誰かがリスクを引き受けて安全性と有効性とを確かめるための試験に参加してくれたからである。その恩恵をこうむっている点で医学研究と無関係な人はこの世の中にほとんどいないだろう。しかしまずは，誰もが直接関わる機会の多い診療におけるインフォームド・コンセントがどのような歴史的経緯で形成されたのかを振り返っておこう。

3 診療におけるインフォームド・コンセント
●自己決定のために

裁判で生まれたインフォームド・コンセント

診療におけるインフォームド・コンセントという考え方がいつ現れたのかについては諸説あり，患者に対して事前に治療内容を説明すべきであることを指摘したスレーター判決（イギリス，1767年）などをあげることができるが，患者による同意という点を重視するならば，1894年のドイツでの判決が重要である。父親が事前に拒否していたにもかかわらず7歳の女児の足を手術によって切断した医師が傷害罪で起訴された事件である。その女児は手術をしなければ衰弱して死亡していたかもしれず，医学的な処置としてはまったく正当であった。しかし裁判所は，患者が「同意」したのでなければ，たとえそれが医師による適切な治療行為であっても「傷害」にあたるとして医師に傷害罪を認めた。本裁判では，生命や健康や幸福ではなく「意思こそが至上の法」であるという考え方がとられたのである（町野 1986）。

アメリカでも同様の考え方が1914年のシュレンドルフ判決で現れた。患者が同意していたのは麻酔をかけて腫瘍が悪性かどうかを検査することについてだけであったにもかかわらず，検査で悪性だと判断した医師が，患者に麻酔がかかっているうちに腫瘍もろとも子宮を摘出した事例であり，意思に反した摘出手術が行われたことについて患者が病院を訴えたのである。結果として患者は敗訴したものの，判決は次のように述べた。

「成人に達して正常な精神を持つ人は誰でも，自分の身体に何がなされてよいかを決定する権利を有している。患者の同意なし

に手術を行う医師は暴行を犯しているのであり，それに対する損害賠償の責任を負わなければならない」。

この一節における，「自分の身体に何がなされてよいかを決定する権利」とは，**患者の自己決定権**を表明していると解釈されている。しかしここではまだ，治療には「コンセント（同意）」が必要であるということが明らかになったにすぎず，「インフォームド（十分な説明）」という要素が欠けていた。この判決からほぼ40年後，1957年のサルゴ判決で初めて，この2つ——**同意原則**と**説明原則**——が結びつけられ「インフォームド・コンセント」という言葉が誕生した。これは，検査を受けることには同意したが，その検査で起きるかもしれない副作用については十分な説明がなかった——その検査によって下半身麻痺になってしまった——として患者が医師を訴えた事案である。判決は，「提案した治療法を患者が理解し同意するのに不可欠な事実の開示を差し控えることは，医師の義務に反する」と述べ，患者への情報提供を医師の義務とした。ただしサルゴ判決は，「患者が理解し同意するのに不可欠な事実」が何か，について明確な基準を提示しなかった。ようやく72年のカンタベリ判決において，合理的な患者であれば知りたいに違いない情報を提供すべきであるという基準「合理的患者基準」が採用され，これによって現在あるようなインフォームド・コンセントの考え方が確立されるに至った。患者の自己決定を尊重することが医療過誤から患者を守ることになる，というのが裁判所の基本的な考えであるといえる。

日本においては戦前から，治療には患者の同意が必要であるということが承認されてはいたのだが，1965年の唄孝一による論文「治療行為における患者の意思と医師の説明」でドイツの判例における同意原則と説明原則が紹介されたことを契機として，同

意と説明に関して法学界で議論されるようになった。そして71年に患者の同意の前提として説明が必要であるとする判決が現れた（東京地判昭和46年5月19日）。乳がんの患者が右乳房の切除には同意していたのだが、医師は左乳房も将来がんになると考え右乳房と同じ日に無断で切除した事件である。その後、やっと81年に最高裁でも医師の説明義務を認める判決が下された（最判昭和56年6月19日）。しかし、日本では文化や死生観などの影響によりがん告知が困難であったことから、インフォームド・コンセントの考え方はなかなか浸透しなかったという経緯がある。

診療におけるインフォームド・コンセントはどうすれば有効なのか

以上のような歴史を経て形成された診療におけるインフォームド・コンセントであるが、結局のところ、インフォームド・コンセントの中身とは何か。歴史を振り返ってわかるように、まず①治療をする前に患者の同意がなければならず、次に、②同意を受ける前提として医師から説明がなされなければならず、さらに、③その説明は何らかの基準から見て十分かつ適切になされなければならない。また、④患者の同意は自発的でなければならない。それぞれくわしく見てみよう。なお、以下この節の記述は前田（2005）による整理を参考にしている。

同意能力がない人からは同意を受けられない

第一に、医療者は治療をする前に患者から同意を受けなければならないが、このことは、そもそも患者に同意する能力がなければならないということを前提としている。同意能力とは、「なされた説明を理解でき（理解力）、その上で医療を受けるか否かを自分の価値観に照らして理性的に判断できる能力（判断力）」

（前田 2005）のことである。同意能力のない人から「同意」を受けてもそれは有効な同意とはいえない。しかし，この能力をどの基準で誰が判定するかが難問である。たとえば，遷延性意識障害（いわゆる植物状態）の患者に理解力・判断力があるとは考えにくい。しかし未成年者，認知症患者，精神疾患患者，救急で運ばれてきた患者などについてはどうか。それぞれの患者によって能力の程度は異なるのが普通である。客観的にこれ，という基準を設定することは難しく，慎重に同意能力を判定するしかない，というのが現状である。

同意能力がない／不十分な場合は誰が治療を決定するのか

同意能力がない／不十分と判定される場合には，その患者はインフォームド・コンセントのプロセスからはずれることになる。この場合，どのような治療を行うかを決定するにあたって**事前指示**や**代理判断（代諾）**の問題が生じる。事前指示とは，同意能力を失ったときのことを患者本人が事前に想定し，その事態に陥った場合にどのような治療方針をとってほしいかを前もって指示しておくことである。これによって患者の同意能力がなくても本人の意思にそった治療方針を決定できそうではあるが，いくつか難しい問題がある。自分がおかれるかもしれない将来の状況を患者本人が正確に予想できていたかどうかが疑わしく，仮に予想できていたとしても，事前指示の書面だけでは具体的にどのような処置をすればよいのかを判断することが難しい場合が多いのである。

また，代理判断とは「本人だったらこうするだろう」ということを誰かが推定して本人の代わりに治療方針等を決定することであるが，「本人だったらこうするだろう」と判断することのでき

る人こそが代諾者となるべきであるから，親だから子だから配偶者だからということで当然に代諾者として認められるわけではない。加えて，本人と家族との利益が相反する場合も多く，安易に家族に代理判断を求めることは許されない。「遠くの親戚より近くの他人」かもしれない。

さらに，事前指示と代理判断を組み合わせた**継続的委任状**によって代諾者を指定する場合もある。意識がなくなったときの治療方針を誰に判断してほしいかを書面で前もって指定しておくのである。エホバの証人の信者たちが意に沿わぬ輸血を受けないために，継続的委任状を作成していることがよく知られている。

まだ同意能力が十分ではない子どもについては，有効なインフォームド・コンセントが成立しないので，治療の内容をその子にわかる言葉で説明したうえで治療への**インフォームド・アセント**を受けるべきである。アセント（賛意）がなくとも代諾者（多くは親）による有効な代理判断があれば子どもに治療を行うことは法的には問題ないのだが，倫理的には子どもとはいえその人格を尊重すべきだからである。

| 何をどの程度説明すれば「十分」か |

第二に，患者には十分な説明がなされなければならない。どのような事柄をどの程度説明すべきかがここでは問題となる。何を説明すべきかについては，判例の積み重ねによってある程度はっきりしている。たとえば，診断の内容，予定している医療行為の内容と必要性，その医療行為の危険性・副作用の可能性，代替可能な医療行為の有無と期待できる効果，治療せず放置した場合の予後，担当医の技量などが説明されるべき事柄である。

難しいのは，これらの項目についてどの程度説明すべきかであ

る。たとえば、医療行為は危険や副作用と常に隣り合わせであるが、その危険や副作用について、ほとんど起こりえないものも含めてすべて説明するのは事実上不可能であるし、仮にすべて説明したとしても、患者にそのすべてを理解することを期待するのは無理というものである。

これについては少なくとも4つの考え方がある。第一には、同じ状況にある合理的な医師であれば提供するであろう情報を説明すべきだとする**合理的医師基準説**、第二には、同じ状況にある合理的な患者であれば重視するであろう情報を説明すべきだとする**合理的患者基準説**、第三には、当該患者が実際に重視する情報を説明すべきだとする**具体的患者基準説**、第四には、合理的な患者であれば重視するであろう情報を提供することを基本としつつ、医師が個別具体的な患者の事情を知ることが可能な場合にはその事情に従って説明すべきだとする**二重基準説**である。インフォームド・コンセントの考え方からすれば、患者が自分の人生をどのように生きるかを判断するのに必要な情報を提供すべきであるから、それぞれの患者の具体的な事情に合わせて説明すべき事柄は異なって当然である。つまり、医療者は具体的患者基準に従って説明すべきだ、ということになる。

倫理的な義務と法的な義務

しかし、これを法的な説明義務とすることには疑問がある。医師が法的な説明義務を果たすことができなかった場合には、たとえば、刑事的には傷害罪で罰せられたり、民事的には損害を賠償する責任を課されたり、行政的には医師免許を取り消されたりといった不利益な処分を受けることになる。具体的患者基準が求めるように、各人のニーズにあった説明を行うべきであるとい

うのは理念的には結構なことではあるが、この基準を満たせなかった場合に上記のような処分をすべきだろうか。全知全能の神ではない人間がこの基準を常に満たすことを期待することはできない。そして法は現実的に可能ではないことを義務とすることはできない。日本の裁判所はこれまで合理的医師基準説を採用してきたといわれる。しかし最近は、具体的患者基準説や二重基準説を採用していると考えられる判決が下されている。この傾向は、法で強制すべき義務の程度を超えた義務を医師たちに課しているのではないだろうか。

説明義務の程度は、医師に期待できる**医療水準**とも関連する。たとえば、大学病院にはほかの医療機関に比べて技術的に高い医療水準を期待できるので、所属医師はその期待に応じた説明が求められる。ここでいう期待とは、その医療機関の性格や所在地域の医療環境の特性などを考慮して判断される期待、すなわち、合理的な患者であればその医療機関にもつであろう期待であり、具体的な患者がその医療機関にもつ期待ではないと考えられている。

このように、説明義務についての4つの基準は現実を分析するための理念型として有用である。ただし、具体的な事案において医師が説明義務を果たしたのか否かを判断するためには、さまざまな関連する事実を考慮に入れなければならないのはいうまでもない。

> 患者が本当に説明を理解しているのか誰もわからない

第三に、患者が説明を理解する必要がある。適切な説明を行わなければならないのは、患者に説明を理解してもらうためである。しかし、患者が本当に説明を理解したのか患者本人も含め誰にわかるというのか。さらに、患者がそもそも理解しようと

しない場合もある。患者が「わかりました」といったとしても、それで患者が十分に理解しているとは限らない。このような場合には、患者が説明を理解できるように医療者は合理的な努力をすることが重要である。たとえば、時間をかけて説明する、患者にわかる言葉で説明する、日にちをおいて複数回説明する機会をもつ、といった努力をすることが、患者が説明を理解することにつながるのであり、ひいては医療者が法的な説明義務を果たすことになる。

自発的な同意　第四に、患者の同意は自発的でなければならない。無理やり同意書にサインさせられるようなことは論外であるが、患者が医師に治療方針の決定を任せたいと考えているにもかかわらず自己決定を強制するのも自発的な同意とはいえない。また、開示する情報を制限したり誇張したりして患者の意思を操作し同意に導いた場合も、患者の自発的同意とはいえない。しかし、患者が「早く死にたい」ともらし、また、苦しそうな患者を目の前にして「楽にしてやってください」と頼む家族がいるとしても、その言葉から彼らが「死」を望んでいると解釈するのはあまりに短慮である。副作用の出にくい薬に変えたり、緩和ケアを十分に行ったり、彼らの苦悩を理解するコミュニケーションをとることで患者や家族の気持ちが変わることはよくあることである。ただし、医師が患者を「説得」して治療に同意させたり治療をあきらめさせたりすることが許されるかどうかは難しい問題である。医師はただ単に患者に情報を提供するだけなのか、それとも患者との話し合いを通して患者が自らの価値観に気づいていくことを手伝うべきなのか、それとも患者に説得を試みて患者の価値観を変えてしまうことまで許される

のか。この問題は，患者と医師との関係がいかにあるべきかという第6章のテーマとも関係しているので，併せて考えてほしい。

4 医学研究におけるインフォームド・コンセント
●どうすれば被験者を保護できるか？

新しく発見された化学物質や新しく考え出された治療法を医療として患者に用いるためには，まずは動物実験を行い，最終的には誰か（健康な成人あるいは効果が期待される患者）に使ってみないことには，有効性も安全性もわからない。人を対象とした医学研究（臨床研究）を通して有効かつ安全だと証明されてはじめて，私たちは安心して診療で新しい薬や治療法を使うことができる。診療におけるインフォームド・コンセントと研究参加のインフォームド・コンセントとでは，すでに確立した治療法に同意するのか，それとも未確立の治療法に同意するのかという点で大きく異なるのである。

ナチス・ドイツの人体実験とニュルンベルク綱領

人を対象とした医学研究を行うには参加者（被験者）の同意がなければならないという考え方は，たとえば，アメリカの医師ボーモントによる医学実験倫理綱領（1833年）の中に見受けられる。ただし，この時代の医学研究は，研究者が自分や近親者や隣人に新しい治療法を試みていた程度であった。

社会が医学研究と本気で向き合わなければならなくなったのは，第二次世界大戦中のナチス・ドイツによる人体実験を裁いた「医師裁判」（1946-47年）以降である。この裁判では人を対象とした許される医学研究と許されない医学研究を区別する必要に迫られ，

研究において遵守されるべき 10 項目の原則が判決の中で提示された。それが**ニュルンベルク綱領**（1947 年）である。そして，ニュルンベルク綱領はその冒頭で，被験者の「自発的同意が絶対的に不可欠である」と高らかに宣言した。

> 研究への参加は参加者の利益となるか

ニュルンベルク綱領は，研究の参加に被験者本人の同意が絶対的に不可欠であると謳っている点で，倫理的に優れているように見えるかもしれないが，問題はそう単純ではない。なぜならこれを遵守すると，未成年者や重度の精神的障害のある患者といった，同意を与える法的な能力を欠く人々が研究に参加できなくなるからである。同意を与えることができない患者が研究に参加できないということは，小児疾患や精神疾患に関して新しい治療法が開発できなくなることを意味する。

この不都合を回避するためにも，世界医師会は 1964 年に**ヘルシンキ宣言**を発表した。同意能力のない被験者については代諾を認めるなど，ニュルンベルク綱領の要求よりも同意と説明のハードルを下げている。これは，研究に参加することから得られる利益に配慮した結果であり，ハードルを下げたという面だけを取り上げて批判することはできない。以前は研究に参加することは危険なことであるとみなされていたが，研究参加は被験者にとって利益となりうるとの認識が広まってきたのである。1990 年代以降は，正当な理由なしに研究から除外されるのは正義に反するとさえ論じられるようになった。これはたとえば，がんの研究に参加した患者の生存期間が改善したことが証明されたことなどによる認識の変化である（Gallin ed. 2002＝2004）。

アメリカでは戦後も，知的障害児に肝炎ウィルスを注射してい

たウィロウブルック研究 (1963-66 年) や，梅毒にかかっていたアフリカ系アメリカ人を治療せずに経過観察したタスキギー梅毒研究 (→第1章) といった許されざる医学研究が相次いで発覚した。アメリカの研究者たちは，ナチスの人体実験は戦争が引き起こした異常事態であり自分たちは無関係だと思っていたふしがある (香川 2000)。しかしそのアメリカでもついに医学研究への不信が頂点に達し，研究者による自己規制だけでは被験者を十分に保護できないとの考えから，1974 年に「国家研究法」が制定された。これ以降，法に基づく研究規制が行われるようになり，たとえば，人を対象とした研究を行う場合には事前に**倫理審査委員会**（→コラム⑤）による審査を受けることが義務づけられた。現在ではこうした研究審査体制が世界中でとられている。

| 研究の特殊性と合理的なボランティア基準 |

これまで有効な治療法がなかった病気に対する画期的な新薬候補を評価するための臨床試験が始まる，と報道されることがある。病気に苦しんできた患者は，この試験に参加できれば，いちはやくその新薬を使うことができる。しかし，患者がいくら参加を希望したとしても，研究計画で規定されている基準を満たさない限りは，その試験に参加することはできない。基準を満たして研究に参加できたとしても，研究によっては薬効のないプラセボ（偽薬）が投与されるグループに割り振られる可能性がある。また，自分が新しい治療法を受けているグループなのか，プラセボが投与されているグループなのかも知ることはできない。さらに，研究を実施する医師も，どの被験者にどの治療法を行っているのか知らされない場合がある。診療ではこのようなことは原則としてあってはならないが，研究では新しい治療法の有効性と安

全性を科学的に評価するためにどうしても必要な場合に限って，このようなことが許されている。したがって，医学研究に参加する際のインフォームド・コンセントは，診療の場合とはまったく異なる説明義務の基準がとられている。それは，「知識の発展のために参加を望むかどうかを決定できるような性質と範囲の情報が提供されるべき」であるという**合理的なボランティア基準**である（津谷ほか訳 2001）。研究に参加することが医学的知識の発展にどのような貢献をもたらすのかを，参加者にわかるように情報提供せよ，という基準である。この基準は，高度な研究の内容すべてを被験者に説明し理解を求める，ということを義務としては要求していない。逆に，難しい研究内容をすべて説明しようとすると，被験者が多くの情報に混乱してしまって，研究に参加するかどうかについて十分な判断ができなくなってしまうと考えられている。そのため，インフォームド・コンセントのプロセスでは，高度な内容をできるだけわかりやすくかみ砕いて説明すると共に，研究に参加することでどのような利益が期待できるのか，また参加することでどのようなリスクがあるのか，これらが十分かつ適切に説明されなければならない。

　また，診療の場合と同じく，同意プロセスは強制から自由でなければならない。たとえば，研究者が部下や指導している学生に被験者となってほしいと依頼した場合，彼らは仕事を失いたくないとか単位や学位が欲しいということから仕方なくリスクの高い研究への参加に同意するかもしれない。このような**社会的に弱い立場にある者**の研究参加には自発性という点で問題があることが多い。参加候補者とは権力関係にない者が研究について説明し同意を受けるといった対策をとることで，彼らの参加が本当に自発的な意思によるものであるのかどうかを見極めるべきである。研

究者は被験者からインフォームド・コンセントを受けることではじめて，被験者の身体あるいはプライバシーへの介入が許される。しかしここで注意が必要なのは，インフォームド・コンセントはかならずしも研究にともなうリスクから被験者を守ることにはつながらない，ということである。すでに述べたように，研究者と参加者の間には格段の情報格差がある。被験者をリスクから保護するためには，研究計画の段階でその研究が被験者にもたらすであろうリスクとベネフィットについて研究者自身が十分に評価・検討し，さらに，第三者たる倫理審査委員会がその評価を再吟味して研究実施の可否を判断しなければならない。被験者保護にあたっては，リスクとベネフィットの評価を通して，研究者と倫理審査委員会に重大な責務が課せられているのである。

5 包括的同意

● 「その胃をください」

使用目的を特定しない同意

手術で胃を摘出した場合，その胃をそのまま捨ててしまうよりも，研究に使って医学の進歩に役立てたほうが有益ではないだろうか。このような場合，摘出された胃＝試料の元の持ち主から同意を得て試料を研究用に保管することがある。多くの場合，試料が採取された時点では，どのような研究に使われるかは特定されていない。将来何かの研究に使うので，今その胃をください，というわけである。このように，使用目的を特定せずに試料などの保管・利用について受ける同意を**包括的同意**と呼ぶ。使用目的を特定しないという点で，十分かつ適切な説明に基づく同意とは言い難いが，採取した試料の研究利用は試料提供者への新たな負

担がないことから，採取後の試料の保管と利用に関してはこのような形式の同意が許されると考えられる。さまざまな疾患を研究するために不可欠な**バイオバンク**（→コラム④）は，このような同意に基づいて，診療情報や遺伝子試料や血清といった多くの試料を保管し，さまざまな研究者に提供している。研究で利用するたびに同意を受けるのは試料提供者にとっても研究者にとっても大変な負担となることから，包括的同意には実際上の利点もある。

　しかし，同意を与えた際には試料提供者が予想もしていなかった利用法についてまで包括的同意によって同意したといえるだろうか。すなわち，研究者は包括的同意を受けることで試料を自由に利用できるといえるのだろうか。この問題については，保管試料を使って行われる研究を倫理審査委員会が審査することによって科学的・倫理的に妥当な研究が実施されることを担保すると共に，試料提供者による同意の撤回と，撤回を受けて試料を破棄することとを保障することで一定の限界を設けることができる。ただし，保管された試料がどの研究に使用されているのか，提供者に知る機会を保障しないかぎり，撤回を実効的に保障しているとはいえない。また，撤回の申し出がなされるより前に**匿名化**されてしまった試料については，匿名化の方法次第では試料提供者と試料を結びつけることができなくなるので，撤回を申し出ても試料を破棄できない。匿名化は試料が誰のものかわからなくするという点で提供者のプライバシーを保護する役割を果たすが，自分の身体の一部であった組織がどこでどんな研究に使用されているのかをコントロールできなくなるので，不利益とまではいえないがある種の気持ち悪さを感じる人もいるかもしれない。包括的同意の同意としての有効性については，いまだ議論されているところであるが，包括的同意という同意方法を捨てるよりは，どうす

れば個人の権利を保護した包括的同意が可能かということを検討していく必要があるだろう。

> **インフォームド・コンセントは万能ではない**

ここまでインフォームド・コンセントについて説明してきたが，インフォームド・コンセントは決して万能ではない，ということを理解しておく必要がある。インフォームド・コンセントという考え方が，自分の知らないところでどんどん治療方針が決められてしまったり，知らないうちに医学研究の対象とされてしまったりすることを防いできたのは確かである。また，どの治療を受けるかは自分の生き方に関わるのだから自分で決めたいと思う人たちを助けてきたのも確かである。しかし，病気になって，自分がこれからどうなってしまうのだろうと不安と焦燥に駆られ，どんな情報がほしいのかさえも自分だけでは把握できない人に，インフォームド・コンセントは本当に役に立ってきたのだろうか。署名しなければならないたくさんの同意書を目の前にすると，これが本当にインフォームド・コンセントのめざしたことだったのだろうか，と疑問が湧いてくる。医療者側にとってインフォームド・コンセントは，それさえ受けておけば後は大丈夫という「便利な言葉」(唄ほか 2001)となってしまっていることは否定できない。インフォームド・コンセントは患者を医療の主人公としたが，同時に患者を疎外してしまったのではないだろうか。説明に納得し同意したとしても，本当にこれでよかったのだろうかと気持ちが揺れ動く，人の心のその動きを拾い上げてくれるのは，おそらくインフォームド・コンセントという考え方ではない。

読書案内

● R. フェイドン・T. ビーチャム『インフォームド・コンセント──患者の選択』酒井忠昭・秦洋一訳（みすず書房，1994 年）

インフォームド・コンセントの歴史についても理論的根拠についても一通り知ることができる。インフォームド・コンセントへの賛成論・反対論については，土屋貴志「インフォームド・コンセント」佐藤・黒田編『医療神話の社会学』（世界思想社，1998 年）が見取り図としてわかりやすい。

●香川知晶『生命倫理の成立──人体実験・臓器移植・治療停止』（勁草書房，2000 年）

本文では十分に扱えなかったが，アメリカで議会や学者たちが「国家研究法」制定前後に果たした役割については本書の後半を読むとよい。診療におけるインフォームド・コンセントと違い，まったく裁判所が登場しないことに注目。

●唄孝一『医事法学への歩み』（岩波書店，1970 年［品切］）

日本におけるインフォームド・コンセントの嚆矢となった論文「治療行為における患者の意思と医師の説明」（1965 年）が所収されている。唄が「法律学者としての私さえもはや打ち消してもよいと思っていた」というほど，法が医療の荒海に乗り出すのは困難な時代であった。その状況は今もそれほど変わらない。本書は難しい法律書なので，医事法学について知りたい場合は，甲斐克則編『ブリッジブック医事法』（信山社，2008 年）がお勧め。

● R. レフラー『日本の医療と法』（勁草書房，2002 年）

日本におけるインフォームド・コンセントの受容史に関する書物。類書は思いのほか少ない。患者団体による活動なども見逃せないのだが，本文では十分にふれる余裕のなかった日本の判例については，新美育文「インフォームド・コンセントに関する裁判例の変遷」『年報医事法学』16 号（2001 年）が詳しい。

●香西豊子『流通する「人体」──献体・献血・臓器提供の歴史』

(勁草書房，2007 年)

　人の身体は貴重な資源である。死体，血液，臓器の「需要」を満たすためにどのような語りによって人体が「供給」されてきたのかを歴史社会学的に追った著作。「善意」や「自己決定」といった一見したところ倫理的な言説が，実は経済の論理に突き動かされている可能性に気づかせてくれる。

引用・参照文献

唄孝一ほか，2001「倫理委員会を考える」北里大学医学部『北里大学医学部三十年史』教育広報社。

Canterbury v. Spence, 464 F.2d 772 (D.C. Cir. 1972)

Gallin, J. ed., 2002, *Principles and Practice of Clinical Research*, Elsevier Science & Technology.（＝2004 年，井村裕夫監修『NIH 臨床研究の基本と実際』丸善株式会社）

香川知晶，2000『生命倫理の成立』勁草書房。

前田正一，2005「インフォームド・コンセント」赤林朗編『入門・医療倫理 I』勁草書房。

町野朔，1986『患者の自己決定権と法』東京大学出版会。

森岡恭彦，1994『インフォームド・コンセント』日本放送出版協会。

Salgo v. Leland Stanford Jr., University Board of Trustees, 154. Cal. App. 2d 560, 317 P.2d 170 (1957)

Schloendorff v. Society of New York Hospital, 105 N. E. 92 (1914)

Slater v. Baker & Stapleton, 95 Eng. Rep. 860, 2 Wils. K. B. 359 (1767)

津谷喜一郎・光石忠敬・栗原千絵子訳，2001「ベルモント・レポート (1979)」『臨床評価』28(3)。

Column ⑤　倫理委員会

　歴史的に見ると，倫理委員会はその起源と役割が異なる2つの委員会に大別される。一方は医学研究／人体実験に参加する被験者の人権保護を目的として研究審査を行う「施設内審査委員会（IRB）／倫理審査委員会」であり，他方は安楽死や生命維持治療の差し控えなど倫理的葛藤をともなう医療行為に対する助言を行うために病院内に自発的に設けられた「病院倫理委員会」である。近年メディアを通じて私たちが接する機会の多い倫理委員会は，法律や行政規則（ガイドライン）などに基づいて大学などの研究機関に設置された倫理審査委員会／IRBである。医学研究における被験者の人権保護という倫理審査委員会の役割は，ベルモント・レポート（1979年）で提示された3つの倫理原則（人間の尊重・善行・正義）と共に，今日，先進諸国において広く認識されるようになった。

　1990年代までの日本の倫理委員会の多くは，人を対象とする医学研究と先端医療技術の臨床応用などの医療行為を明確に区別しないまま，IRBと病院倫理委員会の両方の役割が渾然一体化した折衷的性格の委員会であった。しかし2000年のいわゆる"ミレニアム・プロジェクト"を端緒として，ヒトゲノム・遺伝子解析研究指針（2001年）からヒト幹細胞を用いる臨床研究指針（2010年）に至るまで次々に告示された指針（ガイドライン）では，研究実施の前提条件として当該委員会による研究実施計画書の審査が定められている。当該委員会による事前審査の目的は，審査手続きの透明性を確保したうえで，①申請された研究計画の科学性・倫理的妥当性の評価，②被験者の人権とプライバシーの保護，③研究実施に関わるリスク管理の適切さを評価することである。各機関に設置された委員会がその業務を十全に遂行するためには人的・経済的資源を確保した独立性の高い組織の構築を保障することが不可欠である。研究審査の実効性を担保するためにも，委員会設置の法的根拠について再検討すべき時期に至っている。

第6章 患者主体の医療

難病 ALS の立場から

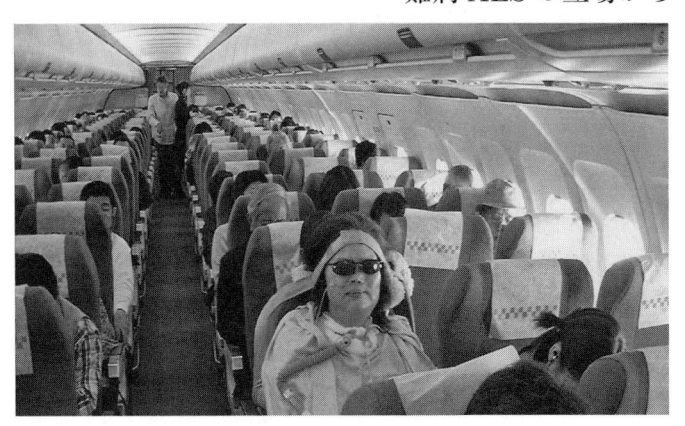

橋本みさお，機上の人。

東京で一人暮らしをしている橋本みさおさん（56歳）は，24時間人工呼吸器が手放せない。だから，にこやかに搭乗中のこの写真の座席の下にも，人工呼吸器が置かれている。

橋本さんがALSを発症したのは，23年前になる。全身の運動神経が徐々に麻痺していき，しまいには呼吸もできなくなり，17年前から人工呼吸器を使っている。今では，わずかに顔の表情と足の中指が動かせるだけ。でも，主婦をしていた頃よりもずっと忙しい生活を送っている。橋本さんが代表を務めるさくら会のピアサポートの仕事が山積しているのだ。さくら会は以前，自宅があった練馬区の桜台から一字もらって命名した。

今ではさくら会の活動も東京から全国へ広がりつつある。さらに，病気を苦にしない日本の ALS 患者の生き方や，医療と制度を使いこなして自立する生存の技法は「サクラモデル」として，海外の患者会にも知れ渡るようになった。「末期」「不治」と呼ばれてきた患者たちも，治療を継続することさえできれば，たとえ治らなくても再び社会に蘇ることができることを，日本の ALS 患者たちが証明している。

1 治らない病いを生きる

> ALS という病い

「病いにかかるということは、病いにかかる以前の生の『目的地や海図』を喪失すること」(A. W. フランク)。

患者は病いの体験を通して新しい「目的地や海図」、すなわち病人としての生き方を模索しなければならない。それも治る病気ならよいが、治らない病気をどう生きるかは、古来から人類永遠のテーマであった。この章では、難治性疾患 ALS 患者の生き方を例に、話を進めていこう。

ALS（筋委縮性側索硬化症）は運動神経が徐々に侵されていく難病で、国内の患者数は 2008 年度で 8000 人ほど。発症率は 10 万人に 3〜4 人である。原因不明で根治療法はなく、医学書には 2〜3 年のうちに呼吸筋麻痺により死に至るとある。それ以前に、口唇の麻痺で嚥下障害が起こるので水も飲めなくなる。舌の麻痺が起きればろれつが回らずに言葉も不明瞭になり、会話も難しくなる。座位が保てなくなるので、トイレで排泄できなくなる。このように、次々に深刻な障害が出現する病気で息もできなくなるが、鼻や胃ろうからの経管栄養や、気管を切開して人工呼吸器を装着すれば長期にわたって生存できる。

しかし、頻繁に痰の吸引や手足頭の位置の微調整が必要になるから、1 日中片時も離れずにそばで様子を見守らなければならない。真夜中に何度も起こされる同居家族の負担は大きい。

ただ、だからといって悲惨な病気というのも ALS に対する一面的な印象にすぎない。

今では，治療薬開発に向けた研究も進み，ALS患者のQOLを高めようとする人々の努力は，新たな機械や介護機器，看護やリハビリ技術を生み出している。国の介護制度を利用すれば呼吸器を着けた患者でも，積極的に社会参加し，冒頭の橋本さんのように，家族以外の人の介護で全国を飛び回り，講演活動をしている人もいる。重い身体障害があっても工夫次第で何でもできる。そんな生活に慣れてしまったALSの患者や家族は，在宅人工呼吸療法に肯定的である。しかし，彼らの幸福な日常は一般には知られていない。

人工呼吸器に対する印象の変化

　「『生きる』。いま私は，パソコン，人工呼吸器をとおしてその言葉の重みを痛感しています」

　「楽しい事より苦しい事の方が多くあるが，生きていることがこんなに嬉しく実感したのは呼吸器を着けてからでした。人間は死んだらあかん，生きられるだけ生きてこそ意味がある」

　これらの言葉はベッド脇に置かれたノートパソコンに，患者自身が意思伝達装置の端末スイッチを使って直接入力したものだ。頬の筋肉やわずかに動く指先に微細な動きに反応するスイッチを設置してパソコンにつなぎ，一文字一文字，時間をかけて入力している。

　どのような機械も使ってみなければその良し悪しはわからないものだが，人工呼吸器も機械である。患者の中には，医師に励まされて使う覚悟ができたと語る者も少なくない。

　「『道具とは，人間の機能の延長線上にある。だからそれを自分の一部として使いこなせ！』と言うのが，私の主治医の

教えです」

　そうかと思えば,「先生がつけるかつけないか,問いつめなかったのがよかった」という感想もある。

　人工呼吸器といえば,一般的には終末期に短期間だけ使用するイメージだから,患者たちはできるだけ呼吸器に頼らないように,長く自発呼吸でがんばっている。しかし,どうにも苦しくなってくるので呼吸器を装着することになる。いったん装着したら開き直るしかなく,「病気になったおかげで,大事なものを得た」とばかりに前向きになる者も少なくない。中には,なかなか立ち直れない患者もいるが,人工呼吸器によって呼吸が楽になったことは実感しているはずである。ただし,そうは言っても人工呼吸器の装着は,たんに生死を分けるだけでなく,重度身体障害者としての人生を受け入れることでもある。それは,身体を他者に委ねる生き方だ。だから,生きていく意味に迷い,深く悩んでしまい,自分だけの判断で,呼吸器の装着を決断できるALS患者などほとんどいない。

2 家族との関係

家族の選択　日本における全ALS療養者の呼吸器装着率はほぼ3割だ。これは欧米諸国の装着率1割以下から見れば,なぜそうなるのか理由のわからない高い値といわれる。日本のALS患者は医師の**パターナリズム（温情的父権主義）**の犠牲になり,延命を強いられているという国際的な誤解も生じるくらいだ。医師が満足な説明もしないで呼吸器を取りつけ,あとはろくにケアもせずにベッドに放置してきた例

は，過去にはめずらしくなかったために，「人工呼吸器の装着」は，「医療化」「過剰な医療」などと共に，パターナリズムの文脈におかれてきた。

しかし，現代社会において，透析や人工呼吸器や経管栄養を「過剰」「むだな延命」とみなす傾向は，パターナリズムの犠牲というより，むしろ医療技術が発達し，重病人が長く生きるようになり，健康な者の負担が増大したことに関連している。

たとえば，家族に先に告知をして，患者本人には告知しない医師もいる。治療効果が芳しくないばかりか，家族に多大な負担がかかるようなケースでは，家族の意見が患者の意向よりも重要視されるのである。家族から「患者には告知をしないでほしい」と懇願される医師もいるが，医師も家族が治療法を決定できるように配慮している面がある。治療の結果，長期にわたって多大な負担が生じる疾患では，家族にこそ治療の決定権が委ねられているのである。それゆえに，人工呼吸器の装着にともなって増加する負担を考えれば，患者の希望次第で治療開始できるよう社会が支援しなければならない。

ある女性ALS患者のケース

東京でエアロビクスのインストラクターをしていたAさん（38歳）は，ほぼ3年前にALSを発症した。病気の進行から目をそらすように明るく過ごしてきたが，最近は嚥下障害も進み，唾液も飲み込めなくなってきたので，現在使用中の鼻マスク型人工呼吸器の適応も限界に近づいていた。そこである日の午後，ケアカンファレンスとして，病院の神経内科専門医の主治医，近くの診療所医師，訪問看護ステーションの看護師，介護保険と自立支援法のヘルパー事業所の所長，それにヘルパーとAさんの

ご家族が，彼女のベッドサイドに集まり，今後の治療方針について主治医から生死を分ける2つの選択肢が提示された。ひとつはそろそろ気管を切開し，長期人工呼吸療法に備える道。あとのひとつはモルヒネなどの投薬を開始し呼吸苦を緩和しつつ，「安らかな死」を待つ道である。

　長期療養をめざす意思があるなら，息苦しくなる前に気管を切開して気道を確保しなければならない時期に来ている。医師は冷静に，もし気管切開を希望しないのなら，最後までこの在宅スタッフだけで対応し，たとえAさんの容態が急変しても救急車を呼ばないことを確認した。するとAさんは，ろれつが回らない口調だが，静かに，きっぱりと「現時点では，気管切開はしない。呼吸器はつけないつもりです」といった。そして，それを受けて主治医も「あなたの意思を尊重するから，次回までに救急搬送を断る旨を『事前指示書』に記しておくように」と言い渡した。事前指示書とは治療を断る旨を文章化することで，意識が薄れたときにはその文章を本人の希望として尊重するものである。本人の治療を拒否する文章がなければ，救急車も呼ばずに，Aさんの苦しみをただ見守るみんなは迷ってしまう。「これは大変に辛い仕事なんだよ」と。

　私はいたたまれなくなり，その夜，Aさんに本当にそれでよいのかと尋ねるメールをした。今，本人が「呼吸器をつけたい」と言い出さなければ，医療チームは自宅で看取る方向へ準備を進めてしまうだろう。モルヒネ投与が始まれば苦痛は和らぐが，生存への執着は鈍ってしまう。Aさんには一足先に呼吸器を着けた同年代のALSの友人がいたし，私は冒頭の橋本みさおさんにも逢わせていた。家族に頼らずに生きている同病者のアドバイスは彼女の場合，もっとも価値ある情報のはずだった。私はてっき

りAさんは同じ病気の者同士で励まし合って生きていくだろうと信じていたので、呼吸器をつけないという意思表示に愕然とした。何かいわなければならないと思い、本音も聞きたいのでメールをしたのだ。すると2日後に戻ってきたAさんの返信にはこうあった。

> 「もし私が生きる決断をしたとしても、家族に頼るつもりは一切ないんですけど、今まで家族の誰ひとりからも、『生きて欲しい』と言われたことはなく、出てくる言葉は『Aの意思を尊重するしかないだろう……』です。矛盾かもしれませんが、悲しいです。生きて欲しいと言われても困惑するだろうに、言ってもらえないと悲しいんです。矛盾してます。(笑)」

生きようよ、といえない家族

事情を聞けば、Aさんのご家族は自分の生活を支えるだけでも精一杯で、Aさんの長期療養を支える力はなさそうだ。だから、Aさんに生きていてほしくても、そういった途端に責任が生じてしまうから、いえない。

Aさんの心情を察すれば、人工呼吸器も、死ぬことも、両方とも怖いからどちらも選びたくない。心の中では「人工呼吸器に対する拒絶」と「生に対する執着」が闘っている。理性ではなく生存本能が生きていたいとささやいている。でも家族は彼女の気持ちを察してくれない。いや、わざと気がつかないふりをしているのかもしれない。家族に「生きて」といわれないことが悲しい。Aさんは理性的な人だ。自己決定を尊重してくれる家族に感謝できない自分を「矛盾している」というが、決して矛盾していないと私は思う。家族に「生きていて欲しい」といわれなければ悲

しくなるのは当然だろう。

　家族がもしこの先,「生きて」といい出せば, A さんは当惑しながらも呼吸器をつけるというかもしれない。実際にそうやって,最終段階で家族に懇願されてばたばたと呼吸器をつけ, 後になってから, あのとき決断してくれてよかったと, 家族に感謝している患者もたくさんいるのだから。

　家族の負担にならないように病院で療養すればいいともいわれる。しかし現実には, ALS が長期入院できる病院は国立病院の一部に限られているし, 入院できるとしても, 永久に病院から出られないくらいなら, 呼吸器をつけないという患者も少なくない。ALS 患者は言葉も話せなくなるから, 以心伝心の家族と自宅で療養したいと考える傾向がある。でも, 家族は 24 時間の在宅介護を安易に引き受けることなどできない。自分の生活を犠牲にすることになるからだ。

　こうして, ALS の家族は「生きて欲しい」という言葉を飲み込んでしまい, 死者の齢を数え続ける羽目になる。自分は病人を見捨てたのではないか, 間違ったことをしたのではないかという責めから逃れられなくなり, 悲嘆から抜け出せなくなる人もいるのである。

3　治療を継続するためのしくみ

難病の定義

　家族で面倒をみられなければ, 地域社会が介護者を派遣し, 患者の療養生活を支えればよい。現在日本の ALS 患者が利用できる制度には, 医療保険, 難病事業, 高齢者福祉（介護保険）, 障害者福祉（自立支援

法) などがあり，制度的には他国に類をみないほど充実した療養環境を提供している。

　これらの中でも難病事業は，日本独自の難病概念に基づいた政策である。

　1972 (昭和47) 年に成立した難病対策要綱には，「(1) 原因不明，治療方法未確立であり，かつ，後遺症を残すおそれが少なくない疾病，(2) 経過が慢性にわたり，単に経済的な問題のみならず介護等に著しく人手を要するために家族の負担が重く，また精神的にも負担の大きい疾病」とあり，(1) の医療的概念と (2) の社会的概念の2方面から，難病は定義されている。そして，中でも希少で治癒や社会復帰が困難なものを特定疾患としているが，現在，特定疾患には130疾患あり，そのうちの56疾患は医療費公費負担の対象で，ALSもその56疾患のひとつに指定されたことから，医療費もほぼ全額が助成されている。これにより，日本では長期人工呼吸療法を選択するALS患者が増えたと考えられる。

　また，難病の定義は患者会活動をも後押しした。1970年代後半から難病の患者会設立が相次いだが，日本ALS協会は少し遅れて86年に設立。患者家族を中心に遺族，医師，看護師，行政職，一般市民が会員となり，「ともに闘い，歩む会」として，立法府や行政府に訴えて，療養に必要なサービスをつくらせてきた。

　ただ問題になるのは，医療技術や介護給付量の地域間格差である。地域の人々の理解がなければ国の制度もその地域では使えない。障害者自立支援法の介護給付量も医療的ケアの考え方も，その地方自治体の裁量によるからだ。わが国には呼吸器装着者が1人でも生きられる制度があるにもかかわらず，自治体行政の方針で必要な支援（たとえば1日24時間の介護保障）を受けられない単

身のALS患者は,どんなに生きたくても,死んでいくしかないのである(そのことについては長くなるので,本文ではふれないでおく)。

患者の自己決定にゆだねない

患者には「治療を断る権利」もあるといわれる。

ただし今の日本の法律では,人工呼吸器を取り外して死に至らせることは許されない。そこでここ数年の間に,日本でも一定のプロセスを踏めば,人工呼吸器の取り外しが認められるのではないかという議論が始まり,厚生労働省でも2008年に「**終末期医療の決定プロセスに関するガイドライン**」を作成した。そこでは,安楽死は検討されず,ALSからの人工呼吸器停止も容認には至らなかった。安楽死と呼吸器を外すことによる治療停止は別に考えるべきだという医学や倫理学からの意見もあるが,患者にしてみればこれらはほぼ同じ出来事である。

一定のルールに則って,安楽死や医師による自殺幇助が行われている国や州もある。歴史学者のH.ヘンディンは,『操られる死』という本の中で,オランダの安楽死の実態を報告し,安楽死という選択肢があるために,ていねいなケアを受けられない末期患者の様を克明に記述している。ヘンディンによれば,合法的に安楽死できる社会では,人生の最終段階など「何の意味も見出せなくなってしまう」という。死にゆく病者や治らない患者のケアなどしても無駄なので,看護師らも患者の闘病を励まさなくなってしまうというのだ。

いまのところ,日本では治療の中断を患者の自己決定にはゆだねない。だから,医療は患者の症状を改善し,生きている状況での彼らの尊厳を尊重する立場にある。積極的に死なせることで解

決するのではなく，最期の瞬間までQOLの向上を追求し続ける。医療や介護を担う者の負担も重い。とくにALSなどの重度の身体障害をともなう進行性疾患では終わりの見えない闘病の日々が続くことになる。だから，ケアする者の負担の軽減とモティベーションの向上が，喫緊の課題になっている。

4 伝える努力，読み取る技術

「患者の語り」を医療に活かす

ケアする者のストレスが高じれば療養生活を破たんさせてしまうことにもなりかねない。そこで，医師‐患者間のコミュニケーションを尊重し，同時に医療従事者のモティベーションを高めようとする立場から，**NBM**（Narrative-Based Medicine＝ナラティブ・ベイスド・メディスン）が注目されている。

NBMとは「患者が語る病いの体験に基づいた医療」のことだ。患者との対話を通して，病の背景にある患者の心理を理解し，治療に活かそうとするのである。その対極にあるのは「証拠に基づいた医療」。これは疫学的・統計的データにより，効果が実証された裏づけのある医療のことで，**EBM**（Evidence Based Medicine＝エビデンス・ベイスド・メディスン）と呼ばれ，医療資源の分配の根拠にもされてきた。ところが，アウトカム（成果）が得られない難病は，EBMでは評価できない。そこで，難治性疾患に対するNBMが高まっているのである。

また，NBMは患者のためだけではない。というのも，医師や看護師はともすれば，先に述べたように，治療しても芳しい成果のない患者から次第に心が離れてしまいがちだからだ。

治療やケアの内容を良くするためは，専門職のモティベーションを高める必要があるが，患者の語りにしばしば表れる生への根源的な喜びは，「医師はもちろんケアチームの全員にとって，もっとも重要な心理サポート技術である」（中島 2003）。

ADL（Activities of Daily Living ＝**日常生活動作**）の低下が著しい状況でも，前向きに生きる患者は決して少なくないという事実に気がつきさえすれば，キュア一辺倒の医療にケアの精神を注ぎ込むことができるのである。アウトカムで評価できない難病患者の主観的な QOL を確認するためにも，「患者の語り」を収集し，診療に取り入れようという取り組みが NBM だ。

自己決定とアドバンス・ディレクティブ（事前指示書）

ただし，「患者の語り」を医療に用いるために，ひとつ注意すべき点がある。

患者の希望を事前に文章化し，病状が進行して意思疎通が困難になったときに役立てようとするものに，**アドバンス・ディレクティブ**（**事前指示書**）がある。先ほどの A さんの事例でもそうだったように，これは患者の自己決定を促し，共通理解を図るために作成されるが，患者の気持ちは揺れ動き変化するものだ。事前に記した治療拒否の意思表示が，のちに変化することも当然ある。

治療に関する希望を文章にすることで，患者は気持ちの整理がつき，医師にとっては治療方針を立てやすくなるが，今現在の希望はその文章とは違っているかもしれない。そうなれば，患者本人にとっては治療を受ける権利を阻害する圧力になりかねない。だから，その取り扱いには十分な注意が必要である。作成自体が弱い立場にある患者に対する強制にならないこと，いつでも自由に書き換えられること，書き換えに人手や費用がかからないこと，

患者自身が管理し、いつでも廃棄できるようにすること、などだ。

医療機関が用意する書式には、治療を断る項目しか並んでいないものが多く、療養上の希望――療養場所や介護の人手、経済的な心配はないか？――などの治療を受けるのに必要な患者側の希望（医療を受けるための前提）は、事前指示書には併記できない。また、書面を病院に保管する場合、個人情報の取り扱いにも問題が生じるし、患者の意向で頻繁な書き換えはしづらくなる。

だから、アドバンス・ディレクティブ（事前指示書）のメリットとデメリットをよく知ったうえで、利用することが肝要である。病気の種類によっては自分が過去につくった事前指示書が、現在の自分の希望と異なる指示を出し、治療が受けられなくなることも十分に考えられるからである。

意思を伝えること／読み取ること、を超えて

患者の意思を尊重しようとすれば、その都度、気持ちを確認することが大切だ。では、呼吸器などの装着で発声できなくなった患者は、どのようにすれば意思を伝えられるのか。

気管切開しても特殊な方法で声が出せる疾患もあるが、ALS患者たちは透明アクリル板に50音を書いた「文字盤」を挟んで、視線で文字を指し示し介助者に伝えてきた。最近では、パソコンや電光掲示板に文字を打ちこんで意思を伝えている。

重度障害者用のパソコン入力ソフトが開発されたのは1990年代後半だ。のちに公費給付対象になった商品でもある。これらのソフトにより、パソコン画面に文字を打ち込んで意思を伝え、メールもできるようになり、重度身体障害者の社会参加は飛躍的に進んだ。

ところが、医療やケア技術が向上し、長期生存が可能になった

ら，今度はまったくどこも動かせなくなる重度のコミュニケーション障害が発生しだした。瞬きもできず意思伝達の手段がなくなる。これでは精神的苦痛に耐え切れないだろうから，呼吸器を停止して死ねるようにすべきだという意見もある。

そこで，脳波や脳血流を利用した**意思伝達装置**が生まれている。高機能バイオスイッチ（脳波・筋電・眼電）「MCTOS（マクトス）」や「Yes/No 判定装置 心語り」が製品化されたのは 2000 年前後のことで，一部の ALS 患者にはこれらの製品は福音になった。仙台在住の ALS 療養者，和川次男は MCTOS を使って妻のはつみが読み上げる 50 音の中から一文字一文字を脳波で確定し，2001 年 5 月に俳句集『声とどけ』（仙台宝文堂）を発刊。今も家族との対話を続けている。まだすべての患者が使いこなせるわけではないが，開発者の努力で読み取りの性能や速度は高まりつつある。

最近では，脳と機械をつなぐ発想もめずらしくなく，**ブレイン・マシン・インターフェース**（BMI）の研究に国も多額の予算を計上し始めた。

意思伝達困難な者が何かを伝えようとする限り，受け取る側の努力は続き，また何かを読み取ろうとする者の努力に応えて，意思伝達困難な者もあきらめずに伝えようとしてくるのである。

たとえこれらの装置が上手に使いこなせなかったとしても，患者と身近な人々の間では豊かなコミュニケーションが継続している。意思の疎通が難しい人が，人々の談笑の輪の中にいる場面に遭遇すると，コミュニケーションの本質とは，たんに意味をやりとりするだけではなく，互いの存在を確かめ合うために，同じ場や時間を共有することだと気づかされる。

自分とは異なる他者の存在を歓待すること，ありのままの自分

が肯定されていると思えることは，それだけで尊い人間的な営みであり，人と人とのコミュニケーションの真髄である。言葉を用いて自己主張や自己決定ができるということが唯一人の尊厳の根拠のようにいわれるが，実は言語による自己表現は表面的なコミュニケーションの，ひとつの方法にすぎない。

患者主体の医療のために

ALS 患者の呼吸器選択，「自己決定」をめぐる事象を見てきたが，「患者主体の医療」の本来の意味を患者側に取り戻すことが，本章の位置づけである。

現代社会では，「自己決定」という概念が広く受け入れられている。本来であればそれは「患者主体の医療」の理念にかなうもののはずである。しかし，今見てきたように本心では生きたいのに，あるいはどうしようか迷っているうちに，必要な支援を受けることができずに「死の自己決定」に追いやられる者もいる。

結局のところ，いくら「患者主体の医療」や「自己決定」が重要だといってみても，個人の意思で，決定できる治療には限界がある。さらにいえば，福祉の欠けた状況で医療だけを行えば，家族に一方的な負担を生じさせ，ある意味で患者と利害の対立関係にある家族に，治療の決定権をゆだねてしまうことになる。

治療や介護の支払いを気にせず，家族の負担を案ずることなく，必要な治療は続けてくださいといえる医療が，真の「患者主体の医療」，患者の「自己決定」を実現するのである。ただし，医療は社会の在り方，すなわち税の配分や法制度の在り方に影響を受けて，いかようにも変わりうる。

「患者主体の医療」とは，まさにそのような医療を実現する社会を創る市民一人ひとりの考え方と行為にかかっているのである。

📖 読書案内

● A. フランク『傷ついた物語の語り手——身体・病い・倫理』鈴木智之訳（ゆみる出版，2002年）

　病いの体験を語ることにより，病人が自分を知り，人生と再び出会うことを病人の立場から書いた一冊。最初，病人は「回復の語り」を期待し，治らないとわかると「混沌の語り」が出現するが，それもやがて，病いから何かを学ぼうとする「探求の語り」に変わっていく。ALS患者が語る人工呼吸器をめぐるストーリーも，同様のプロセスを踏んでいるのがわかる。

●植竹日奈・伊藤道哉・北村弥生・田中恵美子・玉井真理子・土屋葉・武藤香織『「人工呼吸器をつけますか？」—— ALS・告知・選択』（メディカ出版，2004年）

　ALSの人工呼吸器装着をめぐる医師や医療従事者の戸惑いも，本書では告知の問題として示された。究極の選択ともいわれるALS患者の呼吸器選択。そのとき，患者の周辺の人々はどのような態度で臨むのか。社会学者やソーシャルワーカーらが全国聞き取り調査を行った記録。

●立岩真也『ALS 不動の身体と息する機械』（医学書院，2004年）

　膨大なALS療養者の語りの集積。文字盤や意思伝達装置で患者自身が綴ったALSを生きた体験談を集めて，社会学的視点から分析を行っている。「一度着けた呼吸器は外せない」「無責任でも『ただ生きろ』と言うべきである」など，独自の世界観から「ALSも死ぬほどのことではない」と筆者は語る。

● H. ヘンディン『操られる死——"安楽死"がもたらすもの』大沼安史・小笠原信之訳（時事通信社，2000年）

　オランダやアメリカのオレゴン州で法制化された安楽死。患者は「死ぬ権利」を行使できるようになったのだが，その実態はどのようなものなのか。自殺研究の第一人者として知られ，ニューヨーク医科大学の精神医学の教授を務めるヘンディンの名著である。安楽

死のみならず，死の自己決定や医師による自殺幇助を考える際の手引きになる。

● J.-P. ボビー『潜水服は蝶の夢を見る』河野万里子訳（講談社，1998 年）

突然の脳梗塞で倒れたボビーは目覚めると，病院のベッドでロックトイン・シンドローム（閉じ込め症候群）に陥っている自分を発見する。全身で動かせるのは片方の瞼だけ。しかし，彼は蝶のように軽やかで自由な想像力と記憶を頼りに，20 万回の瞬きで美しい物語を紡ぎ出した。彼の小説は世界中で大ヒットし，いくつもの映画賞に輝いた同名の映画は DVD になっている（出演：マチュー・アマルリック，エマニュエル・セニエ，マリ＝ジョゼ・クローズ，アンヌ・コンシニ，パトリック・シュネ　監督：ジュリアン・シュナーベル）。

引用・参照文献

橋本操，2008「女がケアされること」上野千鶴子編『ケアされること』岩波書店。
川口有美子，2004「人工呼吸器の人間的な利用」『現代思想』32（14）。
川口有美子，2005「ALS 患者を対象にした長期人工呼吸療法のコンシューマー・インサイト」厚生労働科学研究費補助金難治性疾患克服研究事業，特定疾患患者の生活の質（Quality of life, QOL）の向上に関する研究，平成 17 年度総括・分担研究報告書。
川口有美子，2008「ブレイン・マシンの人間的な利用——接続と継続に関する政治経済」『現代思想』36（7）。
川口有美子，2009『逝かない身体—— ALS 的日常を生きる』医学書院。
川口有美子・小長谷百絵編，2009『在宅人工呼吸器ポケットマニュアル——暮らしと支援の実際』医歯薬出版。
川村佐和子・木下安子・山手茂編，1975『難病患者とともに』亜紀書房。
川村佐和子・川口有美子，2008「難病ケアの系譜——スモンから在宅人工呼吸療法まで」（インタビュー）『現代思想』36（3）。
厚生労働省「終末期医療の決定プロセスに関するガイドライン」平成

19 年 5 月（http://www.mhlw.go.jp/shingi/2007/05/dl/s0521-11a.pdf）
中島孝，2003「筋萎縮性側索硬化症患者に対する生活の質（QOL）向上への取り組み」『神経治療学』20。
中島孝・川口有美子，2008「QOL と緩和ケアの奪還――医療カタストロフィ下の知的戦略」（インタビュー）『現代思想』36（2）。
日本医師会第Ⅹ次生命倫理懇談会平成 18・19 年度生命倫理懇談会答申「終末期医療に関するガイドラインについて」平成 20 年 2 月（http://dl.med.or.jp/dl-med/teireikaiken/20080227_1.pdf）
立岩真也，2004「より苦痛な生／苦痛な生／安楽な死」『現代思想』32（14）。

Column ⑥ ALS とともに生きる

僕はこれまで生きてきた 38 年間の人生の中で，心の底から「死にたい」と思ったことが 2 度ある。

1 度目は，初めてつきあった彼女にフラれた時。

この時は「なぜ？ どうして？」という言葉が頭の中を支配してしまい，眠れない日々。そして，気がつくと包丁を握りしめていた。しかし，その時，偶然かかってきた友人からの電話の中で聞こえてくる温かい言葉に，「ハッ！」と我に返ることができた。

2 度目に「死にたい」と思ったのは，7 年前に「治療法がなく死に至る」という告知を受けた ALS という難病を発症した時。

最初は，腕だけが動かなくなっていき見た目が変わらなかったため，会社の同僚から「どうしてお前だけ仕事が少ないんだ」と言われた。当時，僕は病気の進行に怯えていたため，この言葉が「もうおまえは会社にとって必要ないんだぞ」と聞こえてしまい，僕の心を"恐怖"から"落胆"，そして，"死"へと向かわせていった。

「もう死のう」と本気で決意した時，1 人の ALS 患者に出会った。

彼女は，手足ではなく喉に障害が出ていたため声を出すことができない。それなのに，筆談で「あなたに会えてうれしい」という言葉を言ってくれた。「この病気で苦しんでいるのは僕だけではなかった！」「僕に会えて"うれしい"と言ってくれる人がいた！」

この 2 つの思いは，僕にとびっきりの"生きる勇気"を与えてくれた。そして，僕の中にはびこっていた「死にたい」という思いは，いつの間にか「誰かに"生きる勇気"のお裾分けをしたい」という思いに変わっていた。「死にたい」という気持ちは，誰かの言葉によって遠くに吹き飛ばすことができるんだ！

それからしばらく経ち，僕は車いすの生活となった。しかし「誰かに"生きる勇気"のお裾分けをしたい」という思いが変わることはない。そして，今，僕は，毎日のように"生きる勇気"を与えてくれる 7 歳と 5 歳のかわいい子ども達と一緒に暮らしている。

Column ⑦　夢紡ぎつつ，明日(あした)へ

1973年春，私がダウン症児として生まれたとき，長い間私の誕生を待ちわびていた両親は大きなショックを受けたという。そのとき告げられた命の期限は，4歳から20歳くらいまで。

しかし，1998年には鹿児島女子大学（現・志学館大学）の英語英文学科を卒業，まもなくアジア太平洋ダウン症会議に参加して，英語でスピーチ。そのとき受けたスタンディングオベーションが私の生きる方向を変え，社会に出て自分の考えを主張することの大切さを教えてくれた。現在までに障害への理解を求めて，また出生前診断に対して問題提起をするために3つの世界会議に参加し，1つの海外講演，国内でも100回を越える講演・交流活動を続けている。母校で聴講生としてフランス語も勉強している。

私は子どもの頃から夢を持ち続けて今日まで生きてきたが，夢はあきらめないで見続けていると必ず叶うものだと思う（私の夢実現の数々，これからの夢は『21番目のやさしさに』を参照）。

人は，ダウン症や障害を持っているとかわいそうだと思うかもしれない。でも，それは違うのではないだろうか。私は人の幸せのかたちはいろいろあると思っている。

2008年5月，エッセー集『21番目のやさしさに──ダウン症のわたしから』を出版した。表紙は子どもの頃からの夢だったいわさきちひろの絵。私のダウン症者としてこれまで生きてきた軌跡を多くの方々に知ってもらいたいと思っている。私の小学校からの友人はこの本に「どう生まれたかではなく，どう生きるかが重要なのだということを思い知らされる」と寄稿してくれている。

2008年7月，日本ダウン症協会・御殿場大会で高嶋ちさ子さんのバイオリンに合わせて「千の風になって」の英語詩（9・11ニューヨーク・グラウンドゼロで朗読された）を朗読。ストラディヴァリウスの音色は美しく，夢のようなコラボレーションであった。また1つ夢が実現した瞬間だった。

Column ⑧ インターセックス

インターセックスとは，生殖器や染色体が二元的な「男」「女」の形状とは異なり，性別の判別が難しい人々のことである。さまざまな症状があり，原因も多様であるため，ひとくくりにして語ることは難しい。呼称に関しては，「インターセックス」は蔑視・差別的であり「性分化疾患（DSD: Disorders of Sex Development）」に統一すべきとの専門家の声もある一方で，当事者は必ずしもこれに賛同はしておらず，決着がついていない。

誕生したすべての子どもは性の帰属を決め，出生届によって社会制度に組み込まれる。その子に医療，福祉，学校教育といったサービスを受ける権利を与えるためである。そのため，かつてインターセックスの子どもについては，「人類の性は女性と男性しかない」という古い社会規範に基づいて「治療」が行われてきた。しかし現在，性差に関する医学的な見方にも変化が見られ，「性分化は個別的であり，多様である」というものに変わってきている。生まれてきた子どもの性を判定する際，性染色体，性腺，内・外性器の状態を検査するが，外性器形態が不明瞭な場合には，本来性別は「不明」としなければならない（現在の日本ではこれが可能である）。

標準的な治療としては，1999年にハワイ大学医学部の M. ダイアモンドが作成した「半陰陽に関するマネジメント・ガイドライン」が広く知られており，事実を隠すことなく，子どもとその家族のケアを行うことが重要であり，治療および検査について，子どもの理解度と成長に応じて説明を行い，5歳，10歳，15歳，20歳と年齢の区切りごとに再判定をすることが望ましいとされている。ただし，治療の開始，とりわけ外性器の手術実施は何歳頃が適当かについては明確にされていない。治療の過程で医療への不信感を抱える当事者もいるなど，課題は多く残されている。誕生から成人までの長期的な支援，学校生活への配慮なども含め，性別の「あいまいさ」を抱える人を見守っていく環境をつくる必要がある。

第7章 「老いて介護されること」とは

介護される者の自己決定

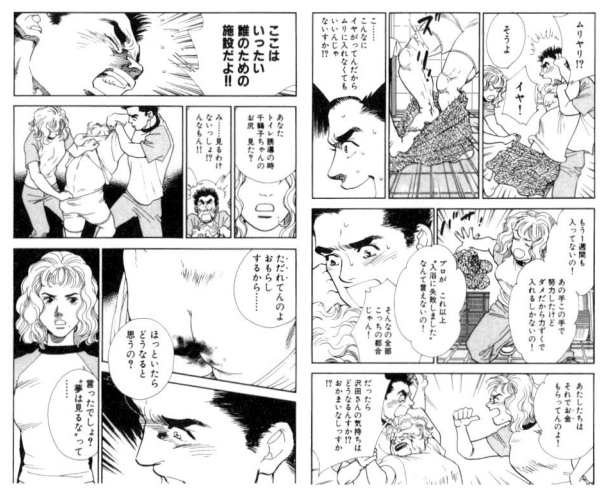

『ヘルプマン！』1巻。主人公の葛藤を通して介護保険以降の高齢者介護の現状を明快に解説してくれる。

近年，高齢者介護では本人の意思を尊重したケアが求められている。しかし，介護の現場では，本人の意思を尊重すべきか，それとも本人にとっての「最善の利益」を考慮したほうがいいか倫理的なジレンマにおちいる場合がある。たとえば上のように，入浴を毎回嫌がる認知症の高齢者がいる。本人の意思を尊重して入浴させずにおくと，オムツを常用する人や失禁しがちな人はお尻がただれてしまう。その場合，「お風呂に入らない」という本人の意思を尊重するより，本人にとっての「最善の利益」を介護者側が考慮し，無理にでも服を脱がし入浴させてしまう。ただ，そこにはなぜ入浴拒否をするのか，それは本当に本人の意思なのか，といった介護される者の視点が欠けている場合もある。本章では，「老いて介護される」者にとっての「自己決定」や「自立」について考えてみたい。

1 老いて介護される者の自己決定

老いて介護される者の自己決定の尊重

　2003年6月に厚生労働省老健局長の私的諮問機関である「高齢者介護研究会」が，戦後のベビーブーム世代が65歳以上になりきる2015年までに実現すべきこととして，今後の高齢者介護のあり方や基本理念などをまとめた報告書『2015年の高齢者介護』を出した。その報告書では，「高齢者の尊厳を支えるケア」の実現を基本に据え，たとえ介護が必要になっても，自分の意思でその人らしい生活をおくることを可能とすることが重要であることが記されている（高齢者介護研究会 2003）。それでは，ここでいう「その人らしさ」を支える「高齢者の尊厳を支えるケア」とはどういうものなのだろうか。

　アメリカの生命倫理学者であるT.ビーチャムとJ.チルドレスは，「①自己決定の尊重，②恩恵・善行原則，③無危害原則，④公正・正義」といった生命倫理における4つの原則を提唱した（Beachamp & Childress 2001＝2009）。高齢者の介護において，生・病・老・死に関わる倫理的問題は避けて通れない。たとえば，高齢になれば発症する可能性がある認知症にともなう**意思能力**低下と**自己決定**の問題，終末期の延命治療と看取りの問題などの倫理的な問題が山積しているという（箕岡・稲葉 2008）。果たして，老いて介護される高齢者にとっての「自己決定の尊重」とは，生命倫理の観点からはどう考えられるのだろうか。

> 「本人の自己決定を尊重」といっても……

この章の冒頭で取りあげた,「入浴拒否」について考えてみよう。入浴拒否をしている人に対して,「本人の意思を尊重する」ということならば, お風呂に入らなくてもいいことになるのか。1回ぐらいは入浴しなくてもいいかもしれない。しかし, 毎回のように入浴拒否している人については, 本人の意思, 自己決定だからと, そのまま風呂に入らないでおかなくてもいいのだろうか。たとえば, 認知症の高齢者の場合, 認知の障害によって状況の判断能力や理解力が低下しているために, 今から入浴をするという状況が飲み込めない人もいる。そのため, 入浴時に服を脱ぐことを嫌がった人の中には, 湯船につかったとたん「いい湯だね」といい, 入浴後気持ちよさげに「あ〜さっぱりした」という人もいる。

塚原は,「自己決定」という言葉が患者や障害者への人権思想の高まりと共にクローズアップされているが, 認知症など判断や意思の能力が低下した高齢者の場合でも自己決定が優先され, その結果に対して自己責任が問われることになるのか, という疑問を投げかける (塚原 2008)。本人の意思決定や判断が能力的に難しいということが明らかな場合,「自律 (自己決定) 尊重原則」の例外として「善行原則 (最善の利益の考慮)」を判断の拠りどころとして, 周囲の者がその人の意思決定, 判断を代行しなければならない (「代理判断」する) 場面が出てくる (箕岡 2007)。現に, 意思決定や判断が困難な人々の財産管理や身上監護 (介護, 施設の入退所などの生活について配慮すること) についての契約や遺産分割などの法律行為に対して, 家庭裁判所で選任された後見人 (保佐人, 補助人) が, 法律的に本人に代わって本人の利益を保護し支援する民法上の制度として,「**成年後見制度**」がある。このよう

1 老いて介護される者の自己決定

に，老いて介護される者の中には，意思決定や判断に困難が生じているると見られる場合があり，本人にどこまで自己決定をさせる必要があるかという問題が生じる。

> **本人の真意はどこにあるのか？**

「自律尊重原則」と「善行原則」との間で倫理的ジレンマにおちいることもある。たとえば，入浴を拒否する人によっては，判断力や理解力が低下しているからというよりむしろ，人前で服を脱ぐことに羞恥心や抵抗を感じている場合もあるかもしれない。その場合，本人の真意（本音）というのは，「お風呂に入りたくない」というのではなく，「人前で服を脱ぐのは恥ずかしい」というものとなる。そうであるなら，本来の本人の意思を尊重し，恥ずかしい思いをさせずに入浴してもらう術を考える必要があることになる。

箕岡は，「自己決定」を尊重する生命倫理の視座からは，すべての場面において本当に自己決定が不可能かどうかを慎重に判断する必要があり，必要以上の自己決定の制限は高齢者の人権を侵害することになる（箕岡 2007），という。すなわち，「何もわからないだろう」と認知症の高齢者の意思能力を固定的に判断し，先入観をもって扱っていないだろうか，意思や判断の能力が低下しても人としての感情や情緒は生きているので，周りの者が高齢者本人の意思を尊重しているか注意を払う必要がある，というのだ。しかし，本人の真意がどこにあるのか，それを汲み取るのはなかなか難しい場合もある。

2 本人の意思を尊重するのが困難な介護現場

「これとってくれませんかねぇ」

ただし,ほんの数年前までの介護現場では,本人の意思が十分に尊重されてこなかったのは確かなことだ。数年前,私がある介護施設で,フィールドワークの一環としてボランティアをしたときのことである。ある日の夕食後,女性の入居者の方が私に「お通じが出そうで。お兄さん,これとってくれませんかねぇ」と訴えてきた。女性の入居者が私に訴えた「これ」というのは,「つなぎ服」というものである。この「つなぎ服」は背中から足元にかけて後ろ側にファスナーがあり,首元のところで「カギ」がかけられ,自分では脱ぐことができないようなしくみになっている。その介護施設では,夕食が済んだお年寄りから順に,職員の介助のもと,歯磨きやお手洗い,顔ふき,オムツをつけている人は「つなぎ服」を着せてもらうなど,寝支度に入る。その「つなぎ服」を着せられてすぐに,お通じが出そうなので「つなぎ服」をとってくれないか,と私に訴えたのである。困った私は,近くにいた介護職員に入居者の訴えを伝えた。すると,その職員は,「だめですよ。もう朝まで外せませんよ。お通じがあるんなら,オムツにしてください」といったのである。入居者の方は「オムツにしたんじゃ,気持ち悪うて。頼みますう」と,手を合わせて職員に頼み込んでいた。「つなぎ服を着せておかないと,夜中オムツに便をしてると,気持ち悪がってオムツをとって床に捨てたりするんですよ」と,その職員は私に,その入居者が頼み続けている中で不思議なほど冷静に"解説"をしてくれた。当時

の私は、この「つなぎ服」に何の疑問も感じない職員の方たちの対応にがく然とした。

本人の意思が尊重されない介護現場の難しさ

当時の私が「つなぎ服」なるものを初めて知って疑問に思ったことのひとつは、なぜ「お通じが出そうなので、これとってくれませんか」という入居者の意思は尊重されないのか、ということだった。就寝するまで、まだ十分時間がある。せめてトイレで用を足してもらうときだけでも「つなぎ服」をとってあげられないのか。また、オムツをつけている入居者が夜間にもよおして便をし、便がついたままのオムツが不快でオムツをはずしてしまい、そのオムツが床に落ち、捨てられ、床が便で汚れてしまうというのなら、夜間、便をした人だけでも適宜オムツを換えてあげることはできないのか。

「つなぎ服」は昭和50年代初め、オムツをつけている認知症高齢者たちが、自分の排泄した大便を壁に塗りつけたりなどの"弄便"という行為をすることによって、身体や部屋が汚れてしまうことに悩まされるある介護施設が、不潔行為防止の「つなぎ寝間着」として開発したという。「介護着・介護衣」とも呼ばれる「つなぎ服」は、「宇宙服」「痴呆服」「拘束衣」ともいわれ、「人権無視である」と批判する人もいた。

しかし、多くの介護施設では当時、限られた数の夜勤職員で、夜中に用を足した入居者一人ひとりのオムツを換えてまわるといった、きめ細かい対応をすることは困難な状況を強いられてきた。十数年前までの高齢者介護施設では、この「つなぎ服」を着せるのが一種のルーティンワークであり、現場ではあまり人権無視とは映らなかったということを、まず私は直視しなければならなか

った。

　ただ, この「つなぎ服」は, あくまでも介護側の負担を軽減するための寝間着であり, そこには, たとえばなぜ"弄便"という行為にいたってしまうのか, という介護される側から考える視点が欠けていた。ひょっとして, 介護される入居者の側としては, 自分が出した便をどう始末していいかわからず, 羞恥や困惑が高じて思わずとってしまった行為なのかもしれない。また, 入居者からしてみれば, このつなぎ服が苦痛を与えるものであることは間違いないようだった。ある入居者は, 腰がくの字に曲がっているせいか, つなぎ服が首に食い込んでしまうので「これが苦しゅうて」とかなり辛そうにしていたり, 夕食後, 朝までこのつなぎ服を着ていなければならないため, トイレに行きたい余り, 服を破って壊してしまう人もいたようだった。

身体拘束・抑制は人手不足のためなのか

　今現在,「つなぎ服」を着せることは「**身体拘束・抑制**」とされている。「身体拘束・抑制」とは, 病院や施設において高齢者が徘徊したり点滴やチューブを引き抜くなどの事態を防ぐために, 身体をベッドなどに拘束することなどをいう。そもそも身体拘束・抑制は, 手術後の患者や知的な障害がある患者の治療において,「安全確保」の理由から「やむをえないもの」として医療や看護の現場で行われてきたという歴史がある。高齢者介護の現場でも, その影響を受け, 高齢者の転倒・転落防止などを理由に身体拘束・抑制を行ってきた（厚生労働省『身体拘束ゼロへの手引き』より）。

　「事故の防止」「安全の確保」という名目で, 高齢者の介護・看護の現場ではあたりまえだった身体拘束・抑制。その廃止へ動き

出したのは,要介護高齢者の人権に目覚めた介護職・看護職であった。彼らは現場の中にあって試行錯誤し,格闘しながら,身体拘束・抑制廃止に取り組んできた。

1986年,東京都の上川病院では,「身体拘束・抑制」を「縛る」と表現し直した。それが人の身体の自由を奪い,行動を制限することであり,日常生活では考えられないことであり,その人の権利を侵害することを介護職・看護職自らで自覚するためであった (吉岡・田中編 1999)。高齢者を「縛る」と,関節が固まり,筋肉が萎縮するなど全身が衰弱し,認知症がすすむ。結果として手のかかる高齢者が増え,治療やケアが増え,また縛りたくなるという悪循環が起こる。また,高齢者の「身体を縛る」行為は,そのショックによって彼らの心も「縛る」ことになる。身体を縛られることで,自尊心と誇りを砕かれ,絶望し,生きることをあきらめて死に至る,という「抑制死」も生じる (生井 2000)。

さらに1998年10月,福岡県の10の老人病院(療養型病床群)が,「安全,治療のためといって縛るのは,医療・看護・介護側の都合ではないか」と,「縛らない」医療・ケアをめざして「抑制廃止福岡宣言」を出した。それを受けて,翌年3月,厚生省(当時)が身体拘束・抑制廃止の方針を出す。2000年,介護保険法の施行にともない,身体拘束・抑制は原則禁止となり,さらに身体拘束廃止に向けての取り組みが活発になった。そもそも介護保険制度は,これまでの要介護者が受け身的になるケアから,自己決定を尊重した「高齢者の自立支援」を目的とするケアをめざすものである。「高齢者の自立支援」の視点によって,彼らの権利や「QOL (生活の質)」が具体的なケアに反映されていく必要が生じた。その流れの中で「身体拘束廃止」の取り組みが活発化したのである。

2000 年，厚生省は「身体拘束ゼロ作戦」を発表し，身体拘束廃止に取り組む現場の支援に動き出す。厚生省に設置された「身体拘束ゼロ作戦推進協議会」が発行した『身体拘束ゼロへの手引き』には，身体拘束の具体例として「脱衣やおむつはずしを制限するために，介護衣（つなぎ服）を着せる」等の 11 項目をあげている。03 年には介護保険事業者に対して身体拘束を行った場合は記録の保存を義務化し，06 年には高齢者虐待防止法が施行され，身体拘束は**高齢者虐待**に該当する行為と明記された。

　ところで，なぜ介護施設や病院では身体拘束をしてしまうのだろうか。施設の介護者の「人手不足」ゆえなのか。人の手が足りていれば，身体拘束は起こらないのであろうか。そうであるのかもしれない。人の手が足りていれば，すぐに「つなぎ服」を脱がしてトイレで用を足してもらうための介助ができたのかもしれない。しかし，これは人手不足だけですまされる問題ではない。『身体拘束ゼロへの手引き』によれば，「明らかな人員不足は解消しなければならないが，現実には現行の介護体制でさまざまな工夫をしながら身体拘束を廃止している施設や病院はあるし，一方で，それを上回る体制にありながら身体拘束をしている施設や病院も少なくない」という。また，「身体拘束をすることによって高齢者の状態がより悪化し，より人手が多くかかる」場合もあるという。

「どうせ本人はわからないから」？

　なぜ「つなぎ服」を着せるのか。その理由には，私たちの「認知症観」もあるのではないだろうか。すなわち，今まで「認知症」に向ける私たちのまなざしには，「ひどい物忘れのために何もかもわからなくなって，不可解な言動を示す」「人格がす

っかり変質し，果ては心を失う」といったような「人格変容・荒廃」「自己喪失」イメージがあった。このイメージが固定観念として根づいてきたために，認知症になると「本人は何もわからない」「本人はしばらくすると忘れる」からとみなして，「つなぎ服」を着せても大丈夫だろう，いたしかたないことだと心の隅で思ってしまう節はなかっただろうか。

3 なぜ「老いて介護される」ことに背を向けたいのか？

老いて介護されること へのまなざし：ピンピ ンコロリと健康寿命

こうした「老い」と「介護」をめぐる光景を目の前にして，私たちはどう思うのだろうか。「認知症」になり「つなぎ服」を着せられてまで老いて介護を受けるような身にはなりたくはない，こんな「老い」の姿はゴメン，とばかりに，私たちは年をとってもピンピンと生きて死ぬときはコロリと逝きたい，という「ピンピンコロリ」を願うのだろうか。

それとも，たとえ「認知症」になり介護を受ける身になったとしてもおおらかに暮らせるよう，たとえば「つなぎ服」を着せられてしまうような介護の現状自体を変えようと思うだろうか。

武藤によれば，そもそも「ピンピンコロリ」の語の起源は，1970年代に長野県高森町の元気なお年寄りが，「ピンピン」と元気に暮らして「コロリ」と死にたいものだという願いを「ピンピンコロリ」と表現した経緯があり，農村の有線放送で流されていた体操が「PPK運動」と名づけられていたことにあるという（武藤 2008a, 2008b）。小さなコミュニティの中で「具体的に目の前にいるあなた」という親しい人への思いを込めてつくられた実

践が,「目の前のあなた」の文脈を離れて介護予防策や健康増進政策の中で用いられると, ある種の抑圧が生じ,「ピンピン」とは生きられず「コロリ」とも逝けない人たちは, この言葉が声高に響いてしんどいだろう, と述べている（武藤 2008b）。

ピンピンコロリと同じような意味で「**健康寿命**」という言葉も使われている。「健康寿命」とは,「人生全体の中で健康に暮らせる期間」であり,「介護が必要でない平均余命, 自律している期間」とされている。介護が必要でない時期をできるだけ長くしようという意味である。ピンピンコロリも健康寿命も提唱者の意図から離れて,「老いて介護される」ことを忌み嫌う風潮を助長してしまわないだろうか。そして, 老いて病いや障害をもって介護が必要となる人たちの暮らしのありようが人々の視界から抜け落ちてしまわないだろうか。

高齢者の延命医療制限

「ピンピンコロリ」も「健康寿命」も, 高齢者の介護や医療にかかる費用を抑えようという政策的な意図がある。同様に, 高齢者の医療費を抑制するためにも高齢者の延命治療を制限しようと提言する論者もいる。生命倫理学者の D. キャラハンは, 高齢者の「延命主義医療」に疑問を投げかけ,「医療は高齢者の延命に努力を傾けるよりも, 寿命を全うするよう痛みや苦しみを取り除くことを目標にするべき」と主張した（Callahan 1987 = 1990）。ただ, 高齢者の延命医療制限の主張だけだと,「年寄りを延命治療をしてまで長生きさせる必要はない」という意味にもとられかねないので, キャラハンは「高齢者の延命医療制限」という主張には「肯定的な老年のビジョンが不可分」だと論じた。つまり, 高齢者の延命医療を打ち切ることは,「次の世代の人たちのため

に」という文脈の中でなら高齢者の生に積極的な意味をもたせられるという。しかし、「高齢者の延命医療を打ち切ること」と「老年期の生の積極的な意味」とは結びつけられるものなのだろうか。

　たしかに、要介護の、とくに認知症終末期の高齢者の中には、嚥下障害（食物の飲み込みが困難）のため気管に食物が入ることで嚥下性肺炎になり、そのたびに肺炎治療の点滴を受けるので、最終的には経管栄養チューブをつけ口を通さずに栄養補給することになる人がいる。また、終末期には高熱が続き意識がない状態になり、鼻から管を入れて栄養を入れたり、呼吸困難になって人工呼吸器を使用することになったりするなど、さまざまな医療措置を施す必要が生じる。病院のベッドで身体のさまざまな部位に管を入れられて「管だらけ」になった姿を見て、そうまでして生きながらえることが本人にとって幸せなことなのかと家族が痛々しく感じ、「延命治療をやめさせて」と懇願する場合もあるかもしれない。

　ただここで問題にしたいのは、ピンピンコロリにも高齢者の延命医療制限にも、そして健康寿命にも、高齢者は年をとっても介護されることなく、誰の手も借りずに自分ひとりで生きていける身体をもっていなければならないといわんばかりの意味が知らず知らずのうちに組み込まれてはいまいか、ということである。ピンピンコロリには「自分のことは自分でする、自分でなんとかしなくては」「自分のことは人に頼ってはいけない」といったような、老いて介護されることを避けようとし、最期まで自分のことは自分でしないと、という強い思いが潜んでいる。

> 「他人の力はかりない＝自分の力で」という自立観

ところで、「自立」というのを「自分のことは自分でする」、「自己決定」というのを「自分のことは自分で決める」という意味でとらえている人は多いだろう。しかしながら、この「自分のことは自分でする」といった「自分の力で」という自立観は、「自分のことは人に頼ってはいけない」といったような、他人の力に依存しないことを重視する「他人の力をかりない」自立観であり、「どのように他者と共に生きていくのか」という視点が欠落している、という指摘もある。藤谷によれば、「他人の力をかりない＝自分の力で」自立観というのは、「自分の力／他人の力」の区別を軸とした個人の能力とか力という観点における自立であり、そこでは自分の存在や力は他者から切り離されたものとしてとらえられ、他人の助けを受けないとか、他者に依存せずなるべくひとりで生活するというふうに、他者との関係が消極的・否定的にしかとらえられていない、という（藤谷・横山 2007）。

ピンピンコロリ願望は、「自分のことは自分でする、自分でなんとかしなくては」といった「他者の力をあてにしない」自立のとらえ方を「老いてゆく」人たちに強いているのではないだろうか。自分の人生の主役が自分であるのは間違いではないのだろうが、自分の人生は自分ひとりでは成り立っていないこともまた確かである。はたして、老いて介護されていながらも、介護される自分が人生の主役であるような生き方はできないものだろうか。

> 助けられ上手さん

木原は、たとえ介護が必要になっても、老いて介護される者自身が「困ったときに上手に助けられる」ことで、自分の人生の主役となることができるという暮らしぶりを、「助けられ上手さん」として紹介して

いる（木原 2006）。たとえば木原は，毎日自宅周辺の家々を訪れ，「おはよう」と挨拶して歩いてまわり，その「おはよう」ついでに「（あなたは）私を散歩に連れて行ってね」「（あなたは）病院に連れて行ってね」と一人ひとりに頼みごとをしている一人暮らしの高齢者を紹介している。また木原は，ボランティアで学生の介護実習のモデルとなった，認知症で寝たきりの高齢者を紹介している。この高齢者のように，自分が介護される側になっていることを逆手にとり，これから介護する仕事に就くであろう学生の介護実習の「モデル」をつとめることで，介護サービスを受けるだけの位置づけに固定されるのではなく，介護を受ける者自身も介護の担い手の一人となれる様を木原は紹介している。ただし，介護を受けるだけの位置づけに固定されず，介護の担い手の一人にもなるためには，介護されることを自分自身が受けとめることができ，それを周囲にオープンにできることがまずは必要となる，と木原は述べている。

この「助けられ上手さん」の話から気づかされたことがある。それは，私たちが老いて介護されることを嫌がり避けようとするのは，私たちが「助けられ下手」だから，ということである。木原は，私たちは何か困った際，どれだけ周りの人に「助けて」と頼めるだろうか，と私たちに問いかけている。すなわち，自分が問題を抱えたときにその問題を自分だけで解決できるのならいいが，誰かに助けてもらわなくてはならないときがある。しかし，実際そんなときに「助けて」とはなかなかいえなくなっているのが今現在の私たちではないか，というのである（木原 2006）。

> 「プライドの危機」と
> 「心の貸借対照表」

私たちがなかなか人に「助けて」といえないのは、介護される（助けられる）ことで借りをつくってしまうような負い目を感じるからである。それを木原は、人に頼み事をすることで生じる「プライドの危機」と呼んでいる（木原 2006）。つまり、人間にはプライドという厄介なものが心の中にあって、どんなに要介護状態であろうと、おとなしく人の善意に甘えていればいいと思うことができず、ただ一方的に他人からのサービスを受けるという「割り切り」を許さない、というのだ。また木原は、「心の貸借対照表」というのを人間は誰でももっていると述べている（木原 2006）。たとえば、認知症で寝たきりとなり、一方的に人に助けられてばかりだと、ほとんど「負（負債、借金）」ばかりが増えて、「資産」が増える機会はまずなく、「心の貸借対照表」のバランスが極端に傾いていき、プライドは傷ついていくだろう。しかし、学生に対する介護実習のモデルをつとめることなど誰かのために尽くせる機会をつくりプラスの「資産」を増やすことで、「プライドの危機」を克服することができる、というのである。

さらに、助けてもらうことにともなう「プライドの危機」を克服する方法として、木原は「セルフケアマネジメント」をあげている。ケアマネジメントとは、ケアサービスを受ける対象者のために、どうサービスを組み立てればいいかといったことを考えることであるが、それは主にケアサービスの担い手側の専門家が組み立てるものだと考えられている。そこに「セルフ」がつくと、そういうケアマネジメントを自分で自分に対して行うことになる。いろいろな人による自分への助けの営みを、自分自身がプロデュースするのである。たとえば先ほどの一人暮らしの高齢者の場合も、多くの人に助けてもらうことになるので、そのたびに「すみ

ませんね」と言い続けることで「負債」が増え、「心の貸借対照表」のバランスが傾くことになるだろう。「私はこの人たちを上手に活用しているのだ」というように、助け、助けられの営みの主導権を自分が握っていると意識し、助けられながらも自己決定するというかたちでセルフケアマネジメントができれば「心の貸借対照表」のバランスがとれる、と木原はいう。

> 「他者と関係を築こうとする」自立観

こうして見ると「助けられ上手さん」というのは、ほかの人の力を借りながら「自立」や「自己決定」をしていこうという人たちである。つまり、「他人の力を借りない」自立観ではなく、「他者と関係を築こうとする」自立観に基づいている。この自立観を藤谷は、自分らしく自由に生きられるような他者との関係を築こうとする「存在の自由または関係の自由を求める」自立観と述べる（藤谷・横山 2007）。藤谷によれば、「存在の自由」「関係の自由」というのは、個人の中だけでの「したいことができる」という、欲求をもって行為する1人の人間の自由ではなく、他者との関係そのものが自由と感じられるような、複数の人々が関わり合っている場や関係での自由のことであり、共同的なものであるという。そして、ここでの「自立」とは、他者によって束縛されたり支配されないで、自由に自分らしく生きたいという欲求に基づいてはいるが、他者となるべく関係をもたず、ひとりで生活することではない。そうではなく、自分らしく生きることを互いに尊重し合い、「存在の自由」あるいは「関係の自由」として自分らしさが発揮できるよう、他者と共同的関係を築いていくことである。「他者と関係を築こうとする」自立観からしてみれば、そもそも「自己決定の尊重」とは、相手の欲求や意思を尊重

しながらも，何が最善の決定なのかを共同で考えていこうとすることとしてとらえられる（藤谷・横山 2007）。このとらえ方で考えるならば，もはや，「自立」や「自己決定」という語をあえて使う必要などないのかもしれない。

4 「する」としての老い，「ある」としての老い

> 「する」としての老い，「ある」としての老い

少年犯罪や子どもの問題に関する著作を出し，独自の養育論を展開している芹沢は，「老い」に関して次のように言及している（芹沢 2003）。彼によると，私たちは自分の人生を常にできること，しうること，すなわち「する」を基準にして考え，私たちの社会もまた「する」を基準にして成り立っている。そして，「する」を基準にして「老い」を見ると，「老い」はひたすら「できなくなる」こととしてだけとらえてしまい，「する」の世界が縮小していくという認識から離れられなくなってしまうという。

ここで芹沢は，老いることをたんに「できなくなる」（=「する」の不能化）という見方で把握するだけで足りるのか，と疑問を投げかける。彼はそこで，「する」という基準を相対化する言葉として「ある」をあげる。「ある」とは〈存在そのもの〉であり，それはたとえば胎児や生まれて間もない新生児であり，人間の出発点だ，という。彼によると，子どもというのは，〈存在そのもの〉として生まれてきて，やがて何ができるか，何を成しうるのかということを問われ，自分自身に対しても何ができるのかということを問いかけながら成長する。「ある」から「する」へ，これが自然なプロセスだという。

しかし、人間は一方通行ではない。もうひとつ、「する」からまた「ある」へ戻るというプロセスがあると芹沢はいう。「ある」に始まって「する」という段階を経て、もう一度「ある」という段階に戻っていく、これが人生のプロセスの原理的な把握だというのだ。ここから芹沢は「老い」の過程を、「する」のくびきから脱し、「ある」という段階に戻れる状態に入ったことを意味すると論じる。「する」を視点にしている限り、老いの過程は、「する」の後退や縮小といったマイナスなものとみなされる。しかし、「ある」に視点を置いてみると、後退・縮小とみなされてきたことは、「ある」への着地・回帰ととらえなおすことができるというのだ。

「介護される」ことを「ある」という視点から学ぶ

　芹沢は、「する」「ある」論から介護についても次のように言及している。現実社会の中では人間は「する」を基盤に秩序づけられ、そこに日常生活がある。だとすれば、それは仕方がないことなのだが、本来の人間のあり方というのは「ある」から「する」の段階を経て、もう一度「ある」へ回帰していく、この道もまた避けられない、という認識をもてるかどうかで、介護の仕方、介護する者のあり方というのはずいぶん違ってくるのではないか、と。

　年をとり、腕や脚にマヒなどの障害が生じ、食べる、歩く、寝る、排泄する、入浴するなど、暮らしのさまざまな場面で介護が必要になった人は、「する」という眼差しからは価値がないとみなされてしまう。介護する側も、その人のために介護や世話や見守りや気遣いなど、いろいろな「する」を強いられる。こうして、介護する者の価値観も、「する」というところに意図せずしてし

ばられてしまう。

　私たちがこれだけ「ピンピンコロリ」を願ってやまなくなっているのは、「する」のくびきから脱する術を見いだしえず、「ある」ことのみの存在になることへの恐れがあるからなのではないだろうか。しかし、「する」を視点にしている限り、自分で自分の命の落とし前をつけなければならないというような、「他人の力をかりない＝自分の力で」自立観による自己決定は避けられないのではないだろうか。

　前述した「助けられ上手さん」の話から私がもうひとつ気づかされたことがある。それは、私たちが「老いて介護されること」から目を背けようとしがちなのは、「介護されること」がどういうことなのかいまだにわかっていないからではないか、ということである。「介護される」とはどういうことなのかを述べたものは、あるようでいてあまりない。一方で、「介護をする」ことについては多くの人たちが論じている。それは「介護」というものが、「する側」からしか考えられてきていないからではないか。木原は、今までの福祉や介護の制度は「助けられ経験のない、自ら助けられることを極力避けている」ような介護の担い手たちによってつくられてきたのではないか、と述べる（木原2006）。であるからか、介護というと担い手側からしか見ないクセが、介護の専門家にも一般の人々にもできあがってしまった、と木原はいう。また、「助けられる」体験をせず、「助けられる」ことがどういうことか学んでこなかったから、自分が要介護状態になったとき、その事実をどう受け止めたらいいのか見当がつかないのだ、と木原は述べる（木原2006）。

　「介護される」とはどういうことか、について考えた場合、「他者に自分の生と身体をゆだねる、あずける」ということがひとつ

4　「する」としての老い、「ある」としての老い

にはあると私は考える。そして,「他者に自分の生と身体をゆだねる,あずける」者にとって,他者とどう生きていくのか,他者とどう関係を築いていけばいいのかが切実な問題となる。その問いに対する答えとして,他者の援助は受けるが支配はされない,ということがあると思う。「他者に自分の生と身体をゆだねる,あずける」者にとって,他者の援助は受けるが支配されないためには,介護される者自身の「自己決定」が重要である。ところが,「他者に自分の生と身体をゆだねる,あずけること」と,「自己決定すること」とは,相いれないことであると考えてしまう節がある。それはなぜなのだろうか。それは,「他人の力をかりない＝自分の力で」自立観にとらわれて「自己決定」というものをとらえてしまうからであろう。上野も述べているように,誰にも依存しないことを「自立」と定義するこの社会では,他人のケアに依存しなければならない状態に陥ったとたんに,その人の自己決定能力は否定されるのである（上野 2008）。しかしながら,「他者と関係を築こうとする」自立観からしてみれば,そもそも「自己決定の尊重」とは,相手の欲求や意思を尊重しながらも,何が最善の決定なのかを共同で考えていこうとすることとしてとらえられる（藤谷 2007）。ただし,「介護される」人たちの中には,周囲の呼びかけに応じられないと見られる人たちもいる。また,自身で相手に呼びかけられないと見られる人たちもいる。そういった人たちの「自立」「自己決定」は,どうあればいいのだろうか。

　「介護される」「他者に自分の生と身体をゆだねる,あずける」こととはどういうことなのか,「ある」という視点から私たちは学んでいく必要があるのだろう。その前に,「ある」という〈存在そのもの〉としての人間のありようを身をもって学ぶ必要もある。そのうえで,「他者と関係を築こうとする」自立観に基づい

た自己決定がどういうものであるのか具体的にわかっていくのだろう。

読書案内

●大熊一夫『ルポ 老人病棟』（朝日文庫，1992年）

医療や福祉の現場を取材しているジャーナリストによる，1980年代当時の日本の「標準的な老人病院」と呼ばれていた高齢者医療・福祉現場のルポルタージュ。これを読むと，当時の介護現場の様子がよくわかる。日本の「寝たきり老人」は「寝かせきり老人」だと介護現場を批判した大熊由紀子の『「寝たきり老人」のいる国いない国』（ぶどう社，1991年）もある。

●春日キスヨ『介護とジェンダー──男が看とる女が看とる』（家族社，1997年）

本章では述べられなかった，介護する家族や介護施設の職員の苦悩や葛藤について，福祉分野でのフィールドワーカーの草分け的存在である家族社会学者が，介護現場におもむいて精力的にインタビューし，詳細に考察している。

●箕岡真子・稲葉一人編『ケースから学ぶ 高齢者ケアにおける介護倫理』（医歯薬出版，2008年）

日常の高齢者介護の現場で起こる倫理的ジレンマをどう解決すればいいか，事例に基づいて解説している。ただし，本書は，倫理には「たった一つの正解」があるわけではなく，「よりよく生きる」ための考え方（ツール・道具）である，という視点に基づいている。

●L.ガムロス・J.セムラデック・E.トーンキスト編『自立支援とはなにか──高齢者介護の戦略』岡本祐三・秦洋一訳（日本評論社，1999年）

本書は，本章で扱った「老いて介護される者の自立や自己決定」について，スウェーデンやデンマークなどの実践例も紹介しながら

4 「する」としての老い，「ある」としての老い　161

論じている。とくに，長期ケア施設における入居者や認知障害のある人にとっての自立について，身体拘束（抑制）を減らすプロジェクトや長期ケア財政の自立への影響についてもふれている。

●立岩真也『弱くある自由――自己決定・介護・生死の技術』（青土社，2000年）

　本章で取りあげた「他者と関係を築こうとする」自立観は，すでに障害者の自立生活運動の理念の中で学ぶことができる。この本では，その障害者の自立運動の理念を基点に，障害者や高齢者，安楽死や介護のことについて取りあげながら，「自己決定」といわれるものは本当はどれだけ自己で決定できるのか考えている。

引用・参照文献

Beauchamp, T. & Childress, J., 2001, *Principles of Biomedical Ethics*, 5th ed., Oxford University Press.（＝2009，立木教夫・足立智孝監訳『生命医学倫理』麗澤大学出版会）

Callahan, D., 1987, *Setting Limits*, Simon & Schuster.（＝1990，山崎淳訳『老いの医療――延命主義医療に代わるもの』早川書房）

藤谷秀・横山貴美子，2007『介護福祉のための倫理学』弘文堂。

生井久美子，2000『介護の現場で何が起きているのか』朝日新聞社。

木原孝久，2006『助けられ上手さん――介護を受けるあなたが主役』中央法規。

高齢者介護研究会，2003『2015年の高齢者介護――高齢者の尊厳を支えるケアの確立に向けて』。

箕岡真子，2007「バイオエシックスの視点よりみた認知症高齢者の医療における『自己決定』と『代理判断』」新井誠編『成年後見と医療行為』日本評論社。

箕岡真子・稲葉一人，2008『ケースから学ぶ 高齢者ケアにおける介護倫理』医歯薬出版。

武藤香織，2008a「『ピンピンコロリ』をめぐる物語――私たちが欲しいのはこれなのか？」『現代思想』36（3）。

武藤香織，2008b「ピンピンとコロリの間で」『健康』秋号。

芹沢俊介，2003「実感的〈向老期〉論」三好春樹・芹沢俊介『老人介護

とエロス――子育てとケアを通底するもの』雲母書房。
塚原貴子ほか，2008「認知症を自覚できない独居高齢者の在宅支援をめぐって，支援者間に生じたズレ」菊井和子ほか編『ケースで学ぶ医療福祉の倫理』医学書院。
上野千鶴子，2008「ケアされるということ――思想・技法・作法」上野千鶴子ほか編『ケアされること』岩波書店。
吉岡充・田中とも江編，1999『縛らない看護』医学書院。

Column ⑨ 看護と生命倫理

　看護とは何かを説明するのは簡単なことではないが，看護職が専門職であるということに異議を唱える人はいないだろう。専門職であれば，看護職としての自律した行動が求められるという考えは，当然のものと思われるかもしれない。

　しかし，歴史を振り返れば，看護職に自律は不要であり医師の指示に忠実に従って働くことが美徳とされた時代があった。かつて看護職の養成は医師により行われていたうえ，目上の者や男子を敬うという当時の社会規範が，圧倒的に女性が担うことの多い看護職に，医師への忠誠や奉仕的精神を求めてきたのである。こうした考え方は，看護職のもっとも古い倫理コードとされる「ナイチンゲール誓詞」(1893年)の中の「私は心より医師の仕事を助け，私の手に託された人びとの幸福のために身を捧げます」という一文にも表れていた（ただし，これはナイチンゲールによるものではなく彼女を尊敬する看護教育者によってつくられた）。

　しかし，時が流れ，医療の高度化，人々の権利意識の変化など，社会的な状況が著しく変化する中で，看護職の倫理綱領は大きな変化を遂げている。そのひとつは，かつては医師におかれていた看護職の第一義的な責任の所在を，看護を必要とする人々，つまり患者へと移したことである。世界各国の看護協会からなる国際看護師協会（ICN）は，1973年にそれまでの倫理綱領を改訂し「看護師の専門職としての第一義的な責任は，看護を必要とする人々に対して存在する」と明記している。すなわち，看護師は，患者のいのちや権利が脅かされていると判断したときには，専門職として患者を護るために行動を起こすべきなのである。

　医療における生命倫理の主役は患者であることを考えると，看護と生命倫理は同じ方向を向いているといえよう。看護職は，倫理を実践するものとして，主役である患者に対して大きな責務を負っているのである。

Column ⑩　障害学と生命倫理

　生命倫理学は，生命における倫理的諸課題，つまり，生命についての善悪の判断を下すためのルールをめぐる議論であると一般的に理解されている。それがきびしく問われる場所として，たとえば選択的中絶や出生前診断・着床前診断，あるいは安楽死や尊厳死をめぐる医療現場があげられる。

　ところで，障害学という学問は，イギリスにおけるカルチュラル・スタディーズ——日常生活の中での行動やその意味を，とくに権力や支配関係という視点から分析する文化研究の一分野——の流れを汲んでいる。そして，障害をもつ当事者の生に即しながら「障害をもつという経験」を大切にしつつ，日本においてもここ15年ほど目覚ましい研究成果が出され続けている。障害を研究対象とする学問分野には，医学や社会福祉学もあるが，これらの学問の基本的な特徴は，障害を「なおすべき対象，援助すべき対象」という認識枠組みでとらえていることである。これらに対して，障害学の基本的な姿勢は，障害者が生きることをまずは肯定する立場をとる。「なおすべき対象」としての障害という考え方は，ともすれば障害を否定的にとらえがちであるが，障害学はそうした立場とは根本的に異なる。また，「なおすこと」がよいとしても，それは誰にとって「よい」のかは問いとして立ちうるが，従来の医学的な認識の下では，きちんと問いきれていなかった。そのようなことも障害学が考察している，あるいは考察すべき問いのひとつなのである。

　障害を対象とするような生命倫理学も，往々にして現存する倫理学説を応用することに終始する危険性がある。生命倫理学が障害学から学ぶべきところは，まさに「障害者が生きることをまずは肯定する」ということではないだろうか。最近では，人工内耳やエンハンスメント（→第12章）などの議論も熱くなされているが，それが「障害をもつ当事者の生」をどのようにとらえるものであるのかについては，注視する必要があるだろう。

第8章 最期まで生きるために

ホスピス・緩和ケアの現場から

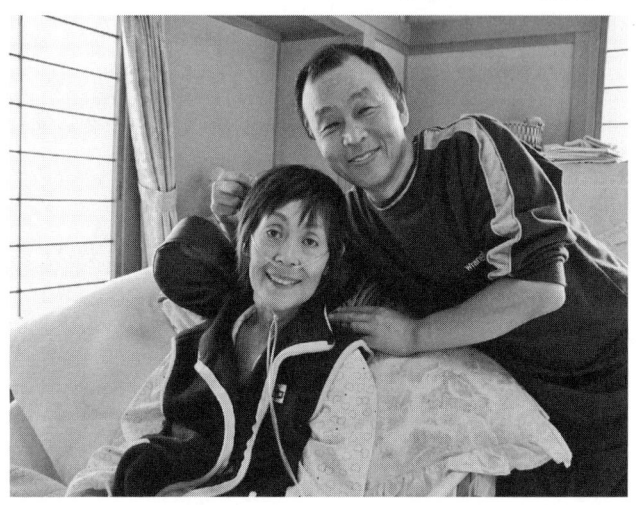

夫婦二人三脚で美容院を経営していたIさんご夫妻。奥さんは末期がんのため50代後半で亡くなられた。これは亡くなる前日にご自宅で撮られたもの。

「ホスピスって, 死を待つ場所でしょう, きっと暗いところなんでしょうね」といった声を聞くことがある。どうやら, 日本では「ホスピス」といえば, 「もうダメになったらいく特別なところ」というイメージが強いようだ。でも, ちょっと待ってほしい。ここに写っているのは, 住み慣れた自宅でホスピスケアを受け, 最期は子どもに手を握られて亡くなった, ある女性とその旦那さんである。写真は彼女が亡くなる前日に撮られたものだが, 2人とも実にいい顔をしている。彼女が最期の日々を過ごしたのは「特別な施設」ではないし, ましてやその時間は「暗いもの」でもなかった。本章では, この日々を支えたケアの思想と実践を指して「ホスピス・緩和ケア」と呼びたいと思う。

1 ホスピス・緩和ケアとは

●毎日をフルに生きる

長く，太く生きる

「どうせ生きるなら，長く，そして太く生きたいですよね」。ふくしま在宅緩和ケアクリニックの鈴木雅夫医師は，市民向け講演会をいつもこんな問いかけから始めている。祖母の口癖からヒントを得たというこのフレーズは，死の臨床について特段の関心がない人々にとっても，なかなか興味をひかれるものではないだろうか。

鈴木医師はこう続ける。「医療の目標」とはそもそも何だろうか。もちろん，第一の目標は，病気を治して，以前と同じような状態に戻すことだが，時にこれは難しい。その場合，一日でも「長く」ということが目標になる。いわゆる「延命治療」である。これはこれでとても大切なことだ。ただその一方で，忘れられがちだが，同じくらい大事なことがある。それは，より心地よく日々を過ごせるように，身体の痛みを取り除いたり，生活環境を整えたりすることだ。とりわけ，治すことが難しい病気になった人にとっては，少しでも長く生きることはもちろんのこと，一日一日をいかに快適に過ごすかが重要になってくる。

ただし，どんなことをすれば充実した日々を過ごせるのかは，人それぞれの人生の都合によって違ってくるかもしれない。だからこそ，いのちに関わる重い病気に直面したときには，どんなふうに生きたいか，医療者としっかり話し合ってほしい。それはいってみれば，あなたにとって「よく生きる」とはどういうことかを一緒に考えることだ。私たちクリニックのスタッフは，その思いを実現するために，全力でサポートしますから，と。

> 「生」を支えるホスピス・緩和ケア

この鈴木医師の話は，一見ごくあたりまえのことをいっているようで，そのじつ，**ホスピス・緩和ケア**の本質をうまくとらえたものになっている。それはまず，ホスピス・緩和ケアは，目の前の生を「生きること」を支えるものだ，ということをはっきりと伝えている点にある。これはあたりまえのようでいて，実はそうでもない。というのも，一般的には，ホスピス・緩和ケアという言葉は，「死を待つ場所」や「看取りの医療」といったイメージを喚起することが多いからである。

もちろん，ホスピス・緩和ケアの主な対象は，進行がんに代表される，いのちに関わる重い病気を抱えた人々である。とはいえその一方で，残された日々が限られているとしても，人は死ぬことばかり考えて生きているわけではない。たとえ先の見込みが厳しいとしても，そうした現実と向き合いながら，患者は「今ここを生きている」。だとすれば，常に「この人はまもなく死んでいく人だ」という視線にさらされることは，必ずしも愉快な体験ではないだろう。じっさい，あるホスピスの患者は，次のようにもらしている。「いちばんつらいのは，みんながぼくに過去形で接してくる」ことだ，「まるで僕は過去の人間」のようだ，と（Kübler-Ross & Kessler 2000＝2001）。

いってみれば，ここには従来のホスピスケアが「死にゆく人へのケア」ということを強調しすぎてきたことの弊害がある。だからこそ改めて，ホスピス・緩和ケアは，患者・家族の「生」を支える営みなのだ，とまずはいっておかなければならない。それは決して「生きること」をあきらめて，「死を待つこと」を選択させるようなケアではないのだ。

> **生活の質（QOL）の向上**

この前提のうえで，ホスピス・緩和ケアの特徴として，治すことが難しい病気を抱えた人々の「生」を多面的に支える，という点がクローズアップされてくる。鈴木医師の言葉を引けば，生の「長さ」だけではなく，「太さ」にも注意を払うという点がそれである。それでは，ここでいう「太さ」を支えるケアとは何を指すのだろうか。

それはまず，身体の痛みがなく，日々を快適に過ごせるようにすることから始まる。痛みにのた打ち回っている状態では，そもそも自分が「どう生きたいか」など，考えることさえおぼつかない。さらには，一人で身のまわりのことができることや，周囲の人と良好な関係にあること，経済的な不安がないことなども，「太く生きる」ことと深く関わっている。いずれにせよ，ホスピス・緩和ケアの現場においては，こうした多様な面から患者・家族の「生」をサポートするために，さまざまな専門性をもったスタッフがチームを組んでケアにあたることになる。

まとめておこう。ホスピス・緩和ケアとは，たとえ今後の見込みは厳しくとも，多様な側面から患者・家族を支援し，それによって彼らの目の前にある「生」の可能性を少しでも広げることをめざすものである。これは従来の「病気からの回復」をめざす医療とは異なり，**生活の質**（Quality of Life: QOL）の向上をその第一の目的としている。

では，こうした新しいタイプの「医療」は，どのように生まれ，広がっていったのだろうか。次節では，近代ホスピス運動の誕生の経緯をたどりながら，その出発点を確認しておこう。

2 近代ホスピス運動の誕生

●全人的苦痛を癒す

> ホスピス運動の創始者 シシリー・ソンダース

一般的には，近代ホスピス運動は，シシリー・ソンダース医師によってロンドンに聖クリストファー・ホスピスがつくられた1967年に始まるとされている。もっとも，「ホスピス」という言葉自体はそれ以前から存在しており，中世ヨーロッパにおいては，主として負傷した旅行者にケアを提供する宗教的施設のことを指していた。その後19世紀末になって，フランス，アイルランド，イギリスで，死にゆく人々のケアを行う施設を指してこの言葉が使われるようになったという（Doyle & Barnard 2004＝2007。なお，「緩和ケア」という言葉は，1970年代以降に主として英語圏以外の国で使われるようになった表現であり，本章では「ホスピス」と同じ意味で使用する）。

ソンダースは，これら先行するホスピスに学びつつも，それを新たな視点から練り上げることによって，今日のホスピス・緩和ケアの基盤をつくりだした。それ以前のホスピスと比較した場合，ソンダースの試みは，(1) 痛みの治療のために近代医学を積極的に導入した点と，(2) 末期患者のためのホスピスについて社会に広く知らせた点で特徴的であったという（円山 1991）。じっさい，聖クリストファー・ホスピスは，優れたホスピスケアを実践するだけではなく，それを支える研究・教育機関であり，さらには広報機関としての役割をも担ってきた。その結果，1980年代以降，イギリスとアメリカを中心に，ホスピス・緩和ケアの思想と実践は急速に普及していくことになる。

ホスピス運動の社会的背景

では，なぜ1960年代のイギリスにおいて，ホスピス運動が生まれたのだろうか。社会学者のN.ジェームズとD.フィールドは，その背景としておおよそ次の3点を指摘している（James & Field 1992）。第一は，人口構造と疾病構造の変化である。イギリスでは1960年に平均寿命が65歳を超え，急性または感染症の疾患による死亡は減少した。その結果，65歳以下の死は稀なものとなり，多くの人が長期にわたる機能の喪失やさまざまな苦痛をともなう慢性疾患を患い，最終的には病院で亡くなるようになった。

第二は，ヘルスケアに関する国民の意識の変化である。イギリスでは第二次世界大戦後，国民保健サービス（National Health Service: NHS）が成立し，医療を受けることが国民の権利として確立した。同時に，抗生物質や救命外科手術といった医療上の革新によって，人々の医療に対する期待はますます高まっていった。1960年代の生活水準の向上は，こうした傾向に拍車をかけ，やがてあらゆる病気が駆逐されるかもしれないという期待感が醸成された。

第三に，医療そのものの質的な変容である。戦後のイギリスでは，病院は急速に近代化し，ヘルスケアを提供するだけではなく，医学研究を行い，最新の医療技術を開発する巨大センターへと変貌していった。その結果，医療の対象は，病い（illness）をもつ人ではなく，むしろその人の疾病（disease）へと狭く焦点化されていくことになる。同時に，予防医学が発展し，病気の人のみならず，健康な人も医療の対象へと組み込まれるようになった。これに対して，一方では過度の「医療化」に対する批判が起こると共に，他方では，一般の人々の間に，人工呼吸器の停止や脳死・

臓器移植など，先端医療の倫理的問題についての不安が引き起こされた。

これらの要因が，どの程度ホスピス運動に直接影響を与えたかは定かではないが，少なくとも，1970年代以降にホスピス運動が発展していくための前提条件となったことは確かである。ホスピス運動は，末期患者とその家族に対して，多職種チームによる「全人的なケア (total care)」を提供し，人間らしい死に方を実現することを約束した。それは一方では，それまでに比べて長引くようになった死の過程への不安と，医療の過度の科学化と医師への権力の集中に対する不満を解消してくれるような，新しいビジョンを提示していたのである。

安楽死運動との対決

ところで，ホスピス運動とほぼ同時期に，別のかたちで人間らしい死に方を実現しようとする社会運動がイギリスで台頭してくる。安楽死運動がそれである。じっさい，イギリスの自発的安楽死協会 (Voluntary Euthanasia Society : VES) は，すでに1935年に設立されていたものの，急速な成長をとげることになるのは70年代以降のことである。これ以降，ホスピス運動と安楽死運動のリーダーたちは，「尊厳ある死」とは何か，をめぐって，公式・非公式な場で激しい議論を闘わせていくことになる (James 1996)。

この2つの運動は，ともに末期患者が十分なケアを受けていない現状を批判し，より人間らしい死に方を実現することをめざしたが，その解決法は大きく異なっていた。安楽死運動の目標は，自分が末期状態になって「もはや生きていても意味がない」と思うようになったときに，自ら死を選べるように，死の自己決定権を確立することである。これはいわば，自ら死を選ぶことを通じ

て，尊厳の感じられない状態をコントロールしようとする試みである。

これに対してホスピス運動は，そもそも安楽死のように，死にゆく過程に人為的に介入することに対しては否定的であり，できるかぎり自然の経過にゆだねるべきだと主張した。そのうえで，ホスピス運動がめざしたのは，むしろ死を望む患者が「生きたい」と思えるような「ケアのコミュニティ」をその周りにつくりだすことであった。この点で，安楽死運動とホスピス運動は，同じ課題に対して，異なる回答を用意したものだったのである。じっさい，ソンダースは死を望む患者にとって必要なのは適切なケアであって安楽死ではない，と強く主張し，一貫して安楽死の法制化に反対している（Saunders 2002）。

> 全人的な痛み

それでは，ホスピスケアは具体的にはどのような方法によって，末期患者の人間らしい死に方を実現しようとしたのだろうか。ここではその手がかりとして，ホスピス・緩和ケアにおける「**全人的な痛み**（total pain）」という概念をとりあげてみたい。

そもそも，看護師・ソーシャルワーカーであったソンダースが30代半ばで医師を志した理由は，当時，末期がん患者の痛みの治療がまったく進んでいなかったことにあった。そこでソンダースは研究を重ね，モルヒネなどの鎮痛薬の定期的経口投与によって，末期のがん患者の身体的な痛みをコントロールする方法を確立したのである。しかしその一方で，彼女が明らかにしたのは，仮にがん患者の身体的な痛みがうまくコントロールされたとしても，身体面以外の心理面や社会面の痛みは残ること，さらにはこうした痛みが相互に影響しあって「一つの痛み」として患者には

図8-1 痛みを構成する4つの因子

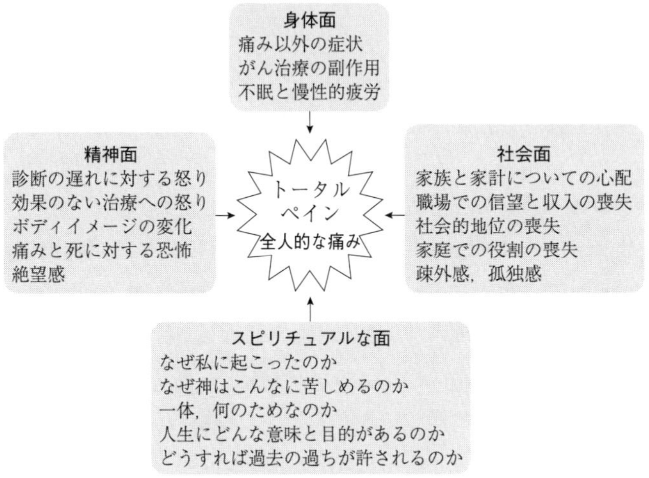

身体面
痛み以外の症状
がん治療の副作用
不眠と慢性的疲労

精神面
診断の遅れに対する怒り
効果のない治療への怒り
ボディイメージの変化
痛みと死に対する恐怖
絶望感

社会面
家族と家計についての心配
職場での信望と収入の喪失
社会的地位の喪失
家庭での役割の喪失
疎外感,孤独感

スピリチュアルな面
なぜ私に起こったのか
なぜ神はこんなに苦しめるのか
一体,何のためなのか
人生にどんな意味と目的があるのか
どうすれば過去の過ちが許されるのか

→ トータルペイン 全人的な痛み

（出所）Twycross & Wilcock 2002＝2003.

経験されることであった。これを彼女は「全人的な痛み」と呼び,それに対応するためにはホスピスは全人的なケアを提供しなければならない,と主張したのである（図8-1）。

これは,ホスピス・緩和ケアがチームケアを重視することにつながっていく。というのも,臨死患者の痛みが人間のあらゆる局面と関係しているとすれば,それに対応するためにはさまざまな分野の専門家やボランティアとチームを組んで対応しなければならないからである。また同時に,患者のみならず家族をもケアの対象とするというホスピス・緩和ケアの視点も,この全人的痛みの概念と関わっている。家族の人生もまた,患者の病気によって大きく影響されるだけではなく,多くの患者にとって,「家族の負担になっている」という思いは,その痛みを増幅させるからで

2 近代ホスピス運動の誕生

ある。

世界標準の緩和ケアへ

このように，主として末期のがん患者が「生きたい」と思えるような環境づくりをめざして始まったホスピスケアは，やがてがんの末期にのみ限定されたものではなく，それ以前から提供されるべきものとして，その範囲を拡大していく。その象徴のひとつが，世界保健機関（WHO）による緩和ケアの定義の試みである。この定義において，WHO の専門委員会は，診断の時点から緩和ケアは提供され，がん治療と並行して行われるべきだという見解を提示した（WHO 1990＝1993）。

それではこうした新しいケアの思想と実践が，日本の終末期医療の現場にはどのように導入され，発展していったのだろうか。次節では，「施設から地域へ」という近年の動向に焦点をあてながら，日本におけるホスピス・緩和ケアの歴史と現状を見てみよう。

3 日本におけるホスピス・緩和ケアの展開
●「家で死ぬこと」を実現するために

緩和ケア病棟の制度化

ホスピス運動が日本に入ってきたのは1970年代であり，77年にはわが国のターミナルケア研究の草分けである「死の臨床研究会」が結成され，81年には静岡の浜松市に初の病棟ホスピスが誕生した。とりわけ，90年に，**緩和ケア病棟**（Palliative Care Unit：PCU）というかたちでホスピスが医療保険の中に組み込まれたことは，日本においてホスピス・緩和ケアの社会的な認

知が進むうえで重要な契機となった。

ただしその一方で、ホスピスが病院の一部として制度化されたことは、日本のホスピスに「病院中心、医師中心」という独特の特徴を与えることをも帰結した。じっさい、ナーシング・ホームに分類されるイギリスの施設ホスピスでも、在宅ケアを中心とするアメリカのホスピスでも、専門の看護師がケアチームの中心である。しかし、初期の日本のホスピス運動のリーダーの多くは病院勤務の医師であり、どちらかといえば、それまでの病院医療の延長線上でホスピスがとらえられていた。それゆえ、「ホスピスとは建物ではなく哲学である」というスローガンにもかかわらず、日本のホスピスは現実には「末期がん患者のための入院施設」にほかならず、市民によるホスピス運動の多くも、「緩和ケア病棟建設運動」というハード重視のかたちをとらざるをえなかった（田代 2005）。

施設から地域へ

こうした状況のもと、元来ホスピス運動の理念は看取りの「脱病院化」を志向していたにもかかわらず、日本においては、病院で亡くなる人が減ることはなかった。じっさい、1976年を境に在宅死亡者と病院死亡者の割合が逆転した後、現在では約8割の人々が病院で亡くなるようになっている（図8-2）。結果として、病院を中心とする日本のホスピス運動は、こうした現状を変えるものにはならなかったのである。

しかしながら、日本のホスピス運動も、ここ10年の間に次第に新しい局面に入りつつある。これは緩和ケア病棟が一定程度普及すると共に、次第に日本のホスピス・緩和ケアのあり方が変化しつつあることの現れかもしれない。なかでも、住み慣れた自宅

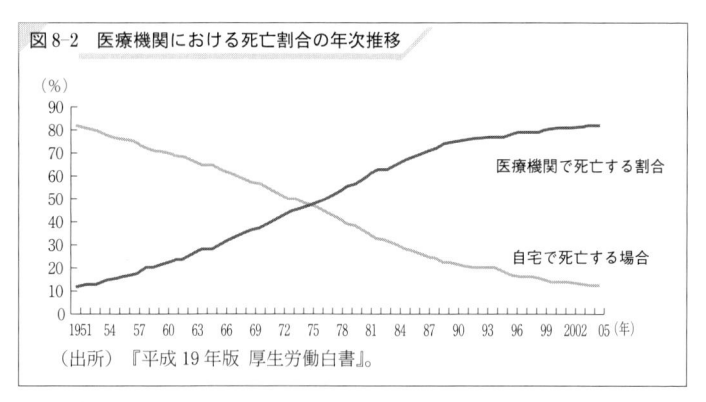

図 8-2 医療機関における死亡割合の年次推移

(出所)『平成 19 年版 厚生労働白書』。

での看取りをサポートする**在宅ホスピスケア**（在宅緩和ケア）や，在宅ケアの支援を行うデイホスピスなどの試みが注目されている。これらの実践は，いずれも，命に関わる重い病気をかかえた患者とその家族が，住み慣れた場所で最期の日々を快適に過ごせるよう，総合的なサポートを提供するものである。

在宅の「魔力」

ところで，そもそもなぜ在宅なのだろうか。言い換えれば，施設に比べ，在宅での看取りはどういう点で優れているのだろうか。この点で参考になるのは，わが国の在宅ホスピスケアの草分けの一人である川越厚医師の指摘である（川越 1992）。彼は，おおまかに次の 3 点から在宅ケアの魅力を説明している。

第一は，在宅ケアの場合，患者・家族が意思決定の中心となり，自分が主人公となることができることである。たしかに優れた施設は，さまざまな設備という点では，自宅よりも好都合なところがあるかもしれない。しかしその一方で病院などの施設においては，どこまでいっても，患者や利用者は「ゲスト」であって，「ホスト」にはなれない。この点，自宅であれば，誰に気兼ねす

ることなく，自分の生活を楽しむことができ，自然と患者・家族中心の意思決定を進めることができる。

　第二は，日常性が維持されることによる患者の生活の質（QOL）の向上である。入院患者にとってつらいことのひとつは，私たちが普段の役割を剝ぎ取られて，「かけがえのない私」ではなく，「入院患者の中の一人」として一定期間を過ごさなければならないことにある。もちろん，入院期間が限定されている場合は，少しの間の我慢と思ってやり過ごすことができるかもしれない。しかし，もし残された生が限られており，一日一日を大切に過ごしたいと願う場合にはどうだろうか。この点，自宅に帰ることによって，人は「病人」以外の役割にも自然と目が向くようになる。

　たとえば，ある女性は，ほとんど身体が動かない状態で家に帰ったが，家に帰ったとたんに自分の役割を取り戻し，みるみるうちに元気になったという。たとえ身体が動かなくとも，家にいれば母親や妻という役割をまっとうすることができる。娘たちに口で料理のやり方を教え，ヘルパーさんに指示を出して掃除をしてもらうことができる。病院にいたときは，もっぱら病気や死のことばかりを考えていたが，家に帰って普通の生活に戻ったとたん，生きることに目が向くようになったという。この事例は，日常性の回復が患者の QOL の向上に直結することをよく示している。

　第三は，看取る側への影響である。川越医師の経験によれば，在宅でしっかりとケアに関わることができた家族は，死別後の回復が早く，後悔も少ないという。加えて，在宅で両親や祖父母が亡くなる場合には，自分の子どもや孫に与える教育的側面が大きい。子どもたちは，肉親の死を身近に体験することによって，自然なかたちで生と死の意味を考えるようになる。これは同時に，

看取られる側にとっても，残される側に何かを「遺す」ことができるという点で，大きな慰めとなるだろう（田代 2009）。

在宅ホスピスの課題 こうしてみると，たしかに在宅ホスピスケアは，治すことが難しい病気を患っている患者・家族が残された日々を豊かに生きる支援としては優れたものであることがわかる。しかしもちろん，その一方で在宅ケアは万能ではない。

いうまでもなく，患者の側からすれば，自分の容態や人生の都合にあわせて，在宅と施設を自由に選択できる状況がもっとも望ましい。在宅ケアを受けている患者・家族の中には，自ら望んで，というよりも病院から追い出されるようにして仕方なく選んだ，という人も少なくない。それゆえ，在宅緩和ケアを選択肢のひとつとして確立すると共に，どこにいても質の高い緩和ケアが受けられるようなネットワークをそれぞれの地域につくりあげていく必要がある。在宅におけるホスピス・緩和ケアは，それ単独では患者・家族の「生」を支えることはできない。

加えて，在宅ケアを支える社会システムそれ自体の問題もある。それは，日本の社会福祉全般に関わる問題でもあるが，「家族頼み」の介護を前提としている点である。たとえば，川越は家族がケアに参加することを「日本型在宅ホスピス」の条件だとしており，看取る家族がいない場合には在宅ホスピスは不可能だという（川越 1992）。もちろん，これは一般的な障害者や高齢者のケアとは異なり，がんの終末期は比較的期間が限定されているということも影響している。とはいえ，川越自身も認めているように，こうした家族参加型を前提としている限り，多様な家族形態のケアや独居のケアは困難になってしまう。この点において，日本の在

宅ホスピスケアには，従来の在宅介護が直面してきた問題と同様の課題が残されている。

ほかにも，在宅という環境の密室性・閉鎖性の打破や，医療職と福祉職によるチームケアの確立など，在宅におけるホスピス・緩和ケアにはいくつかの課題が残されている。ただしその一方で，こうした制度的・技術的な問題が解決すれば，在宅における看取りが普及していくかといえば必ずしもそうではない。そこで，最後にこの問題を考えることで，本章の議論を締めくくることにしたい。

4 現代の看取りと死生観
● 死の現場を社会にかえす

看取り文化の再構築　宮城県で，これまで1500件以上の在宅死をサポートしてきた岡部医院の岡部健医師は，在宅での看取りにとって，最後に残る難問は，地域の中で看取りの文化をいかに育んでいくか，という問題であると指摘している（岡部ほか 2008）。彼によれば，病院で死を迎える人が8割を超えている現代の日本において，多くの人が看取りの経験を失い，最後は病院にお願いするという選択をしている。こうした状況では，制度的・技術的問題を解決したとしても，在宅死を増加させることは難しいという。

岡部医師の臨床経験の中では，社会的・経済的には自宅に帰って療養することに何の問題がなくても，病院から帰ることを拒む患者・家族が少なくないという。こういったケースにおいては，患者や家族が，自分がやがて亡くなっていくことや，親しい人を失うことに対して，極端な不安を感じていることが多い。それゆ

え，岡部医師は，在宅ホスピスケアがシステムとして完成すればするほど，そもそも人が死んでいくことをどう受け止めるのか，という**死生観**に関わる問題が表面化することになるだろうと予測している。

じっさい，看取りの現場が家庭から病院に移行すると共に，死にゆく人に直接接する機会は減少し，「死」は避けられない「人間の条件」というよりは，「医療の失敗」として経験されるようになってきた。こうした状況のもとでは，いかにホスピスケアが「限りある生」を前提として，その日一日を精一杯生ききることを支援しようとしても，その思いが共有されないという問題がでてくる。それゆえ，岡部医師は，「現在必要なのは，死の現場を医療者が抱え込まずに，一般の人が看取りの現場を体験する環境を作ることが必要なのではないか」と問いかけている（岡部ほか2008）。彼はその試みとして，ボランティアの学生に，独居の患者さんに添い寝をさせる「ボランティア添い寝」という体験をさせたり，若手の人文社会科学研究者と共同で，地域の看取り文化の研究を進めたりしているという。

死にゆく人から学ぶ

たしかに，ホスピス・緩和ケアは「生」を支えるものだが，その前提には，その「生」が限られたものであること，近い将来に死別を迎えるであろうことが織り込まれている。ここで表面化してくるのが，それぞれの「生」の中でどのように「死」を位置づけていくのか，という問いである。では，こうした「位置づけ」はどのようにすれば可能になるのだろうか。端的には，私たちが自らの死を経験できない以上，それは近しい人を看取るという経験を通じて，ということになる。なにしろ，どれほど修行を積んだ高僧でも，自分

の死を経験したことはないという意味では，死の問題については一介の素人にすぎない。この点で，看取りの現場を一般の人に開放することで，人々が生と死について学ぶ機会をつくるべきだ，という岡部医師の提言は検討に値する。

　ひるがえって考えてみれば，これはホスピス・緩和ケアの原点にも通じる話ではないだろうか。『死ぬ瞬間』の著者である精神科医の E. キューブラー＝ロスは，ソンダースと並びホスピス運動の発展に影響を与えた人物だが，彼女が繰り返し強調したのは，死と死にゆくことについては，その当事者から教えてもらうしかない，ということであった。死を前にしてどのようなことを不安に思い，どのようなことに希望を見いだすかは，その人の人生経験や価値観によって大きく変わってくる。だとすれば，そこに単純な正解はない。ただし，自分より先にそうした困難に向き合った人からは，どんなふうにその困難と折り合いをつけたのか，そのことを学ぶことはできる。

　そうだとすれば，身近な人の死から徹底的に学ぶための環境を整えることは，ホスピス・緩和ケアを可能にする条件であると同時に，めざすべき目標といえるのかもしれない。とはいえ，そうして返された「看取りの現場」からどのような「看取りの文化」をつくりあげていくのかは，私たちの側にかかっていることもまた確かである。

読書案内

● S. ドゥブレイ『シシリー・ソンダース──ホスピス運動の創始者』若林一美訳（日本看護協会出版会，1989 年）
　近代ホスピス運動の創始者であるソンダース医師の伝記。彼女の

半生をたどりながら，イギリスのホスピス運動がめざしたものを理解することができる。S. ストダード『ホスピス病棟から』高見安規子訳（時事通信社，1994 年）も合わせて読むとよい。

●E. キューブラー＝ロス『死ぬ瞬間——死とその過程について』鈴木晶訳（中公文庫，2001 年）

ソンダースと並び，ホスピス運動に大きなインパクトを与えた精神科医キューブラー＝ロスの代表作。厚みのあるインタビュー記録と，それに対するロスの鋭い洞察には，読むたびに新しい発見がある。

●服部洋一『米国ホスピスのすべて——訪問ケアの新しいアプローチ』（ミネルヴァ書房，2003 年）

文化人類学者によるアメリカの在宅ホスピスのエスノグラフィー。読者に対する配慮が随所にしてあり，最後まで飽きさせない。日本の在宅ホスピスについては，川越厚『家で死にたい——家族と看取ったガン患者の記録』（保健同人社，1992 年）を合わせて読むとよい。

●早坂裕子『ホスピスの真実を問う——イギリスからのリポート』（文眞堂，1995 年）

イギリスのホスピスで長年フィールドワークを行った医療社会学者による問題提起の書。「ホスピスの理念と実情との間にあるギャップ」を批判した本書の内容は，いまだに古びていない。

●岡部健・竹之内裕文編（清水哲郎監修）『どう生き どう死ぬか——現場から考える死生学』（弓箭書院，2009 年）

在宅緩和ケアの現場を囲んで集まった学際的研究グループによる臨床死生学の入門書。終末期医療の倫理的問題についても，死生学的な観点からとらえなおされている。

引用・参照文献

Doyle, D. & Barnard, D., 2004, "Palliative Care and Hospice" Post, S. G. ed., *Encyclopedia of Bioethics*, 3rd ed., Macmillan Reference.

(＝2007, 平井啓訳「緩和ケアとホスピス」生命倫理百科事典翻訳刊行委員会編・日本生命倫理学会編集協力『生命倫理百科事典』丸善)

James, N., 1996, "From Vision to System: The Maturing of the Hospice Movement," Lee, R. & Morgan, D. eds., *Death Rites: Law and Ethics at the End of Life*, Routledge.

James, N. & Field, D., 1992, "The Routinization of Hospice: Charisma and Bureaucratization," *Social Science and Medicine*, 34 (12).

川越厚, 1992『家で死にたい——家族と看とったガン患者の記録』保健同人社。

Kübler-Ross, E. & Kessler, D., 2000, *Life Lessons*, Scribner. (＝2001, 上野圭一訳『ライフ・レッスン』角川書店)

円山誓信, 1991「ホスピスの歴史」黒岩卓夫編『宗教学と医療』弘文堂。

岡部健・相澤出・竹之内裕文・桐原健真（構成 三井ひろみ）, 2008「日本社会における『死の文化』変容——在宅ホスピスの現場から見えてくるもの」『公衆衛生』72 (6)。

Saunders, C., 2002, "A Hospice Perspective," Foley, K. & Hendin, H. eds., *The Case Against Assisted Suicide: For the Right to End-of-Life Care*, The Johns Hopkins University Press.

田代志門, 2005「地域社会におけるホスピス運動の多元的形成と展開——岡山の事例にみる3つの『理念』の競合」『保健医療社会学論集』16 (1)。

田代志門, 2009「受け継がれていく生」岡部健・竹之内裕文編（清水哲郎監修）『どう生き どう死ぬか——現場から考える死生学』弓箭書院。

Twycross, R. & Wilcock, A., 2002, *Symptom Management in Advanced Cancer*, 3rd ed., Radcliffe Medical Press. (＝2003, 武田文和監訳『トワイクロス先生のがん患者の症状マネジメント』医学書院)

World Health Organization, 1990, *Cancer Pain Relief and Palliative Care*. (＝1993, 武田文和訳『がんの痛みからの解放とパリアティブ・ケア——がん患者の生命へのよき支援のために』金原出版)

Column ⑪　死生学と生命倫理

　病院は苦しむ人を治療しもとの生活環境に送り返すための機関と考えられてきた。医師はもっぱら病気を治すための訓練を受けている。だが、回復の見込みが乏しく残り少ない人生を送るために医療サービスを受ける人々もいる。末期がんの患者が必要としているのは病気を治すための医療ではなく、死までの残された日々を安らかに、かつ穏やかに過ごしていくためのケアである。苦痛を和らげてよき余生を送るための緩和ケアの医療に加え、死を迎えるための文化的な配慮や実践も必要となる。死生学運動の源泉はここにあった。

　ホスピスケアや緩和ケアを行う際に出会うさまざまな問題を中心に、死にゆく人々や死別の悲しみを抱えた人々のケアについて考察するのが「臨床死生学」だ。そこには生命倫理の重い問題が関わってくる。「早く死にたい」という患者もいるがどう対処すべきか。延命治療をどの段階で停止するのか。臓器提供の話をどう切り出すのか等々。臨床死生学において、生命倫理の考察は大きな位置を占める。

　他方、死にゆく人のケアに関わる事柄に限らず、広く生命倫理の諸問題を考察するためには、死生学的な知識が欠かせない。この場合の「死生学」は「臨床死生学」に対して「基礎死生学」というべき領域だ。死生学には古今東西の死生観を比較しながら、現代人の死生観について考えるという課題もある。たとえば、生命倫理では「人のいのちはいつ始まるのか」とか、「クローン人間は許されるのか」といった問題が問われる。こうした問いに答えようとすれば、人々の多様な死生観を問い、どのような生がよき生であり、どのような死がよき死であると考えられてきたかを省みなくてはならなくなる。死生観の歴史や文化を参考にせざるをえないのだ。

　このように生命倫理と死生学は重なり合っており、相互に支え合ってもいる。

第9章　「自分らしく，人間らしく」死にたい？

安楽死・尊厳死

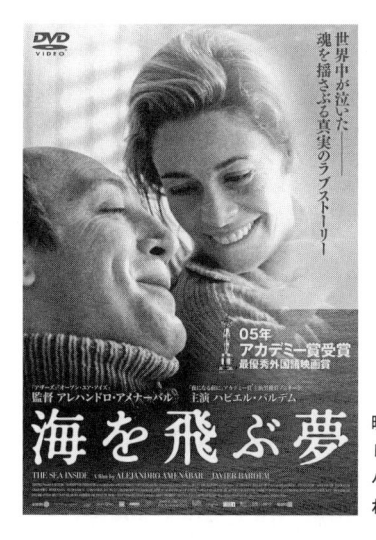

映画『海を飛ぶ夢』。ラモンの死はアレハンドロ・アメナバール監督制作，ハビエル・バルデムの主演で映画化された。

――昏睡状態のカレンに装着された人工呼吸器の撤去が認められたのは1976年春のことだった。撤去を求めた両親は，あんなふうに生き続けることをカレンは望まないだろうと申し立てた。予想を覆して自発呼吸を取り戻したカレンは1985年に亡くなった。

――ラモン・サンペドロが飛び込み事故で四肢麻痺になって20余年。彼を理解し介護する家族や友人たちに囲まれながらも，ラモンはこんなふうに家族に負担をかけて生きることを拒み，死を選ぶ権利を主張して裁判を起こす。彼が死を決行するには誰かに助けてもらわなければならなかったからである。

本章では，家族や本人によって要請され，第三者が介在して引き起こされる死――それは時に「安楽死」や「尊厳死」と称される――の問題を考えてみよう。

1 安楽な死，尊厳ある死？

　「**安楽死**」という言葉は「身体的苦痛を死によって終結する」という意味で比較的広く知られている言葉であるのに比べて，「**尊厳死**」という言葉にはあまりなじみがないかもしれない。それとも，メディアを通して耳にしたことがあるだろうか。

　日本では，医学法学界だけでなく，メディアなどでも「安楽死」を「致死薬を投与して意図的に引き起こされた死」，「尊厳死」を「治療の中断によってもたらされる・自・然・な死」として両者を峻別することが多く，生命倫理や医療倫理の概説書でもおおむねこのように定義している。冒頭の第一例（いずれも実例である），カレンの事例が「尊厳死」にあたり，実際，**カレン・アン・クインラン裁判**のニュージャージー州最高裁判決（1976年）で「尊厳死」という言葉が初めて日本で使用され，次第に定着していった。これに対して，第二の事例のラモン・サンペドロが求めたのは致死薬の投与だから，上記の定義ではまぎれもなく「安楽死」に分類される行為である。だが，この事件を取り上げた映画の宣伝パンフレットでも映画評でも，そのほとんどが「尊厳死」を求めた行為と記述された。実際，欧米圏では致死薬の処方や投与を求める運動を尊厳死運動というし，アメリカのオレゴン州と・ワシントン州で医師の致死薬処方を合法化した州法は「尊厳死法（Death with Dignity Act）」という名称をもつ。

　いきなりややこしい話だが，使用される用語の変遷は，安楽死・尊厳死問題の核心を象徴する問題でもある。ちなみに，日本でいう「尊厳死（＝末期における積極的な治療の中断）」に関しては，

その法制化を求める日本尊厳死協会の報告するところでも，90%を超える病院で本人の意向どおりにするようになってすでに20年近い（日本尊厳死協会監修 1998）。とすると，単に死を引き起こす行為の医学的・法学的是非だけではなく，「安楽死」や「尊厳死」という言葉によって喚起されるイメージや問題と実態との間に何らかの食い違いが生じていることも考えられる。そこで本章では，歴史的・社会的な観点を中心に，安楽死・尊厳死問題を吟味していく。

まずは，以下にドイツの刑法学者，K.エンギッシュによる安楽死の分類をあげておく。

① 瀕死の患者に苦痛緩和処置を行って生命短縮のない純粋な安楽死
② 苦痛緩和処置によって副次的に生命短縮がもたらされる場合
③ 生命延長処置を差し控える消極的な安楽死
④ 自殺幇助および積極的な致死手段によって生命を直接短縮する積極的な安楽死
⑤ 「生きるに値しない生命」の抹殺

①は文字どおりの「安らかな死」で問題にならない。今日，間接的安楽死（②），消極的安楽死（③），積極的安楽死（④）と称される三分類は，法分野をはじめ多様な領域において広く使用されているが，近年では④のみを安楽死と称することも多い。

2 安楽死・尊厳死論の歴史

前　史

「安楽死 (euthanasia)」の文字どおりの意味は，「よい・やすらかな (eu)」「死 (thanatos)」である。人生の終わりに「安らかな死」を迎えることは誰もがもつ素朴な願いであろう。だが，第一に，それが人為的に引き起こされる死であることから，殺人との関連（日本では刑法第199条にあたる）が，第二に，本人の要請に基づくものである場合には，自殺との関連，たとえば自殺関与や同意殺人といった自殺幇助（同，刑法202条）が，法的に，倫理的に問題とされざるをえない。キリスト教文化圏では殺人にならんで自殺が常に大罪とみなされていたことも背景のひとつであるが，医療倫理の伝統として，医学を志す者に現在でも参照される「ヒポクラテスの誓い」には，「頼まれても死に導くような薬を与えない。それを覚らせることもしない」という言葉が出てくる。「誓い」が，古代ギリシャの医学の父ヒポクラテスの手になるかどうかの真偽は別として，この言葉は，医師が自らの治療義務と対立する誘惑に古くからかられてきたことを逆説的に示している。高校の「世界史」や「倫理」で学習したであろうトマス・モアの『ユートピア』(1516年)やフランシス・ベーコンの『学問の発達』(1605年)にも安楽死に関する記述が登場する。安楽死の問題は，実は古くからある問題なのである。

20世紀に前後して，英米で致死薬を投与するなどして意図的に死なせることを合法化しようとする動きが出てくる。1930年代にはイギリス (1935年)，アメリカ (1938年) と相次いで安楽死

の合法化をめざす安楽死協会が設立され、イギリスでは1936年に上院で否決されるにいたっている。とはいえ、このころの英米の安楽死法制化運動は一部の知識人による非常に限定された運動にすぎなかった。

> 「価値なき生命」の殺害

第二次世界大戦以前の安楽死合法化論で特筆すべきは、その提案において、治る見こみのない末期の病人や重傷者の死苦の緩和のためだけでなく、その対象には、しばしば知的障害者や精神障害者、重度障害新生児、時には老人や虚弱者までが含まれていたことである。そのような死も含めて、安楽死は、その動機が憐れみや同情によるものであるからと、「慈悲による殺害(mercy killing)」と俗称されてきた。

医師による「安楽死」の合法化は、ドイツ刑法学界でも議論されていたが、第一次世界大戦後の混乱期にあった1920年、刑法学者のK.ビンディングと精神医学者のA.ホッヘは『生きるに価しない生命の殺害の解禁』を著し、本人の意思に基づく末期患者に対する安楽死と共に、意識のない重傷者の安楽死を合法とすることを提案した。さらに、治療不可能な知的障害者や精神障害者を「社会の負担」として殺害することの適法を訴えた。「生きるに価しない生命の殺害の解禁」という発想は、20年を経たナチス・ドイツ下で、ヒトラーの秘密命令による公式に7万人、総数20数万人の心身障害者や難病者、高齢者、アルコール依存症患者などを組織的に虐殺したT4「安楽死」計画というかたちで現実のものとなる。それはアウシュヴィッツで名高いユダヤ人等の大虐殺に先立って実行された法外でのできごとであった。第二次世界大戦後、この安楽死政策が裁かれたニュルンベルク裁判の

図9-1 ハダマーの「安楽死」施設

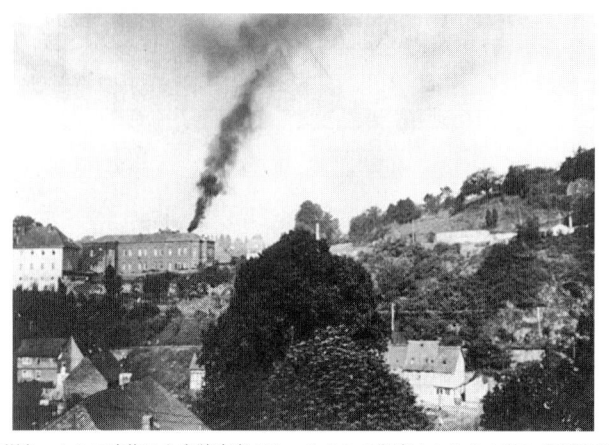

(注) ナチス時代に心身障害者があつめられて殺害された6カ所の「安楽死」施設のうちのひとつ（1941年ごろ）。遺体を焼く煙が連日上がっていた。現在も精神病院として使用されており、ガス殺が行われた地下室が残っている。
(出所) Hessisches Hauptstaatsarchiv.

さなか、刑法学者のエンギッシュは「安楽死」概念を分類し、その後、積極的安楽死、間接的安楽死、消極的安楽死の三分類が、安楽死論で広く用いられるようになっていったのである。

他方、ナチス・ドイツ下の心身障害者の虐殺が、「慈悲による死 (Gnadentod)」、すなわち安楽死の名の下に行われたため、第二次世界大戦後の安楽死論は、ナチスの血塗られた歴史と共に語られることになった。ドイツではオイタナジー (euthanasia のドイツ語) の語がタブーとなり、すでに20世紀初頭から時折り精神障害者や知的障害者らの同意なき安楽死を含む法案が州議会に提出されていたアメリカでは、「安楽死」法制化運動は後退を余儀なくされた。

> 「慈悲によってもたらされる死」から「尊厳をもって自ら選ぶ死」へ

1950年代から60年代にかけては、ペニシリンや人工透析、人工呼吸器、臓器移植など医療技術の飛躍的な進歩が医療現場に異なる状況をもたらしていた。死病と怖れられた結核など、感染症による死者が激減する中で、60年代終わりごろから70年代初めにかけて世間に知られるようになったのが、遷延性意識障害（Persistant Vegitateve State、いわゆる「植物状態」と呼ばれる状態を指すが、最近では否定的なイメージを与える「植物」の語がさけられる傾向にある。以下、PVSと略す）と「脳死状態」（「脳死」という言葉と概念の生成過程については第10章を参照）である。当時は、PVSがときに「脳死状態」と混同されたまま「植物人間」と呼ばれていたことも確認しておこう。

同じころ、発展途上国を中心とする人口爆発と共に、先進諸国では「人口の老化」が話題になりはじめていた。日本でも、痴呆老人（今で言う認知症高齢者）の姿を描いた有吉佐和子の『恍惚の人』がベストセラーになったころ、アメリカでは、生命の長さ（quantity of life）に対置するかたちで生命の質（quality of life）を問う議論が登場している（Williams ed. 1973）。そんな1970年代の半ばに起きて世界中のメディアで話題になったのが、章冒頭にあげた第一例、PVSでの人工呼吸器撤去の可否が争われたカレン・アン・クインラン事件であった。

アメリカでも日本でも、人工呼吸器を撤去するという「行為」の結果、カレンは確実に死ぬことが予想されていたため、クインラン事件は安楽死の是非を問う裁判とみなされていた。しかし、カレンはPVSだから本人に苦痛はないはずで、末期がんや重傷による死苦の苦しみから解放するという、従来の安楽死の論理を適用するのは困難である。本人の意思も確かめようがない。にも

2 安楽死・尊厳死論の歴史　193

かかわらず、そのクインラン裁判で採用されたのは、自分の身体に関する決定はプライバシーに属するという、アメリカ連邦裁でその3年前に人工妊娠中絶を容認したロー判決で用いられた論理であった。産むことも死ぬことも個人的・私的(プライベート)なことであり、法によって規制されるいわれはない、というのである。しかし、カレンに意識はない。ニュージャージー州最高裁判決が示したのは、「こうした不幸な状況の下で、もしカレンが（実際に予想されている病状にすぐに戻ってしまうという条件で）奇跡的に意識をほんのわずかの間回復し、自分の不可逆的な状態に気づいたとすれば、自然な死が訪れると分かっても、生命維持装置の停止を有効に決断できるという点に疑問の余地はない」（香川 2006 より裁判記録の引用）というものであった。この論理について、クインラン裁判の原記録を丹念に読み解いた香川は、以下のように評している。

> 「ここにあるのは、社会の「圧倒的多数」がするはずの選択は認めるべきだという判断以上のものではないだろう。プライバシーの権利は個人の「意識的な選択」の権利である。そこには、治療を拒否する権利が含まれる。カレンもまたその権利をもつ。州最高裁判所は、その権利の行使を、第一審のように、現在「意識的な選択」を行う状態にないことをもって認めないのは、プライバシーの権利の破壊であるとする。しかし、その破壊を避ける手立てをプライバシー権から矛盾なく導き出すことは難しい。個人の権利を他人が代行するという話にならざるをえないからである。おそらく、そんなことは州最高裁も十分にわかっていたはずである。にもかかわらず、何とか「この悲劇的な事件」（Briefs II, 288）を終わらせようと、裁判所はすでに決意を固めていた。その結果、つけられた理屈はきわめて苦しいものだった」（香川 2006）。

香川は，いわば結論先にありきで理屈は後づけだったと指摘しているのであるが，その後づけされた理屈がクインラン事件判決後に言外に示した核心は，次の2点にあった。

　その第一は，カレンのような状態は，「無理な延命」治療，「無駄な延命」治療で生かされている「単なる生物学的生」というイメージである。このころから，アメリカでも日本でも，生命維持装置をつけて生存する患者がしばしば「スパゲティ症候群」と忌避的，否定的に形容されるようになっていく。それは「尊厳なき生」に「尊厳のある死」を対置させるに足るものであった。

　第二の核心は，香川が「苦しい理屈」と評した，本人の意思を確かめられない患者の自己決定による生命終結を家族が要請するという論理である。ごく単純にいえば，「こんなふうになって生きていたくない」のは本当に本人なのか，それとも「あんな姿になったのを見るに忍びない」家族のほうなのか——。元気なころとは変わり果てた姿を拒否しようとする家族の心情には，看護介護の精神的・肉体的・経済的負担が紛れ込んでもいる。そのため，ときに本人と家族は利害対立者にもなりうるのだから，家族による生命終結の要請は「家族愛」で了解できる単純な話ではない。この理屈の苦しさを払拭するべく，アメリカはその後，カリフォルニア州自然死法（1976年成立，77年施行）を皮切りに，リビング・ウィルを初めとする本人の意思決定やその代諾委託の事前指示を制度化する方向に動いていった。それは，ナチス下の心身障害者の組織的虐殺の経験を経て，「自発性」を強調することの重要性に気づき始めたアメリカの安楽死運動が，1968年に「尊厳をもって死ぬ権利」というスローガンと共に採択した運動方針（宮野 1971）と合致するものであった。

　1960年代から英米の安楽死法制化運動を丹念に訳出してきた

刑法学者の宮野彬は，70年代に入ってアメリカで提案され始めた「自発的安楽死法」あるいは「尊厳死法」と名づけられた安楽死法案を紹介するにあたって，死にゆく過程の選択の自由と自発性を重視することに「人間の尊厳（human dignity）」を見いだし，そこから「尊厳をもって死ぬ権利」が導き出される道筋と，その権利を保障する法理を「自殺にもっとも近い間柄」「法律の援助を得た自殺（legally-assisted suicide）」といった性格のものになる」と評している（宮野 1975）。その予言のごとく，アメリカでは，クインラン事件判決10年後の1986年には，餓死して自殺するために栄養分と水分の強制補給を拒絶する権利を求めた重度身体障害者であるエリザベス・ボービアの訴えが認められた。それは，クインラン事件とは異なり，本人の意思による訴えであった。

他方，クインラン事件の判決でいっとき「消極的安楽死」に運動方針を転じたアメリカの安楽死運動は，カリフォルニア州を皮切りに，「ありうべきでない生物学的生」を解除する「自然死法」を相次いで制定させたのちは，その目標を従来と同様の積極的安楽死へと再転換し，1994年，医師に致死薬の処方を許可する医師幇助自殺（phisisian-assisted suicide: PASと略称される）を可能にするオレゴン尊厳死法（Oregon Death with Dignity Act）として結実させた（実施は1997年）。

安楽死・尊厳死論の変遷からわかることは，エンギッシュが行ったような，ある行為とそれによって生じた死との因果関係だけで「安楽死」を分類することの困難である。それゆえ，安楽死を論じるにあたって，本人の意思に従って行われる場合を「自発的安楽死」，本人の意思が不明の場合を「非自発的安楽死」，本人の意思に反して行われる場合を「反自発的安楽死」とする分類と組み合わせて，たとえば，「自発的積極的安楽死」のような定義が

用いられることもある。しかし，先述したように，安楽死論は，その当初から，死を引き起こす行為と死との因果関係や本人の意思の有無だけでなく，死にゆく人の生命と生存の社会的な意味や価値をも問題にしてきた。宮川俊行は，この点に着目して，①非理性的・非人格的な人間生命の在り方を無意味だとしてその生存を拒否しようとする場合を「尊厳死的安楽死」，②激しく，耐えがたい，しかも鎮静の可能性もない身体的苦痛にともなわれた人間生命の在り方を無意味であるとして拒否しようとする場合を「厭苦死的安楽死」，③共同体にとって犠牲や負担が大きい生命を生存の意味なしと判断し，その生命を共同体から放棄し，あるいは本人が自ら死に向かって放棄する場合を「放棄死的安楽死」，④国家共同体の存立に無意味，あるいは有害と判断された人間生命を，価値なきものとして意識的に消去する場合を「淘汰死的安楽死」と分類している（宮川 1979）。

日本の安楽死・尊厳死論

日本でも，安楽死論はドイツ刑法学界の議論の紹介導入というかたちで第二次世界大戦以前から存在していたが，「安楽死」の語が世間に広まったのは，1949年に起きた尊属殺人事件に際して，弁護側がこれを「安楽死」であるがゆえに無罪と訴えたことに始まる。それ以後，山内事件名古屋高裁判決（1962年），日本で初めて医師による患者の殺害が「安楽死」として争われた東海大学安楽死事件判決（1995年），川崎協同病院事件最高裁判決（2009年）と，ときに「安楽死」や「尊厳死」を容認する要件が示されたものの，事件そのものはそれにあたらずとして殺人罪で有罪が確定してきた（判決はいずれも猶予付）。

戦前戦後を通じて産児調節運動と優生保護運動を展開してきた

2 安楽死・尊厳死論の歴史　197

医師の太田典礼は，1960年代末より安楽死運動を活発に展開し，クインラン裁判が話題になった1976年に日本安楽死協会を設立した。これは，1970年代のアメリカの安楽死運動の動きに追随するものであった。先述したように，アメリカ（や欧州）の安楽死運動は1980年代に入るとその目標を積極的安楽死の合法化に転じ，それはしばしば，「尊厳死」を求める運動と称されている。これに対して，法学界・医学界やメディアが「尊厳死」を「安楽死」と弁別して定義し続けている点は，欧米とは異なる日本の安楽死・尊厳死論の特異な点といえよう。生命倫理学・医療倫理学もときにその例にもれない。

日本の安楽死・尊厳死論で顕著な第二点は，安楽死や尊厳死を論じるにあたって，しばしば，武士の切腹の死の作法や，姥捨て伝説を元に書かれた深沢七郎の小説『楢山節考』（1956年）を引用しながら，共同体のための犠牲の死が「覚悟の死」という日本の伝統的な美意識であると語られている点である。この傾向は安楽死・尊厳死運動にとくに著しい（Otani 2010）。

第三点は，1970年代から80年代前半に活発化した日本の安楽死法制化運動に対して，重度身体障害者と松田道雄，水上勉ら当時著名な文化人を中心に安楽死法制化反対運動が展開されたことである。反対運動は「真に逝く人のためを考えて，というよりも，生残る周囲のための『安楽死』である場合が多いのではないか。……病人や老人に『死ね』と圧力を加えることにならないか」（「安楽死法制化を阻止する会」声明，1978年）という危惧のもとに展開された。治療中断が法制化されていないこと，「安楽死」と「尊厳死」の弁別が現在も続いていることはその結果であるともいえる。

30年前に反対運動が示した懸念と第二の特徴との関係を，21

世紀に生きる私たちの社会と心性においてどのように考えればよいだろうか。この点は，次節であらためてとりあげることにして，本節の最後に，緩和ケアが発達した医療の中での「安楽死・尊厳死」を考えてみよう。

緩和ケアの発達と安楽死・尊厳死論

現在，**緩和ケア**の発達が安楽死問題を解決するといわれることがある。たしかに，安楽死・尊厳死論の事例として現在もしばしば想定されているのは，たとえばガンや重傷による末期患者に対して「死に勝る身体的苦痛」を除去するためにもたらされる死の是非であることが多い。身体的苦痛を取り除く緩和ケアの技術は，近代ホスピスの創始者といわれる英国のC.ソンダース以後，この半世紀で飛躍的に発達した（→第8章）。ソンダースがモルヒネなどの麻薬を用いて緩和ケアをはじめた1960年代後半は，イギリスで積極的安楽死合法化運動が再燃していたこともあって，これは安楽死ではないかと懐疑の念がもたれていたが，まずはイギリス国内で，まもなくアメリカで，やがては日本にも広がっていくことになる。かつてエンギッシュが分類した②の間接的安楽死，すなわち，苦痛緩和の処置の結果の副次的な生命の短縮は，医療的な措置のひとつとして事実上容認されたとみなされるようになったのである。

末期の苦しみは必ずしも身体的なものだけでなく精神的な要素も大きいが，精神面でのケアには，死にゆく人は，自らの死と向き合うのに否認，怒り，取引，抑うつ，受容の5段階のプロセスをたどるとしたアメリカのE.キューブラー＝ロスの研究が大きな貢献を果たした。現在，終末期医療におけるスピリチュアル・ケアが注目されているのは，「死」というものが，単に医学的な

ものだけではなく,精神的・文化的・宗教的な要素をもつからにほかならない。

とはいえ,緩和ケアが安楽死・尊厳死問題を解決するとはいい切れない面もある。意識レベルを下げて苦痛を感じないようにする処置を**セデーション**(鎮静)というが,終末期のセデーションでは,患者は昏睡のまま死亡にいたることも多い。看取る家族とはコミュニケーションがないままの死である。積極的安楽死が認められているオランダやベルギーでは,セデーションによる昏睡のまま迎える死を人間的ではないと拒否して,致死薬の投与による死を選ぶこともあるという。また,オランダでセデーションにより妻を看取ったある日本人男性が,モルヒネ投与から死亡までわずか2時間であったことを伝えているが(稲石 2005),そうなると,セデーションと積極的安楽死との境界は著しくあいまいであるといえなくもない。

3 社会的な文脈を読む

医療の中に組み込まれる安楽死・尊厳死?

ところで,オランダやベルギーでも,アメリカ・オレゴン州とワシントン州のPASにおいても,その適用には厳しい条件と法的な手続きを要する。しかし,緩和ケアの一貫であるセデーションは,その適用にガイドラインはあっても,基本的には医師の裁量の範疇になる。先述したように,積極的安楽死とセデーションの境界は必ずしも明確とはいえない側面があるにもかかわらず,両者にはその法的な扱いに大きな差が存在することになる。

医師の裁量権という観点で，本人の事前指示を制度化したアメリカのその後を見てみよう。日本では，「徒らな延命」処置を続ける医師に対して「自分らしい，人間らしい，尊厳ある死を望む本人・家族」という構図が一般的なように思われているが，1980年代以後のアメリカの状況は必ずしもそうとはいえない。ある調査では，集中治療室（ICU）で死亡した患者について生命維持治療の差し控え・中止が行われた割合は，1987・88年の2年間に51％であったものが，1992・93年の2年間には90％に上昇したという（Prendergast & Luce 1997）。そのころさかんに論じられたのが，医学的無益（medical futility）という概念であった。そしていまや，「医学的無益」の基準にあえば，本人や家族が望んでも，治療を拒むことを病院の権利として宣言するという事態にいたっているという（Smith 2000）。こうした状況はアメリカだけではない。イギリスで神経難病を患うレスリー・バークが，将来的にPVSになった場合の栄養分・水分の補給継続を求めて起こした裁判は，2005年の控訴審で医師の裁量権を理由に退けられた（堀田ほか 2009）。死ぬためでなく生きるための自己決定の尊重を求めたこの裁判の結末は，安楽死・尊厳死問題，ひいては終末期医療の問題で語られる「自己決定」が，死に向かう一方向であり，生きるための自己決定が必ずしも認められるわけではないことを物語っているだけでなく，それが「医師の裁量権」のもとに，医療の中に組み込まれつつあることを示してはいないだろうか。

権利と義務の錯綜

　アメリカで「医学的無益」の概念がさかんに論じられ，かつ，生命維持治療が医師によって差し控え・中止されるようになった時期が，医療費の

削減のためのマネジドケアが導入されていった時期と一致していることは，注目したい点である。アメリカではこの時期，コロラド州知事が「老人は死ぬ義務がある」と述べて物議をかもしたが，1997年にはある生命倫理学者が，老い病み衰えて家族の負担になる人は自己決定によって死ぬ義務があると説いている（Hardwig 1997）。

　こうした発想の背後には，「役に立たない」もの，「社会の負担」となるものを排除しようとする力学が働いていることは否めない。それは，第二次世界大戦前の英米の安楽死法案が，常に優生学的な発想をともなっていたこと，日本安楽死協会を設立した太田典礼が，「中風，半身不随，脳軟化症，慢性病の寝たきり病人，老衰，広い意味の不具，精薄，植物的人間（傍点は引用者による）」を一括りに「半人間」として安楽死の広義の対象とした（大谷 2005）ことにも通じる発想である。

　社会保障制度の急激な後退と医療崩壊が顕在化した日本の現状に目を移してみよう。利用者の負担増が指摘される障害者自立支援法や介護保険制度の内実に，本人と家族から不安の声があがり，医療保障には，抑制・削減のかけ声が響いている。さらに介護の現場では，介護にあたる家族のおしなべて厳しい生活・労働状況，あいつぐ介護殺人・介護放棄，買い手市場の現状下で介護や福祉に生きがい・やりがいを実感する人々が多くいながらもなお人手不足にさらされるほどに過酷な条件下にある介護職の待遇，ストレスをためた家族や介護職による虐待などの問題が噴出している。社会全体が，老い，病み衰えた人を受け入れる余裕をなくしているともいえる。2012年現在，年間の自殺者が3万人を超えて14年を算える今日の日本社会で「死にたい」「死なせたい」と思わせるのは，それほどむずかしいことではないのかもしれない。

「自分らしい，人間らしい，尊厳ある死」の是非論は，このような社会状況のただ中に置かれているが，この現状が議論の埒外におかれ，「本人（と家族）の決断」「かつての本人の決断」の保障ばかりが議論されている。それどころか，家族のために，社会のために覚悟の死を潔く選ぶことが，日本人の美徳なのだとさえ謳(うた)われるのである。

　老い，病み衰えた人とその家族が，「こんなになったら死なせてほしい」「死なせてやってほしい」と自ら選んでくれること，まして，それが「自分らしい，人間らしい，尊厳ある死」なのだ，と，家族や世間への気兼ねなどおくびにも出さずに死んでくれることは，こんな社会状況のただ中で，家族にとって社会にとって，実は至極「都合がよい」のである。安楽死・尊厳死問題は，それをとりまく社会状況やまなざしがそぎ落とされて，個人の尊厳と家族愛（と日本の伝統的な美徳）の問題に落とし込まれているのではないだろうか。

> 「自分らしい，人間らしい，尊厳ある死」を望む「私」とは何ものか

　とはいえ，それは「社会のせい」ばかりなのだろうか。学校でも会社でも近所づきあいでも，立ち居ふるまいのひとつひとつに「KY（空気の読めないやつ）」と名指されることを恐れて「自己」を押し隠し，同調圧力の中を生きているようにも見える私たちが，「尊厳をもって死を選ぶ自己決定」をひどくあっさりと認めたりするのは，なぜなのだろうか。冒頭で，人生の終わりに「安らかな死」を迎えることは誰もがもつ素朴な願いであり，それゆえ，「安楽死」は実は古くからある問題だと述べた。だとすると，自己実現のこの時代に，「自分らしい，人間らしい，尊厳ある死」を「私」が求めるのは当然の素朴な願いだからなのだ

3　社会的な文脈を読む

ろうか。
　医療や法や倫理が対応せねばならない「死」をめぐる臨界点が存在することは確かだろう。だが，医療や法や倫理の是非の背後にあるのは，「こ̇ん̇な̇私̇」という言葉にこめられる途方もない「自己否定」である。しかし，それは同時に，「私」の承認を求める強さの裏返しのようでもある。周囲に自らが望む死を納得させようとし，ときに親しい周囲は非合法であっても協力しようとさえするのだから，そこには「こ̇ん̇な̇（ふうになってしまった）／あ̇ん̇な̇（ふうになってしまう）私̇」を拒むことによって自らを肯定しようとする強固な「私」が存在する。そしてそこには，あなたの「そ̇ん̇な̇生̇」でなく，「『尊̇厳̇あ̇る̇死̇』を望むあなた」を承認しようとする家族や社会の存在もある。
　だが，「私」はそこでいったいどんな生の何を忌避しているのだろうか。役に立̇てなくなることだろうか。老い病み衰えた醜さだろうか。人の世話を受けて「面̇倒̇」な存在になることだろうか。それゆえにいつも気兼ねせねばならない屈辱だろうか。誰とも自由にコミュニケーションできない孤̇独̇だろうか。あるいは，そんなすべてをひっくるめて「あ̇ん̇な̇生̇」とまなざされることの惨めさだろうか。
　……と，こうやって「尊厳ある死」を望む「私」の正体をわずかながらときほぐして立ち現れるのは，あんなふうになってまで生きていたくないとする若くて健康な現在の自分のまなざしに，将来の自分が復讐されることへの恐れではないだろうか。もちろん，「私」のこのまなざしは現在の社会（あるいは世間）の価値観を内面化しているものでもあるだろう。同時に，この「私」のまなざしこそが，社会（世間）の価値観を形成しているのだともいえる。そして，このような心性やまなざしの相互作用を，宮川が

生存の意味や価値に焦点を当てて分類した尊厳死的安楽死・厭苦死的安楽死・放棄死的安楽死・淘汰死的安楽死に照合してみると，「私」が素朴に願う「自分らしい，人間らしい，尊厳ある死」が，「慈悲による死」の名のもとにナチス・ドイツ下で実行された心身障害者の虐殺と，どこかでつながってしまっていないだろうか。

しかしここで，今一度，立ち止まって考えてみよう。「あんな／こんな私」は紛れもない「私」の半身である。それは，ひょっとしたら生涯出会わない私かもしれないし，どんなに心がけようとしても出会ってしまうかもしれない，未知の私である。そして，今の私にいまだ立ち現れない私の「半身」は，ひょっとしたら，現在の浅はかな予想を覆して「こんなふうになった」私を，逞しくも肯定して生きたいと思うのかもしれない。なぜなら，「あ・ん・な・生・」と名指されるような過酷な生を生き，なおも豊かに生きている／生きようとしている「他者」が現に存在している。そして，そんな存在を前に，思わず生きる意欲を喚起されてしまう「私」もまた，確かに存在しているはずなのである。

最後に2点を指摘しておこう。

安楽死・尊厳死論で引用されることの多い『楢山節考』であるが，実際の姥捨て伝説の多くは，棄ててきた親を，子が思い直してもういちど拾いに行く物語である（柳田1945）。この厳しい経済状況の現代だからこそ，棄老を主題にしながら養老を語る民話にこめられた生存への願い，人を棄てない共同体への庶民の願いを，読み取ってもいいかもしれない。民俗学，文化人類学においては，棄老の風習の実在それ自体に強い疑念が示されている（波平 1999；大島 2004）ことも確認しておく。

1986年，餓死して死ぬために，栄養分や水分の強制補給を拒

否する権利を求めた重度身体障害者のエリザベス・ボービアのその後も伝えておこう。彼女はこの裁判に勝訴した後に翻意し，2008年現在で生存が伝えられている。終末期でなくとも，過酷な生を生きていなくとも，わたしたちはときおり「死にたい」という言葉を口にする。その言葉にこめられているものが，必ずしも「死」ではないことを，エリザベス・ボービアの「生」は，物語っている。それは，ボービアをはじめ自らの死を権利として求めた数々の裁判をとりあげる生命倫理・医療倫理や刑法の議論では，ほとんど取りあげられることのない「生」の姿である。

読書案内

●香川知晶『死ぬ権利——カレン・クインラン事件と生命倫理の転回』(勁草書房，2006年)

安楽死・尊厳死論の歴史において大きな意味をもつカレン・クインラン裁判について，原資料やアメリカの生命倫理学の文献を丹念に読み込んで解読した良書。クインラン事件以後のアメリカの安楽死論の変遷も知ることができる。

●K. ビンディング・A. ホッヘ『「生きるに値しない命」とは誰のことか——ナチス安楽死思想の原典を読む』森下直貴・佐野誠訳 (窓社，2001年)

高名な刑法学者，精神医学者が図らずものちの心身障害者虐殺政策に影響を与えた書物。反面教師として読むこともできよう。訳者である佐野誠の付記に，精神障害者の親戚が殺害された著者ホッヘのエピソードが紹介されている。

●宮川俊行『安楽死の論理と倫理』(東京大学出版会，1979年)

30年前の著作だが，「安楽死・尊厳死」概念がもつ思想を広汎な観点から解析しており，その分析視角は一向に古びていない。現在も入手しやすい。

●G. ペンス『医療倫理――よりよい決定のための事例分析』(1・2) 宮坂道夫・長岡成夫訳 (みすず書房, 2000-2001 年)

　安楽死・尊厳死には第 1 巻の第 2 章から第 4 章までが割かれていて, 第 3 章の「死にたいという要請」には, エリザベス・ボービアの事例が詳述されている。生命倫理の古典的事例について, 事例渦中の報道や登場人物のその後を紹介しており, 生命倫理問題が人の「人生」の問題であることが滲みでているめずらしいテキスト。

●町野朔ほか編『安楽死・尊厳死・末期医療』(資料・生命倫理と法 II) (信山社, 1997 年)

　第二次世界大戦以降, 東海大学安楽死事件判決にいたるまでの日本の「安楽死」裁判の判例概要をはじめ, オランダ, アメリカ, イギリス, ドイツの関連法や判例が解説つきで抜粋されている。最近 15 年の資料がないのが残念。

●飯田亘之・甲斐克則編『終末期医療と生命倫理』(生命倫理コロッキウム 4) (太陽出版, 2008 年)

　日本と欧州・豪などの終末期と安楽死・尊厳死に関する論文と資料からなる。とくに, フランス, ドイツ, 英国の動向やヨーロッパ 6 カ国 (ベルギー, デンマーク, オランダ, イタリア, スウェーデン, スイス) の比較研究など新しい調査資料が掲載されている。

引用・参照文献

Hardwig, J., 1997, "Is There a Duty to Die?" Hardwig, J. et al., 2000, *Is There a Duty to Die?: And Other Essays in Medical Ethics*, Routledge.

堀田義太郎・有馬斉・安部彰・的場和子, 2009「英国レスリー・バーク裁判から学べること――生命・医療倫理の諸原則の再検討」『生存学』1。

稲石俊郎, 2005「妻を看取った夫たち――オランダ赴任中の尊厳死・家族が見守った在宅死」『週刊朝日』2005 年 6 月 24 日号。

香川知晶, 2006『死ぬ権利――カレン・クインラン事件と生命倫理の転回』勁草書房。

宮川俊行，1979『安楽死の論理と倫理』東京大学出版会。
宮野彬，1971「アメリカ安楽死協会の活動状況」『ジュリスト』495。
宮野彬，1975「アメリカの任意的安楽死法案について」『明治学院論叢・法学研究』15。
波平恵美子，1999『暮らしの中の文化人類学　平成版』出窓社。
日本尊厳死協会監修，1998『自分らしい終末「尊厳死」』法研。
大島建彦，2004『日本の昔話と伝説』三弥井書店。
大谷いづみ，2005「太田典礼小論――安楽死思想の彼岸と此岸」『死生学研究』5 (http://www.arsvi.com/2000/0503oi.htm)。
Otani, I., 2010, "'Good Manner of Dying' as a Normative Concept: 'Autocide,' 'Granny Damping,' and Discussions on Euthanasia/Death with Dignity in Japan," *International Journal of Japanese Sociology*, 19.
Prendergast, T. J. & Luce, J. M., 1997, "Increasing Incidence of Withholding and Withdrawal of Life Support from the Critically Ill," *American Journal of Respirator and Critical Care Medicine*, 155 (1).
Smith, W. J., 2000, *Culture of Death: The Assault on Medical Ethics in America*, Encounter Books.
Williams, R. H. ed., 1973, *To Live and To Die: When, Why, and How*, Springer-Verlag.
柳田國男，1945「親棄山」『村と学童』朝日新聞社。

Column ⑫　宗教と生命倫理

　生命倫理のさまざまな問題は，人間の死生観に関わることが多いため，広い意味での宗教と密接に関係している。それは，単にキリスト教や仏教といった特定の宗教の立場から生命倫理が論じられるといったことではない。各人が自覚的に宗教的信仰をもっているかどうかにかかわらず，私たちは自分たちが属する社会における特定の宗教文化的な伝統の上に生を営んでおり，異なった宗教文化を背景とする社会では，生命倫理に対する取り組みもいく分か異なってくる。たとえば，「人のいのちの始まり」をめぐる問題については，生殖が人知を超えた神のわざであることが強調され，中絶に対する拒否的な姿勢が強かったキリスト教を背景にもつ社会のほうが議論になりやすいように，宗教文化の違いはそこでどのような生命倫理問題が論じられるかに影響する。また，ひとつのまとまりをもった「個人」や「人格」の強調，生の一回性や生と死の非連続性という考え方もキリスト教を背景としており，日本のように人と人との「間」を根本に考え，生と死の連続性や生者と死者の交流，循環を重んじる文化をもった社会では，生命倫理問題に対するアプローチの仕方が異なってくることもある。今日の生命倫理のもとになった英語圏の「バイオエシックス」は，これまでそうした宗教文化間の差異には比較的無頓着であり，バイオエシックスの考え方の中に潜んでいる世界観，死生観が（世俗的なバイオエシックスのそれにおいてさえ）キリスト教文化の伝統に強く影響されているという点に無自覚的であったといえる。重要なことは，私たちが生命倫理の問題を論じる際に，あまり意識することなく前提にしているこうした世界観や死生観（その多くはそれぞれの宗教文化的伝統に支えられている）をはっきり自覚し，言葉にしていくことである。各々の国や社会における宗教文化的伝統の差異を踏まえた，真にグローバルな生命倫理の議論はそこからしか始まらない。

第10章 人の死をめぐるジレンマ

脳死・臓器移植問題が私たちに問いかけるもの

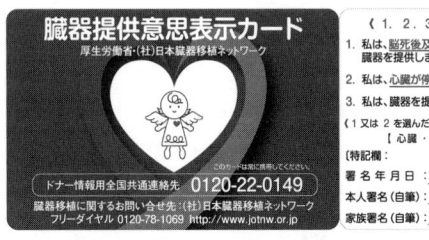

臓器提供意思表示カード。右側の裏面の選択肢1と2の下線部をよく読んでほしい。それぞれの下線部が意味するものは何だろうか。

1997年の臓器移植法の成立にともなって誕生した臓器提供意思表示カード。このカードは、「死」後の臓器提供意思の有無を表示するものであるが、2009年の臓器移植法の改正により、上図のような記載に変更された。提供意思がある場合には、1または2を選択することになるが、「死」として、1には「脳死」と「心臓が停止した死」の2つが、2には「心臓が停止した死」のみが記載されている。伝統的には、「心臓が停止した死」が「死」と受け入れられてきたし、みなさんも同じイメージをもっているだろう。

では、「脳死」とは何だろうか。それは「死」といえるものだろうか。いえるとしたら、その根拠は何だろうか。それに問題はないだろうか。脳死と臓器移植とが一緒に議論されるのはなぜだろうか。また、2009年の臓器移植法の改正が意味するものは何だろうか。

もちろん、みなさんにとって脳死・臓器移植問題は、実感のわかない、自分とは無縁な話のように聞こえるかもしれない。しかし、今の制度の下では、臓器提供意思表示カードをもたなくとも、脳死・臓器移植問題の当事者となる可能性があり、けっして皆さんと無縁な問題ではない。

作家の中島みちは，脳死を「見えない死」と呼んだ。それは，「生きているのか，死にかかっているのか，すでに死んでしまっているのか，どんなに見つめても，見えない死である」と（中島1985）。とすれば，私たちの多くが死として認識している「呼吸も脈拍も反応もない，冷たくなった状態」は，いわば「見える死」といえる。そして，それは「自発呼吸の停止」「心拍の停止」「瞳孔の散大」という三徴候の発現をもって判定されてきた（以下，これを「心臓死」と呼ぶ）。三徴候の発現を確認した医師による死の宣告に対しては誰も異論を挟まず，法律上も，心臓死が相続の開始や殺人罪などの場合における死の基準とされてきた。

　ところが，1950年代の人工呼吸器の開発・普及によって**脳死状態**（もっとも，当時は「脳死」という用語が用いられていなかったことに留意）が医学的に確認されると，60年代後半の心臓移植を契機として，脳死を人の死としようとする動きが現れた。心臓死を前提とする限り，移植のためにある人（以下，臓器提供者を「ドナー」，臓器提供を受ける者を「レシピエント」と呼ぶ）から拍動中の心臓を摘出することは，殺人罪に当たる行為である。しかし，心停止に至っていない特定の状態を人の死とすることができれば，殺人罪にふれることなく，心臓を摘出することが可能となる。その特定の状態として，脳死が考えられたわけである。1997年6月に成立し，2009年7月に改正された**臓器移植法**（正式名称は「**臓器の移植に関する法律**」。以下改正前のものを「97年法」，改正後のものを「09年法」，とくに区別する必要がないときは「法」と呼ぶ）も，そのような考え方を前提とするものである。

　しかしながら，後述のように，脳死を人の死とする医学的根拠に対しては，すでに多くの疑問が投げかけられており，臓器移植法も，脳死が人の死かという点については曖昧なままである。さ

らに，脳死を臓器移植の脈絡で論ずることは，人の死を目的論的に位置づけることになりはしないかという問題もある。

本章では，まず（1）脳死の定義とそれが登場してきた背景を確認し，（2）日本における脳死・臓器移植をめぐる議論と臓器移植法の改正を検討したうえで，（3）脳死・臓器移植問題が私たちに問いかけているものについて，みなさんと一緒に考えてみたい。

1 もうひとつの死

●脳　　死

「脳死」とは何か

では，「脳死」とはどういうものだろうか。ごく簡単にいうと，「脳機能の不可逆的な（回復不可能な）喪失」を脳死というが，厳密には，図10-1のような脳の各部分の役割のいずれを重視するかによって，①脳幹死説，②大脳死説，③全脳死説の3つの考え方がある。

①脳幹死説は，自発呼吸や循環機能などの生命作用の中枢である脳幹の機能を重視するもので，脳幹が不可逆的に機能を喪失することが脳死であるとする考え方である。イギリス，台湾が採用している。これに対しては，生命維持装置や人工臓器などによって脳幹の機能を代替することができるから，脳幹死を脳死とすることはできないとの反論がなされている。②大脳死説は，思考や感情といった人間としての営みを重視するもので，その中枢である大脳皮質部分が不可逆的に機能を喪失することが脳死であるとする考え方である。大脳死説に対しては，大脳のみの機能喪失を証明することが困難であるとの批判がある。現在のところ，大脳死説を採用している国は見当たらない。③全脳死説は，脳幹死説と大脳死説に対する批判を回避するため，脳幹を含む全脳の不可

図10-1 脳の役割

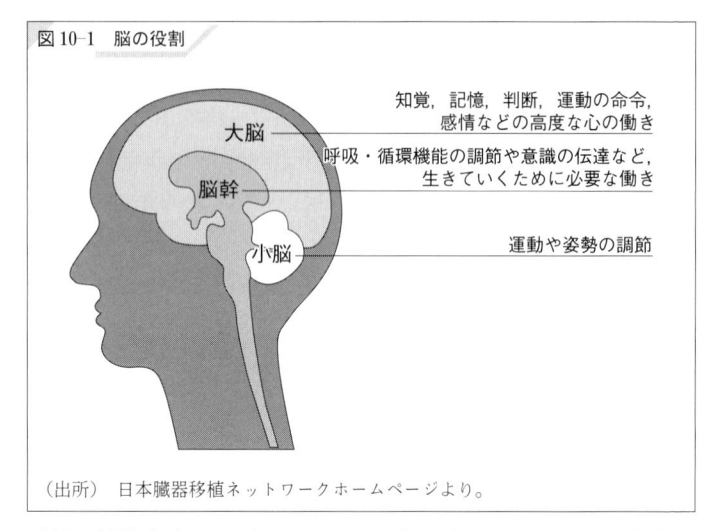

大脳 — 知覚，記憶，判断，運動の命令，感情などの高度な心の働き
脳幹 — 呼吸・循環機能の調節や意識の伝達など，生きていくために必要な働き
小脳 — 運動や姿勢の調節

（出所）日本臓器移植ネットワークホームページより。

逆的な機能喪失が脳死であるとする考え方である。脳死の判定にもっとも慎重を期すものであり，日本を含めて多くの国が採用している。さらに，脳の不可逆的な機能喪失を脳死とする上記の3つの立場とは違って，脳血流の停止による脳細胞の壊死を脳死とする脳気質死説がある。スウェーデンなどで採用されているが，脳組織の壊死の証明が困難であるなどの批判がなされている。

ところで，脳死と区別しなければならないものとして，「植物状態（遷延性意識障害 persistent vegetative state：PVSとも呼ばれる）」がある。これは，脳幹の機能が残っていて自発呼吸が可能であり，意識を回復する可能性もある状態をいう。脳幹死説と全脳死説は，脳幹の不可逆的な機能喪失を条件とするものであるから，両者と植物状態を区別することができる。これに対し，大脳死説は，脳幹の不可逆的な機能喪失を問題としないものであるから，植物状態との区別がつかなくなり，植物状態も脳死とされるおそれがある。

では、脳死は、どのようにして臓器移植と一緒に議論されるようになったのであろうか。

脳死の登場：脳死と臓器移植の接点

　まず、注意してほしいのは、最初から脳機能の不可逆的な喪失状態を「脳死」と呼んでいたわけでも、それを人の死と見ていたわけでもないという点である。

　いまでいう脳死状態は、1950年代の人工呼吸器の開発・普及により出現したものである。脳が不可逆的に機能を喪失しても、人工呼吸器の装着により生命機能をしばらく維持させることが可能となった。しかし、このような状態に陥った患者は、数日あるいは1〜2週間以内に自然に心停止に至ると見られていた。このような状態を脳神経学では「超昏睡 (le coma dépassé)」あるいは「脳の死 (morts du cerveau)」と呼んでいたが、ここでいう「脳の死」とは、脳という臓器の全機能の廃絶を意味するものであり、人の死を意味するものではなかった（香川 2005）。

　他方、臓器移植については、1954年のアメリカのマレーらによる一卵性双生児間の腎移植の成功を契機として、60年代にかけて腎移植を中心に増加していく。しかし、死体からの腎移植は成功率が低く、生体からの腎移植は提供者の身体への侵襲をともなうという倫理的問題があったことから、脳の機能を重視した死の判定基準に関心が向けられるようになる（香川 2005）。そして、66年、ベルギーの移植医が、心停止に至っていない段階で頭部損傷の患者らから腎移植を実施したことを報告し、それを実施するための患者の条件を提案したことにより、脳死状態が人の死と意識されるようになると共に、臓器移植との接点をもつことになる（香川 2005）。

1　もうひとつの死　　215

さらに，1967年12月3日，南アフリカ共和国のC. バーナード医師が世界で初めて生体からの心臓移植を実施したことにより，脳の死を人の死としようとする動きが活発になる。翌年8月，世界医師会は，死亡時点の判定において「脳幹を含む全脳の全機能の不可逆的停止」の判定が必須であり，「人の死亡時点が判定されれば，蘇生への努力を中止することは倫理的に許容され」，法の定める要件の下で「死者から臓器を摘出することも倫理的に許される」とする，死に関する宣言（「シドニー宣言」）を採択した。アメリカでは，同月5日，世界初の脳死判定基準とされる，いわゆる「ハーバード基準」が公表され，81年の米国大統領委員会報告書「死を定義する（Defining Death）」は，身体の「有機的統合性（organic integration）」の中枢は脳であり，脳こそが最重要器官であるとして，全脳死を人の死とする（詳細は香川 2005；Shewmon 2008）。

このように，超昏睡あるいは脳の死と呼ばれた脳死は，最初は人の死とは考えられていなかったが，臓器移植との関係で脳死状態を人の死とする必要が生じ，両者が一緒に議論されるようになったのである。次節では，日本における脳死・臓器移植問題の議論状況と臓器移植法について検討する。

2 日本の脳死・臓器移植議論と改正臓器移植法

臓器移植法成立までの議論状況

冒頭で述べたように，伝統的には心臓死が人の死とされてきたが，現行法令の中に死の定義に関する規定は見当たらない。「死産の届出に関する規程」2条が死児の定義を定めているが，

それも死の徴候の説明であって、死の定義とはいえないものである。心臓死後の臓器移植については、遺族の承諾があるとき、または本人の承諾があり、かつ遺族が拒まないときに角膜と腎臓の摘出を認める「角膜及び腎臓の移植に関する法律」が存在したが、臓器移植法の成立にともなって廃止された。もっとも、同法に基づく角膜・腎臓の移植は遺族の承諾のみによる場合がほとんどであったことから、97年法附則4条は、経過措置として、心臓死者からの角膜・臓器の移植については当分の間遺族の承諾のみによる摘出・移植を認めていた。しかし、09年法が本人の意思が不明な場合には遺族の承諾による法的脳死判定・移植を認めたため、経過措置は削除された。

日本で脳死議論を呼び起こしたのは、1968年の和田心臓移植事件である。同年8月8日、札幌医科大学の和田寿郎医師は、海でおぼれて病院に搬送された21歳のドナーから心臓を摘出し、重い心臓病を患っていた18歳のレシピエントに移植したが、手術の約80日後にレシピエントが死亡した。当時は、和田医師による心臓移植が最先端の画期的な医療の成功と見られ、称賛の声が多かったが、ドナーが本当に呼吸停止の状態であったのかなどの疑惑が浮上し、和田医師が殺人罪で刑事告発される事態にまで発展したが、検察は和田医師を嫌疑不十分で不起訴処分とした。

この事件を受け、日本脳波学会は、1968年に全脳死説に立って脳死の定義を宣言し（「新潟宣言」）、74年に脳死の判定基準を発表した。85年には、旧厚生省に設置された「脳死に関する研究班」が、全脳死説に立ち、いわゆる「竹内基準」と呼ばれる脳死判定基準を公表した。もっとも、これらの基準は、脳死状態が人の死かについてふれていなかった。しかし、80年代に入り、臓器移植による拒絶反応を抑制する「シクロスポリン」という免

疫抑制剤の開発によって臓器移植が活発化し，さらに，脳死の段階で膵臓と腎臓の同時移植を試みた筑波大学の医師らが殺人罪で告発されるという事件が発生したことなどから，脳死は人の死かについて活発に議論されるようになる。88年，日本医師会生命倫理懇談会は，脳死を人の死と認めながらも脳死の判定を拒否した者については心臓死を人の死とする「脳死および臓器移植についての最終報告書」を公表した。一方，92年には，当時の総理府に設置された「臨時脳死及び臓器移植調査会」（「**脳死臨調**」）が，2年間に及ぶ議論の末，脳死は人の死とする多数意見と，それを否定する少数意見を併記した答申を行い，脳死・臓器移植をめぐる議論は混とんとした様相を呈していた。

　こうした状況の中，1994年に，脳死を人の死と認めると共に，本人の臓器提供の意思が不明な場合には家族の意思で臓器提供を認める内容の臓器移植法案が国会に提出され，その後，本人の意思表示を必要とする内容の修正案が提出されたが，96年9月の衆議院解散により廃案となった。97年4月，上記の修正案と同趣旨の案（いわゆる「中山案」）と，脳死を人の死とせずに臓器の摘出を認める案（いわゆる「金田案」）が衆議院本会議に上程されたところ，前者が可決され，参議院に回付された。ところが，参議院では，脳死を人の死と認めることへの反対論や慎重論が多かったため，臓器提供の場合に限って脳死を人の死と認め，本人の臓器提供の意思表示を必要とする内容の修正案が提出され，可決された。この修正案が衆議院で可決されて成立したのが臓器移植法である。また，これにともなって同法の運用のための細部の指針を定めた「『臓器の移植に関する法律』の運用に関する指針」（以下，「ガイドライン」と呼ぶ）も策定された。

> 臓器移植法改正の背景と経緯

以上のような経緯で成立した臓器移植法は，2009年7月，成立から12年ぶりに改正された。改正の背景には移植のための臓器の不足がある。図10-2のように，法の制定から09年の改正まで脳死下での臓器移植は83例しかない。とくに97年法の下では15歳未満の子どもからの脳死臓器提供が認められていなかったため，移植のために外国に渡るケースが後を絶たないという問題もあった。日本移植学会の調査によれば，1988年以降海外で心臓移植を受けた患者の数は122人にのぼり，そのうち9歳以下が39人とされる。国際移植学会も，08年5月2日に「臓器取引と移植ツーリズムに関するイスタンブール宣言」を採択し，臓器の売買や商業化の禁止を呼びかける一方，臓器を自国内で自給自足するよう促している。なお，後記の改正A案の推進論者らは，当時，世界保健機構（WHO）が海外渡航移植の規制を決議する方針であるということも根拠としていたが（同方針は10年5月に決議された），WHOの方針は生体移植のドナーの保護と移植ツーリズムの対策であり，渡航移植の規制や臓器の自給自足などの方針は一切述べられていないとする指摘がある（小松 2009）。

このような動きを踏まえ，4つの改正案が衆議院に提出された。脳死は人の死との前提に立ち，提供者の年齢制限を撤廃し，本人が臓器提供を拒否する場合を除いて遺族の承諾だけで臓器を提供できるようにすると共に，本人の意思表示により親族に優先的に臓器を提供できるとするA案，ドナーの年齢制限を12歳に引き下げるとするB案，脳死判定基準をより厳格なものとし，ドナーの年齢は15歳以上のままとするC案，そして，ドナーが15歳以上である場合は97年法のままとし，15歳未満の場合には，家族の同意と虐待がないことについての第三者機関の確認を加え

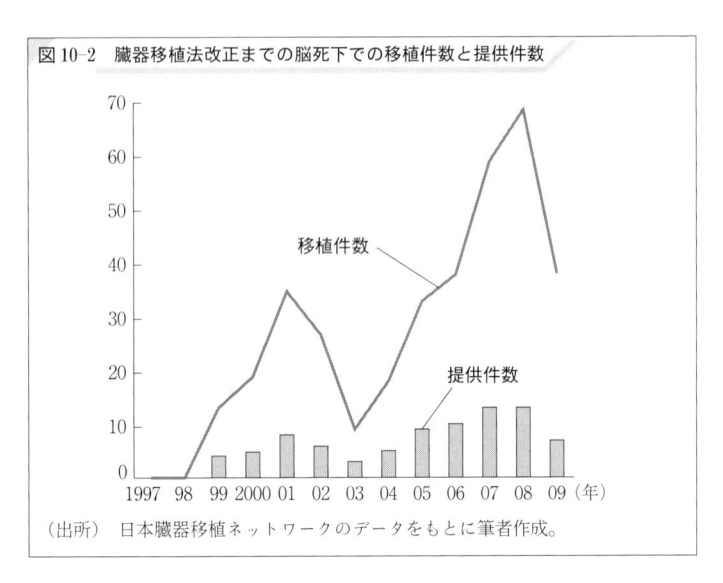

図 10-2　臓器移植法改正までの脳死下での移植件数と提供件数

（出所）　日本臓器移植ネットワークのデータをもとに筆者作成。

るとする D 案である。これらの案のうち A 案が衆議院で可決され，参議院に回付された。参議院では，A 案のほか，「臨時子ども脳死・臓器移植調査会」の設置を内容とする E 案，脳死が人の死であるとの前提になるような文言の修正を行わないことを内容とする A 案修正案が提出されたが，A 案が可決され，09 年法が成立した（各改正案の詳細は岩波 2009）。09 年法の下での臓器移植の流れは，図 10-3 のとおりである。

09 年法の主な内容と意味

①脳死は人の死か

97 年法は，「脳死した者の身体」を「死体」に含めていた点で，脳死を人の死として認めていたものの，「脳死した者の身体」というためには，「その身体から移植術に使用されるための臓器が摘出されることとなる者であって」とされていたので，臓器移植の場面に限って

図10-3 法改正後の臓器移植の流れ

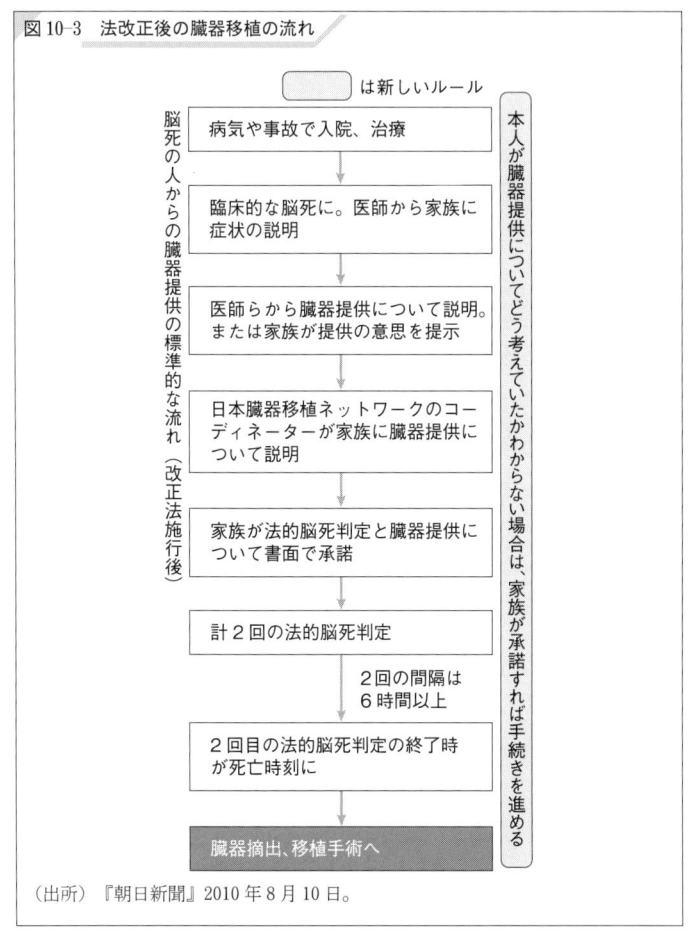

```
は新しいルール
```

脳死の人からの臓器提供の標準的な流れ（改正法施行後）

- 病気や事故で入院、治療
  ↓
- 臨床的な脳死に。医師から家族に症状の説明
  ↓
- 医師らから臓器提供について説明。または家族が提供の意思を提示
  ↓
- 日本臓器移植ネットワークのコーディネーターが家族に臓器提供について説明
  ↓
- 家族が法的脳死判定と臓器提供について書面で承諾
  ↓
- 計2回の法的脳死判定
  ↓ 2回の間隔は6時間以上
- 2回目の法的脳死判定の終了時が死亡時刻に
  ↓
- **臓器摘出、移植手術へ**

本人が臓器提供についてどう考えていたかわからない場合は、家族が承諾すれば手続きを進める

（出所）『朝日新聞』2010年8月10日。

脳死が人の死として認められていた。これに対し、09年法は、「その身体から移植術に使用されるための臓器が摘出されることとなる者であって」という部分を削除し、臓器移植の場面に限って脳死を人の死と認めるという限定を外した。これにより、「脳死は一律に人の死」という解釈も可能となったが、09年法が臓

器移植に関する法律であること（甲斐 2009），国会の審議でも，脳死について法の効力が及ぶのは臓器提供の場面に限られるとの答弁がなされていること（岩波 2009）からすれば，09年法が「脳死は一律に人の死」という前提に立っていると即断できない。

　実際，法の改正にともなうガイドラインの改訂のための厚生労働省の審議過程においても，脳死は人の死かという議論がなされたが，行政側も，脳死は一律に人の死ではないという立場に立っているとの答弁がなされている（第35回厚生科学審議会疾病対策部会臓器移植委員会議事録）。その結果，ガイドライン第7は，「法は，臓器移植の適正な実施に関して必要な事項を定めているものであり，脳死下での臓器移植にかかわらない一般の脳死判定について定めているものではないこと。このため，治療方針の決定等のために行われる一般の脳死判定については，従来どおりの取扱いで差し支えないこと」としている。仮に法の規定が脳死を人の死と認めたものとすれば，それとガイドラインの規定との間には整合性がないことになる。

②意思表示の方式

　臓器提供の意思表示は，臓器提供意思表示カードのほか，日本臓器移植ネットワークのホームページ，ICカード運転免許証（図10-4）および健康保険の被保険者証（図10-5）の裏面にもすることができる。ところで，臓器摘出の承諾のあり方については，大別して2つの方式がある。ひとつは，「**承諾意思表示方式**」と呼ばれるもので，承諾権者の明示的な承諾がある場合に限って臓器の摘出を認めるという方式である。さらに，本人の意思表示がない場合には，遺族の承諾により摘出を認める「**広義の承諾意思表示方式**」がある。いまひとつは，「**反対意思表示方式**」と呼ばれるもので，承諾権者が臓器摘出について承諾の意思表示も，明示

的な拒否の意思表示もしていない場合には摘出を認めるものである。97年法が，本人の意思表示と遺族の承諾の両方を求めるもっとも厳格な方式であったのに対し，09年法は，広義の承諾意思表示方式を採用し，意思表示の要件を緩和した。つまり，臓器

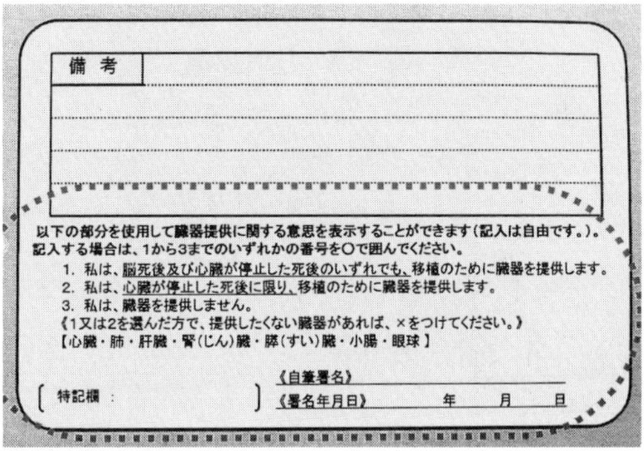

図10-4 ICカード運転免許証の裏面の意思表示欄

（出所）共同通信社提供

図10-5 被保険者証の裏面の意思表示欄（例）

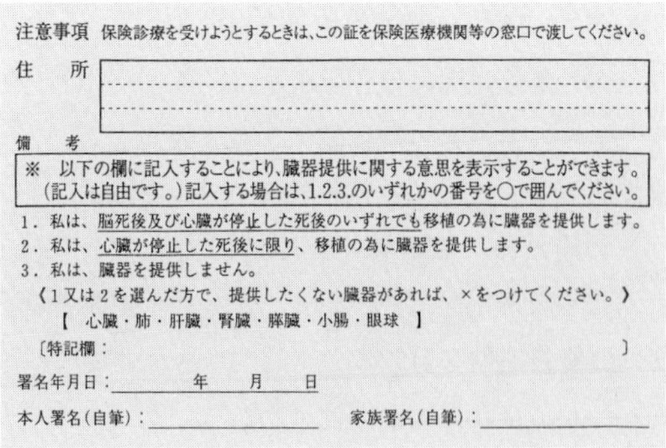

2 日本の脳死・臓器移植議論と改正臓器移植法　223

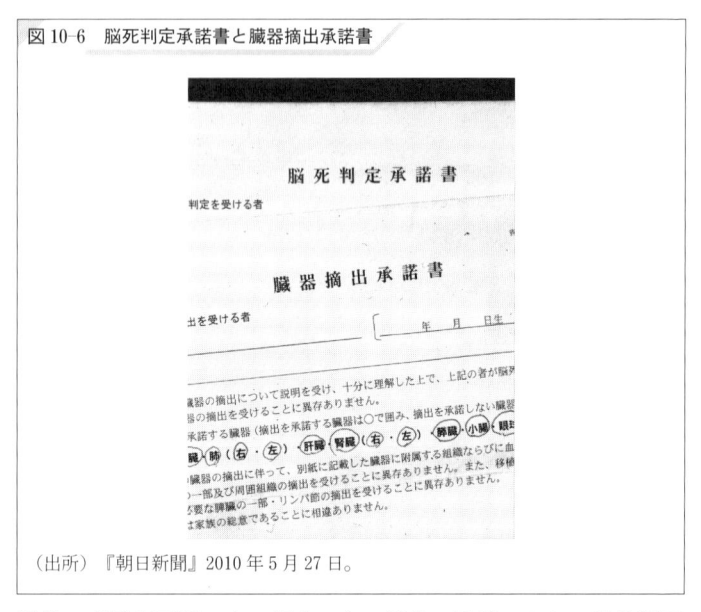

図10-6 脳死判定承諾書と臓器摘出承諾書

(出所)『朝日新聞』2010年5月27日。

提供の意思が不明である場合にも，遺族の承諾により，法的脳死判定（医学的に脳死と診断された後，法的にも死と扱うために行う脳死判定。以下同じ）と臓器提供が可能となったのである（承諾書は図10-6参照）。これは，移植臓器の確保を目的としたものである。

③意思表示による臓器の親族への優先提供

臓器の親族への優先提供の意思表示は，臓器提供意思を表示するための上記の各カードの特記欄に「親族優先」と記入するか，日本臓器移植ネットワークのホームページから登録することによって行う。親族とは，配偶者・子（特別養子を含む）・父母（特別養子縁組による養父母を含む）を指し，事実婚の配偶者は含まれない。親族への優先提供を目的とした自殺が懸念されていたことから，自殺した人からの優先提供は行われないこととなった。親族への優先提供については，臓器の公正な配分の点で問題がないわ

図 10-7　法改正後，初の家族の承諾のみによる臓器提供を報じる新聞報道

家族承諾のみ 臓器提供

移植法改正後 初めて

事故で脳死 20代男性

日本臓器移植ネットワーク（移植ネット）は9日、関東甲信越地方の病院に入院中の20歳代の男性が、改正臓器移植法に基づいて脳死と判定され、臓器提供に向けた手続きを始めたと発表した。男性は提供の意思を書面で残していなかったが、あらかじめ「万が一の時は（臓器を）提供していい」と話していたことを家族が尊重した。7月17日の改正法施行で、脳死になった人の意思が書面で確認できない場合に家族の承諾で提供できるようになったが、実際に提供されるのは初めて。（北林晃治）＝2面に「時時刻刻」、30面に関係記事

10日午前3時ごろから、臓器の摘出手術が始まる。

移植ネットによると、男性は交通事故による外傷で脳死とみられる状態になり、8月5日午後、入院先の病院から移植ネットに連絡が入った。移植ネットのコーディネーターが同日中に家族と面会し、1時間半にわたり提供の仕組みを説明。家族は8日夜に脳死判定と臓器提供を文書で承諾したという。

男性がいつ、どのような会話の中で気持ちを話していたかについて、移植ネットは「いまつらい状況にあるご家族だけの思いもある」として、明らかにしなかった。病院名についても、家族の要望を受け、公表していない。

1回目の脳死判定は8日夜、2回目は9日正午前に終了し、法的に脳死と判定された。移植ネットは、移植希望を登録して待機している患者の中から、血液型や緊急度に応じて移植を受ける患者を選定する。

心臓は国立循環器病研究センター（大阪府吹田市）、両肺は岡山大病院（岡山市）、肝臓は東京大病院（東京都文京区）、一つの腎臓は群馬大病院（前橋市）、もう片方の腎臓は膵臓とともに藤田保健衛生大病院（愛知県豊明市）で移植される予定。臓器提供は1997年10月の法施行以来87例目。改正法は06年に議員提案され、09年7月に成立した。

脳死と臓器移植

脳死はすべての脳の機能を完全に失い回復することがない状態。人工呼吸器がないと呼吸できず心停止する。いわゆる「植物状態」は自発呼吸ができるので、脳死とは違う。

1997年に施行された臓器移植法は、脳死になった人から、心停止の前に心臓や肝臓を取り出し、別の患者に移植する手続きを定めている。本人があらかじめ提供の意思を書面で残していることなど厳格な条件だった。

2010年7月、提供の条件を大幅に緩和する改正法が施行され、脳死になった人の意思が書面で残されていなくても、家族が認めれば臓器を提供できるようになった。年齢制限もなくなり、15歳未満の子どもも対象に含まれた。

改正法案提案者らはもともと、脳死を一律に人の死とするからこそ家族の承諾だけで提供可能と説明した。だが、議論の過程で「脳死を人の死とするのは臓器提供の時のみ」と変更。書面での本人意思を不要とする根拠があいまいになったとの批判もある。

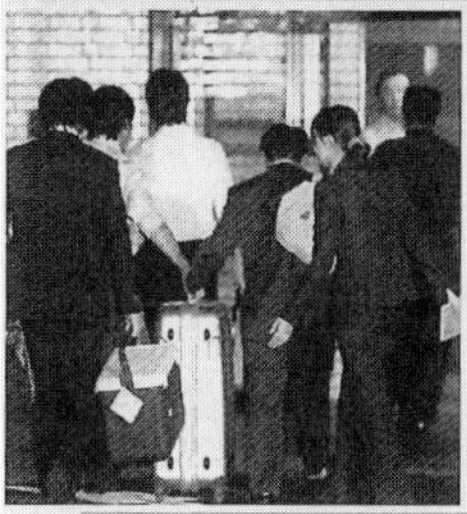

男性の入院先と見られる病院に到着した移植チームの関係者ら＝9日午後10時24分、杉本康弘撮影

（出所）『朝日新聞』2010年8月10日。

けではない。2010年5月22日，心停止した夫の角膜の妻への優先提供が，法改正後初めて実施された。

④15歳未満の子どもからの臓器提供・脳死判定

09年法により，15歳未満の子どもからの脳死臓器提供の道が開いたが，子どもの脳死判定の基準については，公表されていなかった。法的脳死判定は，臓器移植法施行規則とガイドラインに基づいて行われるが，2010年4月5日に公表された判定案によれば，①深昏睡，②瞳孔の散大と固定，③脳幹反射の消失，④脳波活動の消失，⑤自発呼吸の消失を確認し，当該確認の時点から少なくとも24時間を経過した後に，同じ状態であるかどうかを

再度確認するとしている。なお，15歳以上の者の判定間隔は6時間以上である。

3 脳死・臓器移植問題が私たちに問いかけるもの

これまで，脳死・臓器移植をめぐる問題について概観してきたが，この問題が私たちに問いかけているものとは何だろうか。

脳死を人の死とすることへの疑義

脳死を人の死と認める根拠のひとつは，死へのプロセスが不可逆的に開始しており，遠からず死に至るという点にある。しかし，この前提に対しては，科学的な疑義が投げかけられている。たとえば，1984年，アメリカのA. H. ロッパは，脳死状態の患者から人工呼吸器を取り外した後も手や腕の自発的運動が見られる「ラザロ徴候」を報告し（ラザロは，死亡の4日後にキリストによって生き返らされた新約聖書上の人物である），92年には，ドイツで脳死状態の妊婦による分娩例（エアランゲン事件）が報告された。98年には，アメリカの小児神経科医であるA. シューモンが，脳死状態に陥った患者のうち，4週間以上生存する症例が44例，2カ月以上の生存例が20例，1年以上生存した例も4例あるという，いわゆる「長期脳死 Chronic BRAIN DEATH（慢性脳死とも訳される）」に関する論文を発表し，「遠からず心停止に至る」という前提に反論した。脳低温療法による切迫脳死（脳死に陥る寸前の，回復可能性を残した状態）の患者の回復の症例も報告されている。日本においても，小児の脳死症例ではあるが，2000年に当時の旧厚生省研究班の「小児における脳死判定基準

に関する研究報告書」によれば，6歳未満で脳死が疑われる139例のうち，1回目の脳死判定後1カ月以上心臓が動いた症例が25例あるとされ，また04年に日本小児科学会が行った全国調査によると，15歳未満の脳死症例のうち30日以上心停止に至らなかった症例が18例あるとされる。臨床的脳死であるとの診断がなされた後，人工呼吸器を装着したまま数年生存し，成長を続けている子どもの存在も報道されている。このように，脳科学の立場から，脳死状態に陥れば「遠からず死に至る」という前提そのものに疑問が呈されてきている。

臓器移植をめぐる問題

脳死を法的な死と認めたうえでの臓器の摘出と提供は，ドナーには「死」をもたらすことになる一方，レシピエントには「生」の可能性を残すことになる。そこで，後者を重んずるあまり，前者の人権がないがしろにされるおそれがある。まず，法的脳死判定そのものが当該患者の身体への侵襲をともなうものであるとの問題がある。また，切迫脳死者に対する治療が尽くされなかったり，あるいは，法的脳死判定を急いでしまう可能性がないとは限らない。これに並んで，判定基準の信頼性および法的脳死の誤判定の問題もある。たとえば，法的脳死判定基準のひとつである平坦脳波に対しては，頭皮上からの脳波では，脳深部の機能の有無が確認できないとの指摘がなされており，自発呼吸がないことを確認するための無呼吸テストが原因で脳死が引き起こされることも指摘されている。さらに，レシピエントに「生」の可能性を残すとしても，移植後は免疫抑制剤を投与され続けることについても考える必要があろう。

09年法は，脳死後の臓器摘出と法的脳死判定を自己決定にゆ

だねると共に、その自己決定が不明な場合には、本人の家族にその決定をゆだねている。このような自己または自己の家族の命に関わる決定について、十分な情報提供が行われているといえるのだろうか。医師は、患者に対し、「当該疾患の診断（病名と病状）、実施予定の手術の内容、手術に付随する危険性、ほかに選択可能な治療方法があれば、その内容と利害得失、予後などについて説明すべき義務がある」と解されている（最高裁判所2001年11月27日判決〔乳房温存療法事件〕）ことからすれば（「インフォームド・コンセント」）、ましてや命の処分に関わる脳死と臓器提供について、より多くの情報提供が必要になってくると思われる。

最愛の家族が脳死状態に陥っているという極限の状況の中で、本人の生死を決めるという究極の判断を迫ることは、家族に大きな負担を強いることであり、はたして冷静な判断ができるか疑問である。15歳未満の子どもからの臓器移植についても同じことがいえる。可塑性に富んだ小児の脳死判定を正確に行うことが可能かどうか、自らの子の生死を父母が決める根拠はどこにあるのかについても、十分な説明がなされていない。

臓器不足は解消するか？

2009年の臓器移植法改正の背景には、慢性的な臓器不足があった。移植用の臓器が不足した先進国による貧困国への移植ツーリズムと臓器売買により、いわば「命の南北問題」が生じており、イスタンブール宣言はそれに歯止めをかけるためのものであった。では、09年法によってそのような状態の改善は見込めるのだろうか。

現行制度のもとでは、レシピエントを選択する際、選択基準を満たしている重症の患者を優先すると、移植の成功率や長期生存

率が低下するという一種のジレンマが存在し，さらに，臓器移植のために多くの脳死患者の出現を期待している点で，本来の医療の責務にも逆行するとの指摘がある（本田 2008）。また，09年法は，臓器の確保のために意思表示の方式を広義の承諾意思表示方式に緩和したが，より緩やかな反対意思表示方式を採用しているヨーロッパの国々も臓器は不足している（香川 2009）。全死亡例の中で脳死が占める割合は1%といわれており，そもそも09年法により臓器不足の解消を見込めるかにも疑問が残る。さらに，本人の意思が不明な場合に家族の承諾のみによる法的脳死判定と臓器移植が認められたことにより，逆に拒否の意思表示が増えているとも報じられている。

では，ほかに臓器不足を解消するための方法はないだろうか。非常に過激な方法であるが，植物状態を人の死とすることにより，死をさらに前倒しする方法が考えられるが，回復の可能性のある植物状態の患者からその機会を奪うことになり，妥当ではない。また，人間としての思考や認識などを重視する大脳死説にたてば，植物状態を人の死とすることも可能であると思われるが，この考え方を貫くと，人間を人間たらしめている思考や認識などを失えば，生存しているとはいえないと説く「パーソン論」に結びつくおそれがあり，無脳児や重度の精神障害者のような人たちも死者とみなされる危険性がある（いわゆる「滑りやすい坂論（slippery slope）」）。

もっと過激な方法を試みたところもある。アメリカのピッツバーグ大学では，臓器提供の意思表示をしている患者が心肺停止状態になった場合に蘇生治療を行わずに2分間放置し，2分経過後に直ちに臓器を摘出するというプロトコルを実施した。延命治療よりも臓器ほしさに臓器の摘出を優先したこの「ピッツバーグプ

ロトコル」に対してはさすがに批判が集中した。

　また，脳死を否定することによって臓器を確保できるとする主張もある。脳死は，臓器移植の前にドナーに対して死を要求するための概念であり，そこには，「ドナー＝死者」という原則が働いている。アメリカの R. D. トゥルオグは，その原則を否定して脳死者を生者とみなしたうえで，その者から臓器の摘出ができるようにすべきと主張した。この主張は，正当化された殺人というかたちで臓器を摘出するというものである（Truog 1997）。P. シンガーも，「ドナー＝死者」を否定したうえで臓器移植を認める点で，トゥルオグと共通するところがある（Singer 1994＝2009）。しかし，このような「脳死否定・移植容認」という考え方には，臓器を摘出するための法的・倫理的根拠づけが不十分であるように思われるし，安楽死や尊厳死を容易に認める結果になるおそれがある。

　以上のように，臓器の不足を死の操作によって解消するには限界があり，臓器移植に代わる医療の進歩も今後の課題といえる。

結びに代えて

　文化人類学的な観点から日米の脳死・臓器移植議論を比較した M. ロックの著書の原題は，*Twice Dead*（二度死ぬ）というものである。心臓が拍動している段階で法的脳死と判定されることによって 1 回目の死——法的な死——を迎え，その後の臓器摘出または人工呼吸器の取り外しを経て，2 回目の心臓死——生物学的な死——を迎えるという意味であろう。臓器移植との関係で登場した脳死という概念は，法・医学・社会・生物学それぞれの死の分離を招来してしまった。

　そして，脳死者からの臓器移植の問題は，ドナーには「死」を，

レシピエントには「生の可能性」をもたらすという意味で，死と生という相反する概念を同時に追うというジレンマを私たちにもたらした。臓器移植が「命の贈り物」と呼ばれるように，私たちはとかく後者に目を向けがちであるが，前者の場合は，臓器移植のため，自らの，場合によっては家族の命に関わる決断を迫られうる。広義の承諾意思表示方式を採用した09年法の下では，臓器提供の意思表示の有無にかかわらず，私たちの誰もが脳死・臓器移植問題の当事者となる可能性がある。また，脳死を死と受け容れられない人々がいるということも忘れてはならない。「生の可能性」のために，安易に「死」を迫るようなことがないようにしなければならない。

　脳死と臓器移植の問題は，死とは何か，そして生とは何かという人間の生命作用の本質に関わる問題を，私たちに問いかけているのかもしれない。

読書案内

●竹内一夫『脳死とは何か——基本的な理解を深めるために〔改訂新版〕』(講談社，2004年)

　「竹内基準」を策定した研究班の班長であった著者が，脳死を医学的な観点からわかりやすく解説した1冊。脳死に関する医学的知識を得るための必読書。

●小松美彦『脳死・臓器移植の本当の話』(PHP研究所，2004年)

　脳死・臓器移植問題を考えるうえでの必読書。脳死反対説の立場から，推進派の論拠について丹念に反論している。脳死の議論状況がよく把握できる1冊。

●香川知晶『命は誰のものか』(ディスカヴァー・トゥエンティワン，2009年)

長年日米のバイオエシックスの歴史研究にあたってきた著者が，わかりやすく脳死・臓器移植問題を解説した1冊。上記2冊とあわせてお勧め。本書は，脳死・臓器移植に限らず，人の生死に関わる問題全般を扱っており，生命倫理の入門書としてもよい書物である。
●中島みち『見えない死——脳死と臓器移植』（文藝春秋，1985年），同『新々・見えない死——脳死と臓器移植〔増補最新版〕』（文藝春秋，1994年）

　冒頭で紹介したように脳死を「見えない死」と呼んだ本。本文中に出てきた「和田医師事件」「筑波大学病院同時移植事件」について詳しく紹介している。立花隆の『脳死』（中央公論社，1986年）とあわせて読むとおもしろい。
●M. ロック『脳死と臓器移植の医療人類学』坂川雅子訳（みすず書房，2004年）

　「*Twice Dead*（二度死ぬ）」という本書の原題を見るたびに，いろいろと考えてしまう1冊。なぜなら，脳死と診断されても，その後必ず心臓死が訪れるからである。本書は，文化人類学的な観点から，日米の脳死・臓器移植議論を比較したもの。日本の脳死議論がどれほど深いものであったかがよくわかる1冊。
●唄孝一『脳死を学ぶ』（日本評論社，1989年）

　長年この問題に取り組んでこられた著者の論文や講演をまとめたもの。脳死に関する問題状況を確認することができると共に，著者の深い見識を垣間見ることができる。『臓器移植と脳死の法的研究——イギリスの25年』（岩波書店，1988年）とあわせて読むとよい。

引用・参照文献

本田裕志，2008「臓器移植問題の種々相」伏木信次ほか編『生命倫理と医療倫理〔改訂第2版〕』金芳堂。

岩波祐子，2009「臓器移植の現状と今後の課題（2）——主要な論点と今後の課題」『立法と調査』299。

香川知晶, 2005「新しい死の基準の誕生——臓器移植と脳死, その結合と分離」『思想』977。

香川知晶, 2009『命は誰のものか』ディスカヴァー・トゥエンティワン。

甲斐克則, 2009「改正臓器移植法の意義と課題」『法学教室』351。

小松美彦, 2005「『有機的統合性』概念の戦略的導入とその破綻——脳死問題の歴史的・メタ科学的検討」『思想』977。

小松美彦, 2009「臓器移植法改正——A案の本質とは何か」『世界』8月号。

中島みち, 1985『見えない死——脳死と臓器移植』文藝春秋。

中島みち, 1994『新々・見えない死〔増補最新版〕』文藝春秋。

Shewmon, D. A. 著／小松真理子訳, 2008「CHRONIC "BRAIN DEATH", Meta-analysis and conceptual consequences 長期にわたる脳死——メタ分析と概念的な帰結」『科学』78 (8)。

Singer, P., 1994, *Rethinking Life & Death*, Text Publishing Company. (＝2009, 樫則章訳『生と死の倫理——伝統的倫理の崩壊』昭和堂)

Truog, R. D., 1997, *Is it Time to Abandon Brain Death?*, Hastings Center Report, January–February, 27 (1).

Column ⑬　生体からの臓器移植

　日本の移植医療の大きな特徴は，高い生体臓器移植依存率にある（肝移植では2006年末で99％）が，生きているドナーの法的な地位は明確でない。臓器移植法においては，第11条「臓器売買等の禁止」においてのみ言及されており，2009年の改正時にも，生きているドナーの保護規定は設けられなかった。そのため，生体臓器移植に関しては，厚生労働省のガイドラインと日本移植学会の倫理指針，各移植施設の方針によって運用されているのが現状である。

　2008年5月，国際移植学会から「イスタンブール宣言」が公表され，臓器取引や移植ツーリズムをなくし，自国とその周辺国間での適正な脳死臓器移植の推進をめざすように謳い注目を集めた。しかし，全体の半分以上は，生体臓器移植に対する懸念の表明と原則の提案である。生きているドナーが社会の中で一定の敬意を集めること，移植前から移植後の長期にわたり一貫してケアされること，それに付随する社会システムの整備（医療へのアクセス権の保障や損害補償など）のいずれもが不可欠だとされる。日本では，指摘事項の多くを達成しているが，ドナーの長期予後を追跡調査する体制は完全でない。生体移植のほとんどが親族間で行われ，ドナーは家族を助けなければという強い使命感や抑圧の中で意思決定をしている。そして，治療の成否と，これに伴って変動する親族との人間関係や社会的役割がドナーの満足や後悔に多大な影響を与えている。

　さらに同宣言は，ドナーが臓器提供のために休業する際の逸失収入の補塡や，ドナー自身が後に臓器不全に至った際に移植医療を受ける優先権を設定することも提案している。これらの点は，日本では十分に議論が尽くされてこなかったのではないだろうか。社会保障の整備が生体臓器移植の安易な誘因につながってはならないが，注意深く検討すべきであろう。

＊武藤香織，2009「『生体肝ドナー調査』から見る課題」城下裕二編『生体移植と法』日本評論社。

第11章 医は仁術？ 算術？

医療資源の配分と倫理

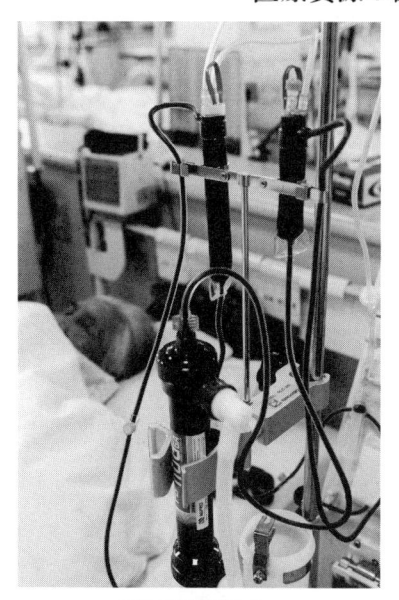

透析を受ける患者。

治療を必要とするすべての患者に最善の医療を施す。それが医療者の務めである。理想をいうなら、そうだ。しかし、たとえば1人の医師の前に2人の患者がいたら、どちらかを後回しにしなければならない。待たせている間に手遅れになってしまうかもしれない。そんなとき、誰を先に治療すべきだろうか。

このような問題を考えることはあまり愉快なことではない。しかし、現実に問われていることでもあるなら避けるわけにもいかない。本章ではこの問題を考えていく。

1 医療資源の配分問題とは

限られた資源の使い道を決める

もし，睡眠時間をたくさん取るならば，起きて活動する時間（勉強したり，遊んだり，その他さまざまなことをする時間）は減らさなければならない。したいことはたくさんあるがそのために使うことのできる時間は限られていて，それぞれの用途に対してどれだけの時間を割り当てるか決めなければならない。

利用できる資源の量は限られている。しかし，その用途は複数ある。だから，ある用途に対して多くの資源を使うならば，別の用途に対して使う分は減らさなければならない。これを**トレードオフ**と呼ぶ。トレードオフ状況において，諸用途に対して限られた資源の配分を決定する問題を資源配分問題と呼ぶ。

医療においても，同様の問題がある。医薬品や医療機器，医師や看護師など医療に関わる人材など，医療活動に使うことのできる資源は限られている。限られた医療資源を，どの患者に，どれだけ利用させるか。これが**医療資源の配分問題**である。

なぜ問題になってきたのか

従来，医療においては，資源配分問題はそれほど重要ではなかった。第一に，患者の利益となることは最大限に行うのが医療者の義務と考えられていたからであるし，第二に，医学的に有効な手段が今ほど多くなかったため，患者の利益となることをすべて行う場合でも，必要な資源の総量は相対的に少なかったからである。医療はまず，仁術（博愛に基づくもの）としてあったの

である。

　しかし,近年,このような状況は変わりつつある。医療技術の進歩にともなって医学的に可能なことの範囲が拡大し,実際に投じられる資源量も増えることになり,その負担が無視できないものとなってきた。これを患者自身やその家族が負担するなら,その経済生活を破綻させることもあるし,政府が負担するなら,税金や保険料の高騰が問題になる。そのため,医療に対して投じられる資源の総量に制約を加えるという考え方が要請されるようになってきた。医療の「算術」の側面が強く意識されるようになってきたのだ。

　すなわち,医療には「医学的に可能であるかどうか」「経済的に負担可能であるかどうか」という2つの制約が存在する。かつては,前者の範囲が小さかったために,後者の制約はあまり問題にならなかった。ところが,医学の進歩が前者の範囲を広げたために,後者の制約を考える必要性が強まった。こうして,医療資源の配分問題が現実的な問題として浮上してきたのである。

　では,医療資源の配分問題は,どのように問われるのだろうか。次節では,その先駆的な事例として,アメリカのシアトルにおける「神の委員会」のケースを紹介する。

2　「神の委員会」

人工腎臓の発明

　人間の体の中にあるさまざまな臓器は,それぞれが役割を果たすことで,私たちの生命を支えている。その重要な機能が一部でも失われれば,私たちの生命は危機に瀕し,場合によっては死に至る。

そのような臓器のひとつが腎臓である。腎臓は，私たちの体が活動するときに出てくる老廃物など，さまざまな不要物質を集め，体外に排出するという役割を担っている。その機能が失われると，排出されずに体内にとどまった不要物質が血液中にたまり，全身にさまざまな障害を引き起こし，やがて死に至る。これが尿毒症である。従来，腎不全を宣告されることは，尿毒症による近い将来の死を意味していた。

　ところが，2つの発明によって事態は大きく変わる。まず，1943年，W. コレフが人工透析器を発明した。これは腎臓の代わりに血中の不要物質を取り除くことができるという画期的な装置で，歴史上初めて腎不全患者の生存の可能性を開いた。

　ただし，この初期の透析器には厄介な問題があった。透析を行うためには，透析器と患者の動脈および静脈を「カニューレ」と呼ばれる管で接続する必要がある。しかし，そのカニューレを通す処置は血管を傷つけてしまうため，同じ場所に何度もカニューレをつなぐことができない。そのため，一時的な腎機能の喪失には対処できても，なんども繰り返し透析を受けねばならない慢性腎不全の場合には，いずれカニューレを接続可能な血管が確保できなくなり，やはり死に至ることが避けられなかったのである。

　この技術的難点は，いまひとつの技術革新によって乗り越えられる。1960年，B. スクリブナーによるシャントの発明である。シャントとは，静脈と動脈に永久的に装着された管であり，カニューレをつなぐための接合部がついている。そこを普段は蛇口のように閉じておき，透析の際には開いてカニューレを接続する。こうすれば，血管を過度に痛めることなく，繰り返し透析器を利用できるわけである。

　こうして，スクリブナーの所属するスウェーデン病院において，

世界初の慢性腎不全患者に対する長期人工透析療法が実施された。患者の中には、透析を受けながら社会復帰を果たす者も現れるなど、その成果はめざましいものであった。

新たな問題と「神の委員会」

しかし、すぐさま別の問題が持ち上がった。希望するすべての患者に透析を受けさせるには、スウェーデン病院が確保できた透析器の数が十分ではなかったのである。そのため、かつてはすべての患者に不可避の死が訪れていたのに対して、透析を受けて延命する患者とそれがかなわず死んでいく患者に分かれることになった。誰に透析を行い誰に行わないのか、言い換えれば、誰を生かし誰を死なせるのかを選ぶという、難しい問題を抱えることになったのである。

誰かの死を決定することは、その決定を担う個人にとって大きな心理的な負担となる。そこでスウェーデン病院では、医師に過大な負担を負わせてしまうことを避けるため、この決定を代行する特別委員会を設置した。委員会は、主婦や法律家など、医療の専門家でない人々も含むメンバーから構成され、実際に誰に治療を行うべきかを決定する役割を担った。

後にこの事実が明らかにされたとき、人々は大きな衝撃を受けた。委員会が担った役割は、本来、神にのみ許されたものだと考えたからである。このことから、この委員会は「神の委員会」と呼ばれるようになった。

手続きがみたすべき要件

では、このような重大な選別を行うための手続きは、どのような要件をみたすべきであろうか。第一に、決定手続きは公

正でなければならない。たとえば，外部からの圧力に左右されたり，ある個人をえこひいきする余地があったりしてはならない。そのため，手続きの透明性や，決定に対して利害関係のない第三者が加わることなどが求められる。

　第二に，手続きは十分に簡素でなければならない。こうした決定を要する事態は，特別な現場でのみ発生するのではない。多くの医療現場が現実に直面しうる問題である。そのため，少なくとも簡単な訓練を受ければ誰でも運用できる程度には簡単なものでなければならない。以上2つの性質については，さらなる詳しい説明は不要だろう。

　問題は次の要件である。第三に，選別の基準は人々を納得させる合理的に擁護しうるものでなければならない。しかし，一口に合理性といっても，ある基準が合理的であると客観的に述べることはきわめて困難である。個々人の考え方がそれぞれ違うというだけでなく，問題が人の生死も含めた鋭い利害や価値観に関するものである以上，合意形成はなおさら困難を極める。それでも，問題が生じれば決定はせねばならず，何らかの指針が必要だとされ，異論がありうることは承知のうえでさまざまな基準が実際に提案されることになる。では，これらの基準は問題の解決を提供するといえるだろうか。次節では，しばしば提案される基準をいくつか紹介し，検討する。

3　さまざまな選別基準を検討する

より大きな功績をあげた人を優先する

「より大きな功績をあげた人を優先する」という基準はどうだろう。功績とは，何らかの意味での社会に対する貢献である。たとえば，生産活動など社会的に有益とされる活動への寄与や家族などの集団で果たしている責任，科学者や芸術家として残した優れた業績などがあげられる。過去における貢献と未来において期待される貢献の両方が対象となる。実は，「神の委員会」が重視した選考基準もこの**社会的価値に基づく基準**であった。

こうした考え方には，批判もある。ひとつは，人間の価値の軽重を社会的有用性によってはかることが果たして妥当か，という問題である。社会的有用性の高い人が救われるべきという主張は，裏を返せば，有用性の低い人は死なせてもかまわないという発想である。たとえば，現行の社会を前提とする限りは生産性が低い重度障害者や老人には，ほかの人々と同じように医療資源を投入する価値はない，という主張につながりかねない。当然，社会的弱者に対する差別であるとの批判がなされる。

いまひとつは，何が社会的に有用であるかの判断は客観的でありうるか，という問題である。たとえば，同性愛者や独身者に対する偏見が強い社会においては，そのような人々は風紀を乱すという意味で社会的有用性が低い人々であるとみなされる可能性がある。何がその社会で有用とされるかについては，その社会に支配的な偏見によって左右されることがある。

より大きな効果が得られる人を優先する

「より大きな効果が得られる人を優先する」というのはどうか。効果とは，治療によって保護される便益のことである。これをはかる基準にもさまざまなものがありうるが，もっとも単純でわかりやすい基準は，治療によって伸ばすことのできる余命の長さである。たとえば，同じ治療を施しても，一方は明らかに治癒が見込めるのに対して，他方はまったく効果が期待できないのであれば「前者に治療を施すべき」という判断になる。つまり，**治療効果に基づく基準**である。

この基準は一番受け入れやすい基準ではあるが，ほとんどの比較はやはり微妙な問題を含む。たとえば，一方は10年，他方は20年余命を延ばすことができるなら，「後者に治療を施すべき」という判断になる。前者の立場に立って考えたとき，この判断を受け入れることはそう簡単ではない。

もっと微妙な問題もある。余命の長さだけでなく，その間の生きている状態のよさ（Quality of Life，略して **QOL**）を加味して評価するという考え方だ。たとえば，期待される余命期間が同じであっても，何らかの機能を失った状態や激しい苦痛などの後遺症をともなう状態での生存期間は低く評価され，そうした障害のない，より快適な状態での生存期間が高く評価されることになる。このように何らかのQOL評価を加味して調整した余命のことを **QALY**（Quality-Adjusted Life Years）と呼ぶ。

では，こうしたQOLによる重みづけはいったい何を意味するだろうか。この点をもう少し詳しく見てみよう。

個人間比較の問題

簡単な数値例を用いて，QALYの考え方を確認しよう。とくに問題なく快適に

暮らせる状態を 1, 死んでいる状態を 0 とし, これを基準として, さまざまな度合いの障害を抱えて暮らす状態を数値で評価する。たとえば, ある個人の状態として, 次の 3 つのケースを比較してみよう。

> ケース A　とくに障害のない状態で, 10 年間生存する。
> ケース B　足が不自由な状態で, 10 年間生存する。
> ケース C　足が不自由な状態で, 12 年間生存する。

とくに障害のない状態を 1, 足が不自由な状態を 0.8 と評価するとしよう。この場合, ケース A の QALY は $1×10=10$, ケース B では $0.8×10=8$, ケース C では $0.8×12=9.6$ と評価される。よって, B よりも C が, C よりも A が望ましいという結論になる。

B より A が望ましいと判断することには, ある程度合理性があるだろう。ほかの条件は等しく, かつ, より多くの身体的機能が確保されているからである。同様に, B より C が望ましいとの判断も, ある程度合理性があるだろう。C のほうが長く生きられ, かつ, ほかの条件は等しいからである。しかし, A と C の比較は困難をともなう。数値例では A のほうが望ましいということになっているが, このような結論が出るのは,「足が不自由な状態」を 0.8 と評価するからである。仮に, 0.9 と評価するならば, C の評価は 10.8, つまり, 結論は逆転する。

では, なぜ 0.9 ではなく 0.8 であったのだろうか。アンケートをとって統計処理するなどすると, 0.8 という数値が出てきたのかもしれない。しかし, アンケートならアンケートという手法が適切なものであると, どのような根拠でいえるのだろうか。結局,

つきつめていくと，0.8 であるべきとする必然性は出てこない。

ゆえに，「足が不自由な状態」を 0.8 と評価することは，C より A が望ましいと直接述べることと違いがないし，0.9 と評価することは，A より C が望ましいと直接述べることと違わない。結論を直接選ぶことと評価値を選ぶことの間には，本質的な違いを見いだしにくいのである。

異なる個人を比較する場合には，問題はさらに難しくなる。たとえば，ケース A の状態にある個人 X とケース B の状態にある個人 Y，どちらの状態が望ましいのかを比べることはできない。あたりまえのことであるが，X が 10 年生きることは，Y が 10 年生きることの代わりにはならないからである。それでもあえて比較するとすれば，「足の不自由な個人の生は，そうではないとくに障害のない個人の生よりも価値が低い」と直接に判断する場合との違いを見いだせない。結局，結論が先にあるのと，その結論を導く前提を選ぶのとでは，変わるところはない。これを**個人間比較の問題**と呼ぶ。

QALY に限らず，数値化された指標を利用することは，それ自体がある価値基準の選択であり，客観的でも中立的でもないことに注意する必要がある。何らかの指標を用いて比較をする際に重要なことは，指標の意味や計算過程を丹念に検討し，そのような指標による比較の妥当性を慎重に見極めることである。もし，そうした批判的手続きを忘れて計算結果の値のみに拘泥するならば，かえって事実そのものを見失わせ，偏った判断に導いてしまうことになりかねない。

より多く支払う人を優先する

判断を**市場にゆだねる**という方法もある。たとえば、同じ治療に対して、ある人は1000万円支払い、別の人は500万円までしか支払う気がないとすれば、前者のほうが同じ医療資源の利用に対して高い評価を与えていることになる。だから、市場に任せてより高い支払いを行う人がその医療資源を利用するようにすれば、自動的に、もっとも高く評価する人に資源が配分されることになる。

しかし、容易に想像できるように、多くをもつ者は多くを支払うことができ、あまりもたない者はある程度までしか支払うことはできない。つまり、市場にゆだねることは、貧しい患者よりも富める患者を優先すべきであると述べていることにほかならない。少なくとも、この基準は中立的でも客観的でもない。この基準について是非を問う場合は、より多く支払える患者を優先することの是非を問うているのだと明示すべきである。

すべての人に等しい機会を与える

以上、どのような議論においても、その基準にはなんらかの恣意性が残ってしまう。そこで恣意性の余地が残らない決め方として、くじ引きや先着順という**偶然性にゆだねる**方法が魅力的に見えるかもしれない。

しかし、たとえば次のような場合はどうであろうか。飲酒運転で事故を引き起こしたZと、その巻き添えで被害にあったWがいる。どちらも瀕死の重傷であり、現在いる医療スタッフでは、2人同時に処置できないため、2人とも助けることは困難である。この場合、くじ引きや先着順で選ばれたとしても、Zを優先することには抵抗を感じるのではなかろうか。そうだとすれば、くじ

3 さまざまな選別基準を検討する　245

引きや先着順というやり方も決定打ではなく，疑問は残る。

　以上，見てきたように，どのような基準を採用するとしても，それは決定的な解決とはなりえない。それゆえ，どのような基準を選択するとしても，遵守しなければならないルールであるというよりは，ある程度参考にしながらも逸脱する可能性を否定しないガイドラインのようなものとして考えざるをえないだろう。

4 創造的に問題に取り組む

全員を助けることだけが正しい

　シビアな医療資源の配分問題に答えを与えることは，誰かの命を諦めることにほかならない。そうした結果自体が受け入れがたいものである。だから，どのような基準も決定打とならないのは，当然といえば当然である。率直にいえば，すべての基準が誤っている。本来，正しいといえるのは，誰の命も諦めずに**全員を助ける**ことだけであろう。

　もちろん，事実として，全員を助けることが不可能な状況はありうる。だから，全員を助けることだけが正しいというのは単なるきれいごとに思えるかもしれない。しかし，私たちは，自分たちが直面している困難さが，突破不可能などうしようもないものなのか，なんらかの迂回路があるのにそれに気づけていないだけであるのか，知ることはできない。ゆえに，何らかの解決が発見されるとすれば，「解決がありうる」との前提を堅持して求め続けた場合にのみ見つかるはずである。だから，「誰を助けるのが正しいのか」という問いにとらわれて，「いかに全員を助けるか」

という問いをおろそかにしないためにも,「全員を助けることだけが正しい」との前提を確認しておく必要がある。

人工透析器の数が不足しているならば,夜間の透析を行ってフル稼働してはどうだろうか。あるいは,1人あたりの所用時間を短縮できないだろうか。近隣の病院同士で余剰の機器や人員を融通しあうことはできないだろうか。このように具体的に考えてみよう。もちろん,そのような思いつきの大半は,すでに実施していたり,別の欠陥を抱えたものだったり,役に立たないことが多いだろう。しかし,新たな解決は,このような試みを諦めずに続ける場合に見つかるものである。ゆえに,制限時間一杯まで考え続けること,選択した後も,ほかの道がありえたのではないかと考え続けることが重要である。

より広い視点から問いを見直す

考え続けることの重要性を指摘したうえで,そのための指針を1つ提示しておこう。医療資源の配分問題にはさまざまなレベルがあり,それらは互いに密接に関係している。「限られた医療者が誰の治療にあたるか」「限られた医薬品を誰に対して用いるか」など,個々の臨床現場レベルの問題がある。ここまで議論してきたのは,このレベルの問題である。これを**ミクロの配分問題**と呼ぶ。

もう少し広い範囲に関わる問題として,「ある医療機関において,どのような診療科を設置するか」「それぞれの診療科に対して,どの程度の医療資源を配分するか」といった医療機関レベルの問題がある。その上に,「どこにどのくらいの規模の医療機関を設置するか」という地方自治体レベルの問題がある。さらに,「国家予算のうちどれだけを医療関連予算として支出するか」「医

療保険はどのようなしくみにするか」といった国の医療政策のレベルの問題もある。こうしたより広い範囲に関わる問題を，**マクロの配分問題**と呼ぶ。

　ミクロの配分問題のあり方は，マクロの配分問題への答え方によって強く規定される。たとえば，国が医療に対して少ない予算しか割り当てていない場合は，地方自治体レベルでも財源が不足し，より少ない医療機関により少ない資源しか配分できない。個々の患者に対して用いることのできる資源もその制約を受けるだろう。逆に，国の予算が多い場合には，よりミクロのレベルでもより潤沢な資源を利用することができるし，それにより可能な治療の範囲が広がる。ゆえに，問題解決に向けて考えるときには，よりマクロのレベルにさかのぼって考えることが，しばしば新たな視点を与えてくれることになる。

　よりマクロのレベルにさかのぼる際には，医療の枠組みを超えてしまってもかまわない。たとえば，「そもそも医療以外の目的に対する支出（たとえば公共事業費や軍事費）を減らし，医療への支出を増やすならば」という話もできる。つまり，医療政策のみならず，政策全体における医療政策の位置づけのレベルにまで問題を広げることもできる。より大きな枠組みに問題を置き直して，そのレベルで別の答えを与えるならば，目の前の問題に対しても違う状況を見いだしうるかもしれない。

　実際，「神の委員会」のケースでは，その後，事態は次のように推移した。スクリブナーはメディアを使って透析医療に対する資金提供の必要性を訴えた。この訴えは「神の委員会」による功績主義的選別への批判を巻き起こしたが，他方で，「軍事費や宇宙開発に出す資金はあるのに人命に関わる透析医療に出す資金がないのはおかしい」という意見も多く出された。これにより，政

府による透析医療への支出は飛躍的に増大し，透析を希望する患者のほとんどに透析治療を施すことが可能になるまでになった。問題はマクロのレベルで解決されてしまったのである。

　臨床現場の厳しい現実を乗り越えることは容易ではない。しかし，より大きな広い枠組みに置き直してみれば，それまで考えもしなかった解決法がもたらされることもある。そのためにも，「全員を助けることだけが正しい」と言い切っておくことが，創造的に問題解決に取り組むために大切なのである。

読書案内

● G. ペンス『医療倫理——よりよい決定のための事例分析』(1・2)宮坂道夫・長岡成夫訳（みすず書房，2000-2001年）

　2巻第13章にて，「神の委員会」問題についての詳細な整理がある。

● H. T. エンゲルハート・H. ヨナスほか『バイオエシックスの基礎——欧米の「生命倫理」論』加藤尚武・飯田亘之編（東海大学出版会，1988年）

　第6部「医療における配分の倫理」に収録されている4本の論文は，いずれもこの問題に関する古典的な必読文献となっている。

● A. ウエストン『ここからはじまる倫理』野矢茂樹ほか訳（春秋社，2004年）

　倫理学の初学者向けの教科書という位置づけであるが，概論的な本ではない。本章後半の「創造的に問いに取り組む」という考え方の重要性を指摘した希有な本。

● 池上直己『ベーシック 医療問題〔第3版〕』（日本経済新聞社，2006年）

　医療問題の構造と日本の医療制度の特徴などをわかりやすく見通せる。

●神野直彦『財政のしくみがわかる本』(岩波ジュニア新書, 2007年)

さらに, 医療資源の配分問題に関しては, 政府の財政活動のあり方で影響を受ける部分が大きい。財政のしくみに関するもっとも読みやすい本として。

引用・参照文献

エンゲルハート, H. T.・ヨナス, H. ほか著／加藤尚武・飯田亘之編, 1988『バイオエシックスの基礎』東海大学出版会。

小泉義之, 1996『デカルト＝哲学のすすめ』講談社。

Pence, G. E., 2000, *Classic Cases in Medical Ethics*, 3rd ed., McGraw-Hill.（＝2000-2001, 宮坂道夫・長岡成夫訳『医療倫理――よりよい決定のための事例分析』1・2, みすず書房）

Singer, P., 2002, *Unsanctifying Human Life*, Blackwell.（＝2007, 浅井篤ほか訳『人命の脱神聖化』晃洋書房）

Weston, A., 2002, *Practical Companion to Ethics*, 2nd ed., Oxford University Press.（＝2004, 野矢茂樹ほか訳『ここからはじまる倫理』春秋社）

Column ⑭ 生命倫理とジャーナリズム

　政治ジャーナリズムの役割が政治をわかりやすく伝えることだけではないように、科学ジャーナリズムの役割も医科学の内容をわかりやすく伝えることだけではない。技術がどのような背景で生まれ、何を可能にし、今後どう展開するか。個人に、また、社会全体にどんな影響を与えるのか。望ましくない結果をもたらすとしたらそれは何か、といった多数の論点が存在する。政治経済的なバイアスがないかを見極め、十分な検証を行ったうえでの政策批判や問題提起も行わねばならない。

　このような角度から報道を見た場合、すべてを満たすものを探すのは難しい。生殖医療や臓器移植、再生医療、終末期医療のように生命倫理上の課題が山積するテーマを扱う報道では、医科学のみならず、法、社会、政治、経済、哲学、宗教など多岐にわたる注意深い考察がジャーナリズム側にも要求されるためだ。残念ながらこの点において日本のジャーナリズムはまだ発展途上にある。

　報道の受け手としては、事実とそれ以外の情報を丁寧に選り分けることがまず求められるだろう。欠けている情報があればそれを補わねばならない。重要な事実を認識していなかったために誤った判断が導かれる危険性もある。たとえば、遺伝子診断を行えばその人が将来、遺伝病になるかどうかが判明するとき、診断を受けることは全面的に支持されるか。早期発見は予防につながるから受けるべきとする考えがあるだろう。だがもし現段階で有効な治療法がない場合はどうか。治る見込みがないなら診断を受けないでいたい。いや、結果を知って今から心構えをしていたい。でも血縁に迷惑はかかわらないのか、等々、さまざまな迷いがあるだろう。

　ジャーナリズムのもうひとつの役割は、表面化しにくい少数の声はもちろん、できるだけ多様な考え方を提示し、議論を豊かにしていくことだ。21世紀の生命倫理には、21世紀のジャーナリズムが構築される必要がある。

第12章 強く・美しく・賢く・健康に？

エンハンスメントと新優生学

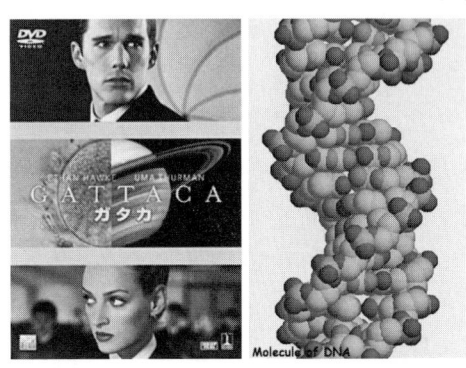

映画『ガタカ』と，DNA の二重らせん構造。

　「より強く・美しく・賢く・健康に」なりたいという欲望を，薬や手術で実現できる時代が来たらどうだろう。現在でもスポーツ選手の多くはプロテイン（タンパク質サプリメント）を飲んで筋トレをしている。他方で，一瞬で筋力を増強できるようなドーピングは禁止されている。だが，筋力増強剤とプロテインとでは何が違うのだろうか。また，生まれる前に，まだ人間が受精卵細胞の段階でその遺伝子を改造して，強く・美しく・賢くそして健康な子どもを造れるようになったとしたら？　ヒラメ（魚）の遺伝子を組み込んで寒冷地でも育つトマトなど「遺伝子組み換え作物」はすでに商品化されている。

　ところでこの話題で欠かせない映画が『ガタカ』である。この映画で描かれるのは，遺伝子改造を受けて生まれなければ出世できないような未来である。遺伝子の優劣だけで人の人生が決まってしまう未来。改造を受けず自然に生まれた主人公のヴィンセントは，完璧な遺伝子を得ながら事故で障害を負ったジェロームになり代わり，宇宙開発会社「ガタカ」で働くことになる。劇中には車いすのジェロームが遺伝子の構造に似たらせん階段を見上げるシーンがあるのだが，これは，何を示しているのだろうか。

1 バイオテクノロジーによる願望の実現

● エンハンスメントと新優生学

医療技術で願望を実現すること

「より強く・美しく・賢く・健康に」なりたいという願望を追求するのに何か問題があるのだろうか？

私たちは、テストで点をとるために勉強するし、人によってはスポーツジムに通ったり、サプリメントや栄養剤を飲んだり、ダイエットしたりもする。育毛剤をつけたり、逆に脱毛する人もいる。そして、私たちはそれらを別に「悪い」ことだとは思っていない。

また、私たちは、子どもが〈よりよい人生〉を歩めるようにと思って教育をするし、習い事をさせる場合もある。親が自分の願望を子に無理強いするのはたしかに行き過ぎだが、子どもの健康を願ったり、成功してほしいと望んだりするのは、普通の感覚だろう。

では、これらが、医療技術を用いて実現できるようになったらどうだろう？　薬や手術で自らの能力を高めたり、快楽を得たり、容姿をよくしたりすること、あるいは医療技術を用いて自分の子どもを「より強く・美しく・賢く・健康に」しようとすることに、どんな問題があるのだろうか？　さらに、仮に出生前の段階で遺伝子を改造して優秀な子どもをつくることができたとして、それを利用することのなにが悪いのだろうか？

「**エンハンスメント**」や「**新優生学**」といった言葉はあまり聞き慣れない言葉かもしれない。しかし、問題はシンプルである。問われているのは、自分が「より強く・美しく・健康に・賢く」な

るために，そして子どもを「より強く・美しく……」するために医療技術を使うことは悪いことなのか，ということである。

> **エンハンスメント／新優生学とはなにか**

まず，「エンハンスメント」とは，身体状態を改善し，能力や機能を強めたり高めたりすること，一言でいえば「増強」することである。この言葉が今のような意味で用いられるようになったのは，1980年代，人間の遺伝子を改良する技術をめぐる議論の中でのことだった(生命環境倫理ドイツ情報センター編 2007)。

他方，新優生学とは何だろうか。そもそも「優生学」とは，コラム⑮で見るように「劣った質」の子の出生を防止し「優れた質」の子を生むことを指す。「新」がついているのは，旧来の優生学のように国家による強制ではなく，個々の親の自由意思に基づいている限り問題はない，と主張されることがあるからである。もちろん，過去の優生政策でも親の同意や願望は重要な要素だったので，違いをあまり強調しないほうがよいかもしれない。しかし，新優生学では，あくまで個々の親の「**生殖の自由**」にのっとっていることが謳われる。

以下ではまず，「エンハンスメント」について考えたうえで，「新優生学」へと考察の範囲を広げていこう。「エンハンスメント」と「新優生学」は，いずれも通常の「治療」とは異なるという意味で緩やかに連続している。

1 バイオテクノロジーによる願望の実現

2 エンハンスメント問題の背景と構造

医療の目的と範囲：その限定と拡大

「エンハンスメント」と一言でいってもその幅は広い。たとえば，ドーピングや美容整形といった自己の身体を対象としたものから，子どもへの「成長ホルモン剤」の投与のように，他者を対象としたものも含まれる。身体改造ならば刺青やピアスは紀元前からあるし，ドーピングも古代オリンピックが始まった当初（紀元前）からさまざまな薬が使われていた。身体改造の試みは人類の歴史と同じくらい古いといってよい。

とはいえ今のようにエンハンスメントが問題になる背景には，大きく2つの歴史的な段階がある。まずは，医療従事者が専門職として独立し，医学が科学（サイエンス）として確立し，その目的も「治療」に限定されてきた過程がある（19世紀以降）。もうひとつは，その後，20世紀の2つの戦争を経て，患者の「自己決定権」を重視する傾向が強まってきたという歴史である。医療の目的は近代医学確立の過程でいったん「治療」に限定されたが，20世紀中盤から患者の「自己決定権」が重視されるようになったことに加えて，急性疾患から慢性疾患へという**疾病構造の変化**によって，「治療」の範囲があいまいになってきている。

19世紀以降，医学が科学として確立していく過程で，医療技術の効力が増すと同時に医療の担い手も資格化され，その目的と範囲は限定されていく。その延長線上に現在の医療があるのだが，科学としての医療は，効果も大きいが副作用も大きいので，間違えば命に関わることもある。また，医者の診断や処置の正しさを

普通の人は判断できない。身体の内部に侵入し，場合によっては生命に危険が及ぶ可能性のある行為を，知識や技術の不確かな者に任せておくことはできない。こうして，人の身体に傷をつける行為が許されるのは，「診断・治療・予防・緩和」という目的のもとで資格をもつ人（基本的に医師）が正しい方法で行うときだけだ，というルールがつくられてきた。

しかし「インフォームド・コンセント」の章で確認したとおり，20世紀中盤以降，患者の自己決定権を強調する流れの中で，医療専門職の裁量権は縮小していくことになる。まず，医療の目的や範囲が限定されてきたのは，何よりも患者に〈害を与えない〉ためであり，患者の利益を守るためだった。多くの場合，何がその人の利益になるかは，本人が一番よく知っている。とくに身体に関わる事柄は，〈痛みはその人にしかわからない〉というように本人が一番よくわかっている。さらに，19世紀以降，とくに戦争中から戦後に至るまで続いていた**人体実験**における医学者の暴走への反省も加わり，医療の対象になる本人の「自己決定」の尊重という原則が強く認識され，ルールとして確立されてきた。

もちろん，医療の目的を「診断・治療・予防・緩和」に限定する，というルールは今でも重要である。しかし今では，医学的・生理学的な利益と患者の自己決定が対立する場面で，医療専門職の意見がつねに通るとはいえなくなってきている。

治療の範囲のあいまいさ

この流れに，これまでの医師主導の医療の中でも「治療」の範囲があいまいなケースがあった，という事実が加わる。つまり，これまで「治療」と呼ばれてきた行為の中にも，じつは医学的な意味での「治療」とは別の要素が含まれている場合があっ

2　エンハンスメント問題の背景と構造　257

た，ということである。

　たとえば，事故で火傷した痕に対しては，形成外科で治療が行われる。しかし，その治療の中には，単なる機能回復のための治療を超えて，見た目をきれいにするという「美容」としての目的が含まれている場合が多い。もし火傷痕をきれいにするための処置が「治療」として認められているなら，なぜ美容整形はダメだといえるのだろうか？

　また，治療とエンハンスメントの区別が最初から難しい領域がある。たとえば，精神状態を薬でコントロールする「精神薬理学」の領域。精神疾患と診断される人の状態は，周囲の人間関係や環境によって変わることも多い。また，そもそも「精神的健康」の内容は，時代や社会，さらには文化によっても異なる。とすれば，「暗い気分」を変えるために向精神薬を使うことを，〈それは真の病気ではないからダメだ〉として禁止できるのか。

　このように見てくると，治療とエンハンスメントを区別して，後者を禁止したり批判したりするのは難しいようにも思える。では，本人に利益や幸福がもたらされるならば，医療技術を使って何をしてもよいのだろうか？

　それにもまた簡単には答えは出ない。たとえば，「指を詰めたい」という願望はどうだろう。その願望の背後に借金返済の圧力があったとしたらどうか。自分の指に保険金をかけて切断し，その保険金で借金を返そうとしている人がいたらどうだろう。また，たとえば，生まれつきの皮膚や目の色を理由にして「いじめ」にあっている人がいるとする。その人は，「いじめ」から逃れるために，皮膚や目の色を変えたいという強い願望をもつようになる。そこで，簡単に皮膚や目の色を変える薬があるとしよう。その人が，この薬を使って皮膚や目の色を変えて，「いじめ」から逃れ

られたとして、私たちは「めでたし、めでたし」と思うだろうか？　むしろ、まずは「いじめ」をなくすべきだ、と思うのではないか。

では、はたして何が問題になっているのか。エンハンスメントについて、これまでどんなことがいわれてきたのか。次にそれを確認しておこう。

3 エンハンスメントを問う視点

願望の背景にある圧力：「目的」に含まれる問題

まず、エンハンスメントに対する願望の内容と、その願望が形成された状況が問題になる。悪いところもないのに医療技術を使って身体を改変しようとする人がいたら、なにか特別な事情があるのではないか、と思うのが普通である。

そして実際に、身体状態を変えたいという本人の願望が、何らかの社会的・心理的プレッシャー（圧力）を背景にして形成されている場合がある。美容整形や植毛は周囲の目を気にして行われる。私たちは、もし身体を変えたいという願望の背景に何らかの圧力があるとすれば、それをそのまま認めるのはおかしいと思うだろう。たとえば、人種差別を免れるために皮膚の色を簡単に薬で変えることができたとして、〈カラダを変えれば一件落着〉とは思わないだろう。私たちは、皮膚や目の色そして性別など、本人の自由にならないものによって不利益を与えることを一般に「差別」と呼んで是正・非難の対象にするからである。

同じく、いじめられて辛い心理状態を向精神薬などで「改善」したとしても、当の心理状態をもたらした「いじめ」がなくなら

ないならば，それは「真の幸福」ではないだろう。映画『マトリックス』が描くように，現実の状況（本物の世界(リアルワールド)）を変更するのがきわめて困難だとしても，〈脳だけが見る夢〉の中で幸福感に浸るのは，やはり不幸なことだと私たちは考えている。

　これらに共通するのは，不当な圧力を前提にしたエンハンスメントを許容することの問題性である。この問題については，「本来は克服されるべき社会的な諸構造の共犯者となる」という指摘がある（生命環境倫理ドイツ情報センター編 2007）。こうした，本来は社会的に解決されるべき問題を個人の身体を変える医療の問題にしてしまい，さらにそれを医療の中に取り込んでしまうことは「**医療化**（medicalization）」と呼ばれている。

　このように，エンハンスメントを単純に受け入れることができない第一の理由は，エンハンスメントの目的（身体や精神の状態を変えたいという願望）自体に問題が含まれているケースがあるからである。身体的利益がないのに医療技術を用いて身体を改変しようとする願望の背後に，何らかの圧力がある場合には，私たちはこの「圧力」をかけている側を問題にする。

身体に対する負担：「手段」にともなう問題

　では，エンハンスメントへの願望が，周囲の社会状況とも社会的・心理的な圧力とも関係がないような場合はどうだろうか。あるいは，圧力がそれほど不当でない場合はどうだろう。たしかに，より「強く・美しく・賢く・健康に」という願望の中には，社会的な状況や圧力とは無関係な部分がありそうだ。また，アスリートには常に勝つための「圧力」がかかっている。こうした願望を実現するためのエンハンスメントには，先に述べたような「医療化」という批判はストレートにあてはまらない。

ただ，それにしても，たとえばドーピングで筋力を増強したいという人がいるとして，しかし副作用の危険性が高い場合には——体を痛めるような過酷な練習を止めるのと同じで——，私たちはそれをすんなり認めることはないだろう。また，性同一性障害など，仮に周囲の人々の努力で変えられないような「身体そのものへの違和感」を理由に身体を改変したいと思っている人がいるとしても，一定の熟慮期間があったほうがよいと考えている。じっさい，日本の学会のガイドラインでは性別適合手術の前にカウンセリングが義務づけられている。

　医療技術には，手術であれ薬であれ，多くの場合苦痛や危険がともなう。エンハンスメントでも，効果の大きさと副作用の大きさ・危険性はだいたい比例している。

　つまり，エンハンスメントを単純に肯定できない第二の理由は，目的に問題がなくても手段に問題がある場合があるからである。願望の背景に不当な圧力などがなかったとしても，エンハンスメント自体に大きな負担がともなう場合には，「はいどうぞ」と単純にはいえない。私たちは，その人が身体を傷つけずにすむならばそのほうがよいと考えているからである。願望や目的に問題がなくても——たとえば「不妊治療」のように——手段があまりに大きな苦痛や負担を与えるとき，私たちは「何もそこまでしなくても……」と思うだろう。

　そして，仮に周囲の人々の努力や行為や説得を通して，その人の願望や，それを取り巻く状況が変わるならば，そのほうが望ましいと考えている。逆にいえば，圧力が大きくなく，またそれほど不正ではなく，身体への負担も小さいならばとくに問題はない。たとえば，化粧や髪型や服装の選択程度ならばそれほど問題にならない。

3　エンハンスメントを問う視点

> 社会的圧力も身体的
> 負担もない場合

ではさらに、社会的・心理的圧力も身体的負担もとくにない場合はどうか。

老化を遅らせ免疫力を強化したいという願望を、身体的負担（危険や苦痛）もなく簡単に実現できる夢の薬が開発されたらどうだろう。また、スキーのジャンプ競技やアメフト、さらには格闘技の練習では、ケガを含めて少々の危険は避けられない。では、ドーピングが通常の練習と同じくらい安全になったとして、それでも問題があるといえるだろうか？　さらに、試験をなくせない限り「合格」への圧力は残る。では、試験勉強のために記憶力を強化させる薬や、面接でハキハキと振る舞えるような「気分明朗剤」を——副作用がないとして——使うことのなにが悪いのだろうか。もし、コンピューターと脳をつなぐ技術が進歩して、事典ソフトを直接しかも安全に脳にダウンロードできるようになったとして、それを使って高得点をめざすのにどんな問題があるのか。総じて、目的や願望の内容にそれほど問題がなく、手段となる技術が安全になったとしたら、まったく問題はないのだろうか。

この点に注目しているのが、アメリカ大統領が設置した「生命倫理評議会」の報告書『治療を超えて』である。それによれば、エンハンスメントの問題は、社会的圧力（強制）や身体的負担がなくなったとしても残る（Kass 2003＝2005）。もちろん、具体的な目的に応じて、問題があるといえる場合といえない場合がある。たとえば老化遅延や免疫力強化が安全にできるようになったならば、それに問題があるということは難しいだろう。他方、筋力や脳の力の増強や、向精神薬で性格を変えることについては問題が指摘できる。

たとえば、水の抵抗の少ない水着を着たりハイテクシューズを

履いたりすることと筋肉増強剤を飲むことでは、薬が安全になったとしてもやはり違う。水着や靴の性能は、本人の筋力や技術と簡単に区別できる。すぐに着脱できるからである。それに対して、心身の〈内側〉から影響を与えるエンハンスメントの場合には、本人の実力とエンハンスメントの効能の区別が難しい。つまり、エンハンスメントの場合には、得られる結果や成果が本人の「実力」なのかどうかがよく「わからない力や手段によって媒介される」ことになる（Kass 2003＝2005）。薬や手術の力を借りて達成した成果を、私たちは、その人の実力とは思えない。「薬のおかげでは？」と疑いたくなる。そしてその成果を、その人の「本物」の成果として評価しない。

　さらに、人格に影響を及ぼすような薬の利用は、行為者＝責任（功労）者という考え方を掘り崩す可能性がある（生命環境倫理ドイツ情報センター編　2007）。私たちは、本人が自力で行ったことについては、マイナスの結果に対する責任は本人にあると考えるし、プラスの場合には本人の功績だと思っている。逆に、本人が心神喪失や薬物中毒などで自分自身をコントロールできなかったような場合には、犯罪行為の結果に対する責任も軽減される。同じく、精神状態や脳の働きに強く影響するようなエンハンスメントは、その人の行為について、どこまでがその人の本当の責任・功績なのかをわからなくしてしまう。精神状態を改変して人格そのものに影響を及ぼすようなエンハンスメントの場合、薬が効いているときの本人の性格や行動を、私たちはその人の「本当」の姿だとは思いにくくなるだろう。

自由と責任／個人と社会

以上の3つの論点は、いずれも自由（自己決定）と責任の原則に関わっている。

まず、私たちは、人は生まれつきの身体や容姿に基づいて不利益を受けてはならない、と考えている。身体的な特徴など、本人には自由にならず、自己決定できないモノを理由にした不利益な扱いは、少なくとも公的な場面では差別として非難される。エンハンスメントの願望の背景に身体的特徴を理由にした圧力がある場合には、仮に身体改変の負担が少なくても、圧力をかけている側がまずは改めるべきだと思うだろう。私たちは、本人が決定できないものについては当人に責任はない、と考えているからである。

また、もし周囲からの圧力や強制がなかったとしても、危険が大きく取り返しのつかない状態に陥るような場合、たとえば身体への自由を自ら放棄するような改変については、「やめたほうがよい」と思うだろう。私たちは、〈圧力のないところで本人が決めたことならば、自傷であれ何であれ好きにしろ〉とはいわない。本人が好きで決めたことだとしても、その結果はすべて自業自得だとは思わないからである。

他方で同時に、私たちは、本人が自由に選択して行為した結果については、ある程度まではその人に責任があると考えているし、プラスの成果についてはその達成者の功績・業績だと考えている。内側から影響を与えるエンハンスメントは、本人の行為と結果との結びつきをあいまいにして、誰が責任者（功労者）なのかをわからなくしてしまう。

これらに共通するのは、本人が自由にできない生来の身体的特徴や性質を医療技術で変えることが、「自由と責任」の範囲や条件について、私たちに共有されている基本的な価値観に対立する

場合がある，という点である。そしてこの点は，次の「新優生学」にも共通する。

4 よりよい性質の子どもをデザインすること

どんな技術なのか

「エンハンスメント」概念が登場したのは，人間に対する遺伝子技術の応用可能性をめぐる議論の中でのことだった。じっさい，遺伝子操作技術はエンハンスメントの典型であると同時に，ある意味でその理想型だともいえる。エンハンスメントは主に自分の身体を自分で改変することが中心になるが，子どもに成長ホルモンを投与することなども含まれる。

新優生学の場合，さらに，まだ子が身体をもって存在し始める前に，よりよい性質を与えようとすることが問題になる。それを可能にするといわれているのが，受精後の初期段階で細胞の遺伝子を操作する技術である。これを**生殖系列細胞遺伝子操作**という。受精後の初期段階で改変された遺伝子は，その後の細胞分裂のたびに複製され，身体を形づくる約 60 兆個の細胞に影響する。だから，すでに機能分化した身体の一部を改変するよりも劇的な効果が期待できる。もちろん，このような技術はまだ開発されていないし，細胞の働きがあまりにも複雑なので，専門家はその実現可能性を疑問視している。また，じっさいに人間を対象に遺伝子操作を行うとすれば，実験段階で生み出される子どもは未知のリスクを背負う危険性もある。そのため，ほとんどの国が生殖系列細胞レベルで人間の遺伝子を操作することを禁止している。

とはいえ，開発に向けた研究は一部では続けられており，動物

実験ではさまざまな遺伝子操作の結果が出つつある。そしてこの技術に期待する人も少なくはない。障害胎児の**選択的中絶**や**着床前診断**に基づく胚の選別、卵子や精子の選別といった方法で追求されている優生学的な目的を、より的確に実現できる可能性があるからである。もし遺伝子そのものを直接操作できるようになるならば、より確実に遺伝病や障害を除去し、望ましい性質を付加できるようになるのではないか、と。

そして、遺伝子操作では、「治療」と「エンハンスメント」を区別することがさらに難しくなる。遺伝子操作技術は、働きかける対象が細胞全体であり、また、生まれる以前の操作であるため「予防」という性格をもつからである。「治療」はふつう、個々の機能に分化した組織や器官をもつ身体を前提にしている。組織や機能や症状というかたちで対象を特定できないもの——たとえば老化現象そのものなど——を「治療する」とはいわない。だが、遺伝子操作が行われる段階では、まだ組織や器官に機能分化した身体は存在しない。たとえば、身体全体の細胞に影響するレベルで、まだ身体ができる以前に予防的に行われる「老化遅延」や「免疫力の強化」といった遺伝子操作が可能になったとして、それが「治療かエンハンスメントか」と問うこと自体が難しくなる。

生殖系列細胞に対する遺伝子操作技術を用いた子どもの性質の改良は、優生学的な傾向をもつため、批判も少なくはない。だが、仮にこの技術が安全・確実に応用できるようになったときに、親がそれを使って子どもの性質を「よりよく」しようとすることを、はたして批判できるのか。これがこの章の最後の課題になる。これまでどんな議論が何を指摘してきたのかを確認しつつ、考えていこう。

実験段階での問題点：コストとリスク

　この技術については，遺伝子操作技術が安全に確立された未来を想定して，はたしてそのときに利用を禁止することができるか否か，というかたちで問いが立てられることが多い。ただ，やはり技術確立以前の研究開発の過程にともなう問題を完全に無視することはできない。

　研究開発にともなう問題の中での大きな論点は，遺伝子操作技術がその目的を達成するに至るまでに予想されるリスクである。生殖系列細胞遺伝子操作は人体の全細胞に影響が及ぶため，安全性が確証されていない段階では予測できないリスクが生ずるかもしれない。さらに，生殖系列細胞への操作は，操作された個人からその子孫にも受け継がれる。長期的にどんなリスクがあるかは不明である。実験段階で，ある意味「実験台」になる子どもへのリスクと，その後の子孫に及びうるリスクを考えたとき，それに見合う利益があるといえるのか，という批判である。

　また，コストについても指摘がある。つまり遺伝子操作技術開発にかける資源（人的・物質的両面での）があるならば，いまだ十分に分配されていない基本的な医療の普及のほうに投入するべきだ，と。

　これに対して，遺伝子操作技術推進派は次のように反論する。支払われるリスクやコストが遺伝子操作技術の研究を禁止させるに足る理由になるかどうかは，遺伝子操作の目的の重大さに応じて変わる。どんな技術でも，それがもたらしうるマイナス面は，見返りとして予想されるプラス面と天秤にかけられる。ところで，遺伝子操作技術は出生前の段階での介入なので，「実験台」にするといっても，すでに生きている人を害したり殺したりするわけではない。たとえば，体外受精を行って胚の遺伝子を検査したと

ころ，遺伝子操作をしなければ胎児に成長できなかったとして，この胚に遺伝子操作で治療を試みたいと思う親がいてもおかしくはない。そして，もし仮にそれが胎児に成長した段階で，遺伝子操作の副作用による重大な障害や疾患があることが判明したら，その時点で再び中絶するかどうかを含めて親の判断にゆだねればよい。つまり問題は，ある程度のリスクを払ってでも追求すべき目的があるといえるかどうか，である。また，コストについても，基本的な医療の普及に力を注ぐことと遺伝子操作技術を開発することは両立可能である。

この推進派の反論に対しては，さらに，とくにリスクに関して真に甚大な危険があることがわかった時点ではすでに遅い，という再批判がある。このどちらが妥当かについては議論の余地があるだろうが，少なくとも，推進派にも批判論と同じくらい説得力があるということは認めざるをえない。

推進派にとって，遺伝子操作技術の目的には，少々のリスクやコストを払ってでも追求すべきといえるような望ましさがある。では，その「目的」そのものはどうだろうか。

遺伝子操作がめざすもの

遺伝子操作技術の目的は，まずは遺伝性疾患や障害を出生前の段階で除去することであるが，さらにそれを超えて，「よりよい」性質を付与することも視野に入っている。この目的を支えているのは，子どもに疾患や障害を与えたくない／よりよい性質を与えたい，という親の強い願望である。この親の願望を否定することは難しいように見える。

ではこの願望について，従来の議論では何がいわれてきたのだろうか。まず，疾患を治療することを含めて遺伝子操作の目的の

すべてを否定する人はいない。苦痛をもたらし，寿命を短縮するような疾患をもし治療できれば，それは誰にとっても望ましいことだからである。問題は，障害を除去することと，プラスアルファの性質を与えることである。

> 障害はないほうがよい＝除去したほうがよいのだろうか

障害を除去することの何が問題になるのだろうか。とくに何も考えなければ，障害を治療できるならしたほうがよいに決まっている，と思われるかもしれない。実際，遺伝子操作推進派は，障害は人生の多くの「機会を制約する」ため，そもそも望ましくないという。

それに対して，障害をもつ当事者からは，「障害を除去したほうがよい」という言い方が批判されている。批判する側は，障害を除去する遺伝子操作を「禁止すべきか否か」については必ずしも明快な答えを出そうとしているわけではない。ただ，〈遺伝子操作で障害を除去できるなら，除去したほうがよいに決まっている〉という言い方を批判するのである。

批判する側によれば，まず障害と病気は違う。障害は状態が固定している（身体的苦痛がなく進行しない）。だから，病気とは違って，それが本人にとって「ないほうがよい」と断定できるかはそれほど単純ではない。そして，「障害＝機会の制約」といっても，本人にとって重要な機会と〈どうでもよい機会〉がある。たとえば，足で歩けなくても何らかの手段で「移動できる」というのは，日常生活を営むうえで重要な機会である。そして，十分にサポートがあって町にバリアがなくなれば「移動の機会」の制約はなくせる。それに対して，「移動の機会」の制約がサポートによってすでに除去されているならば，「自分の足で歩いて移動する機会」

の制約は、それほど重要ではない。とくに、生まれてから自分の足で歩く機会をもたない人にとっては、「移動」さえ十分に保障されていれば、自分の足で歩く、という経験を知らず、そこから得られるとされる利益はそれほど重要だと感じられない場合もある。先天的に足で歩かない人にとっては、「足で歩く」という経験の制約など、別に〈どうでもよい〉ともいえる（Asch 2003；立岩 2002）。だが、「障害は機会を制約する」という大雑把な言い方では、こうした区別は無視されてしまう。「障害は機会を制約する」といっても、その機会が「移動」を指すのか「足で歩く」という経験を指すのかはわからない。これを区別しない限り、足で歩けない人は移動に制約があっても仕方がない、という態度も許容されることになる。「機会」の内実を吟味しない話は、サポートが不足した状態を温存する機能をもつ。サポートせずにすめば健常者にとっては都合がよい。つまり、「障害はないほうがよい」とか「障害＝機会の制約」といった単純な決めつけは、健常者にとって都合のよい社会を温存する。

　この批判は「医療化」批判と重なる。問題は、「障害＝機会の制約」という決めつけが、本来社会的に解決されるべき機会の制約を、障害をもつ個人の身体の問題として放置することを許容してしまうところにある。遺伝子操作は個人の身体を変える技術だが、それは、障害をもつ身体に合わせて社会を変えていこうという方向性とは対立する、と。

プラスの機能

では、親が望ましいと思う性質や特徴を子どもに与えるために遺伝子操作を行うことはどうだろうか。問題になるのは「免疫力強化」や「老化遅延」から、高身長・筋力強化・高IQなどである。まず、「免疫

力強化」や「老化遅延」を全面的に否定することは難しいかもしれない。では，背を高くしたり運動能力を高めたり，知能を高めるような遺伝子操作がもし可能になったとして，それらはどうだろうか。

知能の向上は知的障害の除去と連続しているが，高身長や筋力強化などについては「障害の除去」とは少し違うことが問題になる。個人の身体を変えて「障害を除去する」ことについては，本来は社会を変えることで解消されるべきだといえるような不利益が，個人の身体の問題にされることで「温存」される，という批判があることをすでに述べた。それに対して，身長や容貌や運動能力には，社会を変えることで解消されるべきだ，といえるような不利益はない。たしかに，たとえば低身長で不利益を受ける場合もある。バスケットの選手になりたくても難しい。しかしそれらは〈社会的サポートで解消されるべき不利益〉ではない。だから問題は，どちらかといえば，親を含めた人々の価値観や趣味，美的センスになる。では，親は子を，自らが望む性質に改変してもよいのだろうか。これについては，親の「生殖の自由」は，子どもが未来に自らの人生を選択する自由を妨げない範囲内に限定される，という常識的な答えでほとんどの議論が一致している。子どもの人生は子ども自身のものであって，たとえ親でも個人の意向を強く刻み込むことは許されない，と。

遺伝子操作の結果は取り消すことができない仕方で子どもの身体に刻印されるため，それが子どもの人生の選択の自由を狭めてしまう可能性が高い場合には認められない。逆に，どんな人にとっても「よい」といえるようなものなら許されるだろう。その典型は，病気にかかりにくい身体にすることである。病気は多くの場合，苦しみをもたらし，生命を危険にさらす。誰もが苦痛を避

けたいと思っており，できれば長生きしたいと思っているだろう。結局のところ，遺伝子操作が許容されるものの範囲は，社会的に（人間の行動によって）は解決できないもの，つまり通常「治療」の対象になるような医学的・生理学的な範囲へと限定されることになる。

おわりに

本章冒頭の問いをあらためて思い起こしてみよう。「より強く・美しく・賢く・健康に」なりたいという願望を追求するのに何か問題があるのだろうか？ その願望を医療技術やバイオテクノロジーを使って実現できるようになったとして，それを利用することにどういう問題があるのだろうか。

それは「医療とはそもそも何か」という根本的な問いにも関わっている。どこまでを個人の身体の問題としてよいのか，どこからが周囲（社会）の責任になるのか，いかなる基準でその境界線は引かれるのか。また，親は子どもに対してどこまで自由があるのか。その自由の根拠は何か。子どもを育てるのは親だからか。では，親は子どもにどこまで責任を負うべきか。親の責任と自由の限界は何によって決まるのか。

エンハンスメントと新優生学をめぐる諸問題は，ほかのいくつかの生命倫理の諸問題と同じく，人々がその行動を通して解決すべき問題と，個人の身体を変えることでしか解決できない問題の違いとその根拠を，あらためて根本的なところから問い直すように私たちに要請しているといえるだろう。

読書案内

●L. R. カス編『治療を超えて──バイオテクノロジーと幸福の追求（大統領生命倫理評議会報告書）』倉持武監訳（青木書店，2005年）

　アメリカの生命倫理学者たちが，エンハンスメントに慎重な立場から，身体改造に対する人間の「欲望」にまで踏み込んで考察を展開している。

●生命環境倫理ドイツ情報センター編『エンハンスメント──バイオテクノロジーによる人間改造と倫理』松田純・小椋宗一郎訳（知泉書館，2007年）

　ドイツの生命倫理学者たちの手による本。エンハンスメントをめぐる多様な論点が簡潔にしかし要点を逃さずに整理されている。

●桜井徹『リベラル優生主義と正義』（ナカニシヤ出版，2007年）

　「新優生学」の擁護論と批判論が，過去の優生学の思想史も踏まえつつ包括的に検討されている。

●金森修『遺伝子改造』（勁草書房，2005年）

　英米の代表的な新優生学擁護論が検討され，新優生学批判の難しさが，人間の「設計」への欲望という視点から考察されている。

引用・参照文献

Asch, A., 2003, "Disability Equality and Prenatal Testing: Contradictory or Compatible?" *Florida State University Law Review*, 30.

Buchanan, A., Brock, D. W., Daniels, N. & Winkler, D., 2000, *From Chance to Choice*, Cambridge University Press.

Kass, L. R., 2003, *Beyond Therapy: Biotechnology and the Pursuit of Happiness*, Regan Books.（= 2005, 倉持武監訳『治療を超えて──バイオテクノロジーと幸福の追求』青木書店）

生命環境倫理ドイツ情報センター編，2007『エンハンスメント──バイオテクノロジーによる人間改造と倫理』知泉書館。

霜田求，2003「生命の設計と新優生学」『医学哲学・医学倫理』21（→上田・渡部編，2008所収）。

立岩真也，2002「ないにこしたことはない，か・1」石川准・倉本智明編『障害学の主張』明石書店。

上田昌文・渡部麻衣子編，2008『エンハンスメント論争——身体・精神の増強と先端科学技術』社会評論社。

Column ⑮　優生学と生命倫理

　優生学は，19世紀末に人類改良の学としてヨーロッパで提唱された。望ましい人間の出生を促し，望ましくない人間の出生を防ぐことによって，人間集団の質を改善し社会，国家，民族を繁栄させようというのである。優生学は1930年代までにアジアを含む世界各地に普及していったが，第二次世界大戦後は，ナチスの非人道的政策と同一視され，批判された。さらに70年代以降，生殖について社会が強制すべきでないという考えが先進国に広がり，80年代にはリプロダクティブ・ライツという生殖の権利概念が提唱されて，優生学は過去のものになるかに見えた（米本ほか　2000）。

　しかし，このリプロダクティブ・ライツが逆に新優生学またはリベラル優生学と呼ばれる動向を生み出すことになった。つまり，産む産まないの権利が子どもの質を選ぶ権利にまで拡張され，出生前診断による選択的中絶や胚の選別，さらには生殖細胞の遺伝子改造の解禁が要求されるようになったのである（金森　2005）。90年代には，ヒトゲノムの解読が進み，体細胞クローン動物の誕生やヒトES細胞の樹立が現実になって，想定される人間改造の幅が拡張した。一方で提供卵子の利用や代理出産など，生殖技術の応用は旧来の生物学的親子関係の限界をすでに超えている。こうした中で，将来世代の遺伝的福利の保護という見地から，技術の規制を求めるリベラル派も登場している。だがこれでは，生殖の権利の制約にまでつながりかねない（桜井　2007）。生殖技術の倫理的規制という動機が，公共の利益に基づく生殖に人々を向わせるのであれば，それはポスト新優生学の始まりといえるかもしれない。

＊金森修，2005『遺伝子改造』勁草書房。
＊桜井徹，2007『リベラル優生主義と正義』ナカニシヤ出版。
＊米本昌平ほか，2000『優生学と人間社会』講談社。

第13章 人間はどこまで機械なのか

脳神経倫理

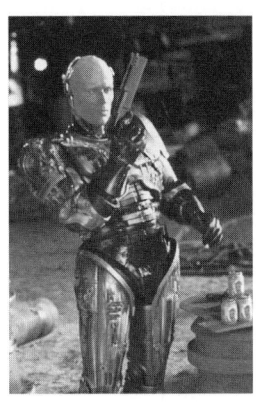

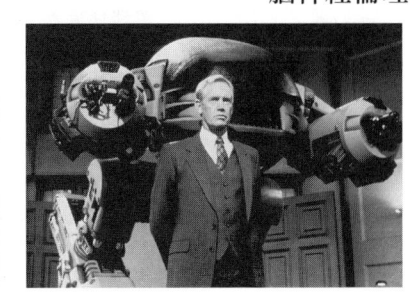

ロボコップ（左）と ED-209（右奥）。

　過激な暴力シーンで話題を呼んだポール・バーホーベン監督の映画『ロボコップ』（1987年）は，一見，荒唐無稽に見える話の中に，痛烈なメディア批判や人間の本性をめぐる問いなど，さまざまな深読みを許すテーマを含んでいる。

　主人公のロボコップは，ギャングに惨殺されたデトロイト市警察のマーフィー巡査の死体から巨大企業オムニ社が生きた細胞を取り出し，製造したロボットである。それは，コンピュータを内蔵し，銃弾など物ともしない金属シェルに包まれたオムニ社の一製品にすぎない。しかし，利用された脳細胞には巡査の記憶が残っており，この単なる機械は，映画の最後で，マーフィーという名前を回復することになる。そこが同じオムニ社製のロボットで，ロボコップに敵対する ED-209 とは根本的に違うところだ。

　では，それは正確にはどのような違いなのだろうか，人間と機械との差異はどこにあるのか，そもそも人間にとって脳とはどのような意味をもつのだろうか。そうした問いも含め，いわばロボコップの哲学ともいうべき分野が，近年，生命倫理のかたわらに姿を現した。それが，本章の主題，脳神経倫理である。

1 脳神経倫理の登場

「脳神経倫理：
領域を画定する」
(2002年)

　脳神経倫理（neuroethics）という言葉が広く用いられるようになるのは，2002年になってからである。とくに影響が大きかったのは，その年の5月にサンフランシスコで開催された「脳神経倫理──領域を画定する」という国際会議だった（Marcus ed. 2002）。150名を超える関連分野の専門家が参加したこの会議によって，脳神経倫理という新しい研究領域は広く認知されることになった。

　脳神経倫理が登場した背景には，脳をめぐる科学研究の急速な発展がある。先進諸国では，2000年の前後から，脳が新たな科学研究のターゲットとなってきた。アメリカ政府は，1990年代を「脳の10年」と位置づけ，その後も強力に**神経科学**（neuroscience）研究を推進している。日本でも21世紀が「脳の世紀」であることが宣言され，世界的な激しい競争に負けない研究政策の必要性が叫ばれている。実際，近年の神経科学研究は実にめざましい成果をあげてきた。その一端は，血流量の変化をもとにして脳の活動部位を視覚化する **fMRI**（**機能的磁気共鳴画像**）技術による脳画像（図 13-1）が今ではコマーシャルなどでもすっかりおなじみになっていることにも現れている。

　こうした研究の進展を受けて脳研究への倫理的関心が高まり，「脳神経倫理──領域を画定する」は開催された。会議の冒頭で，スポンサーのデイナ財団のチェアマンで，有名なジャーナリストの W. サファイアが，「新領域，《脳神経倫理》への展望」（Sa-

> 図 13-1　fMRI による脳画像
>
> (出所)　Langleben et al. 2002.

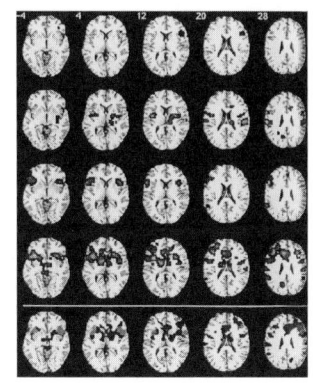

fire 2002）という基調報告を行っている。そこでは，脳神経倫理は，まず，「医療と生物学的研究における結果の良し悪しについて考察する生命倫理の中の独立した一部門」と定義された。しかし，強調されたのは，脳神経倫理が従来の生命倫理にはない独自性をもつことだった。

| モンスターあるいは
ロボコップの哲学 | サファイアによれば，脳神経倫理の独自性は「脳科学特有の倫理」に由来する。脳は「人間性の臓器，器官」であり，意 |

識という人間の本質に関わり，従来の生命倫理が扱ってきたほかの臓器とは違って，代替性をもたない。その人間性の器官が，脳科学研究の急速な進展によってコントロールされ，われわれの性格と行動が大きく変わる可能性が出てきたのである。たとえば，研究が進めば，記憶力や知能を高める科学的な方法が開発されたり，脳の活動パターンから個人の行動の特徴を予測できるように

1　脳神経倫理の登場　　279

なるかもしれない。そうなった場合，大きな社会的影響がでてくるだろう。

　こうした問題は何も近年になって急に登場したわけではない。サファイアは，脳神経倫理の「最初の会議ないし集会」を1816年夏に求めている。そのジュネーヴ湖畔の別荘での集まりには，「世界的な詩人とその愛人が二組，それにお付きの医者が出席していた。彼らが読み，議論していたのは，イラズマス・ダーウィンの心穏やかならざる研究，つまり，チャールズ・ダーウィンという名の孫をもつことになる人物の人工生命の創造をめぐる研究だった」。こうして，詩人のバイロンのもとに集まった人々の議論から，ポリドリーの『吸血鬼』とシェリー夫人の『フランケンシュタイン──現代のプロメテウス』が誕生する。

　チャールズ・ダーウィンの祖父，イラズマスは有能な医師，自然科学者で，孫の打ち出す進化論思想の先駆者のひとりであるだけではなく，ワーズワースも賞賛した詩人でもあった人物である。サファイアが言及している「人工生命の創造をめぐる研究」とは，電流による筋肉の収縮を中心とするイラズマスの実験に関係している。シェリー夫人によると，その実験から，電気が死体を蘇らせることもできる生命の源なのではないかということが，バイロンたちとの集まりで話題になったという。その発想をそのまま引き継いで，シェリー夫人は小説を書き上げた。『**フランケンシュタイン**』は，主人公のヴィクター・フランケンシュタインが大学で自然科学研究に没頭するうちに，生命の根源とは何かという問題にとらえられ，死体からつくり出した「悲惨で，哀れなモンスター」をめぐる怪奇譚である。そのモンスターは，いうまでもなく，イラズマス・ダーウィンの人工生命の具象化にほかならない。

　サファイアは，「脳神経倫理：研究領域のマッピング」の翌年，

『ニューヨークタイムズ』のコラムで,「われわれは今や脳神経倫理の世界へと歩を踏み入れたのだ」と宣言し,脳神経倫理を「人間の脳の治療や**エンハンスメント(増強)**の正邪を論じる哲学の分野」と定義しなおしている(Safire 2003)。脳神経倫理は,啓蒙時代の終わりに兆した恐怖感をともなう憂慮が呼び起こした議論の行き着く先に登場する。それは,いわば,近代科学技術の総決算の意味を担う**モンスターあるいはロボコップの哲学**なのである。

2 脳神経倫理,その構想

ロスキーズの構想　脳神経倫理は,このように,2002年,壮大な歴史的見通しと共にその誕生が宣言され,その後,活発な議論が始まった。日本でも,05年2月には,科学技術振興機構の主催で第一回「脳神経科学と倫理」ワークショップが開催され,脳神経倫理研究のスタートが切られ,関連する著作も刊行されつつある。

では,この脳神経倫理はどのような内容をもつのか。もう少し具体的に整理しておこう。手がかりとするのは,神経科学者で哲学者のA.ロスキーズが示した構想である(Roskies 2002)。その構想には,N.レヴィの近著『脳神経倫理』にもそのまま引き継がれている(Levy 2007)ように,現在のところ,脳神経倫理の内容についてもっとも標準的な見解を見ることができる。

ロスキーズは,「脳神経倫理」をまず「**神経科学の倫理**」と「**倫理の神経科学**」の二領域に大別する。さらに「神経科学の倫理」には,「**実践の倫理**」と「**神経科学の倫理的含意**」の2つの下位領域が区別されている(図13-2)。

図 13-2 脳神経倫理の構想

```
脳神経倫理 ┬─ 神経科学の倫理 ┬─ 実践の倫理
(Neuroethics)│  (Ethics of Neuroscience) │  (Ethics of Practice)
             │                            │
             │                            └─ 神経科学の倫理的含意
             │                               (Ethical Implications
             │                                of Neuroscience)
             │
             └─ 倫理の神経科学
                (Neuroscience of Ethics)
```

(出所) Roskies 2002.

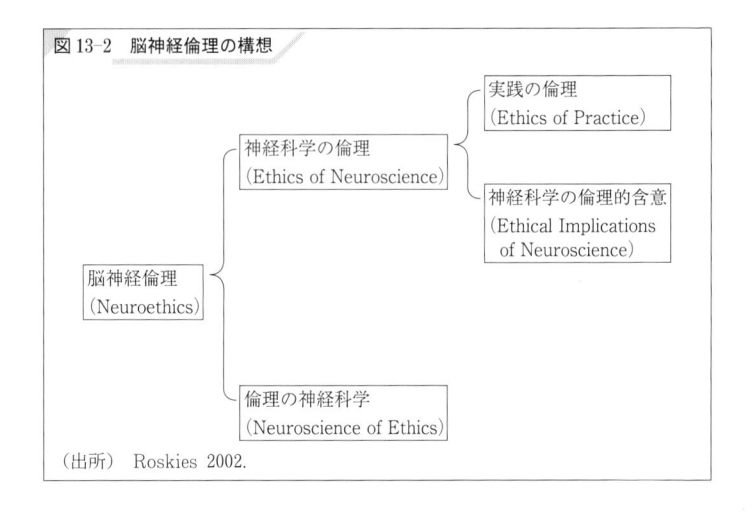

脳科学の倫理と倫理の脳科学

以下では、このロスキーズの構想にしたがって、「神経科学の倫理」に含まれる「実践の倫理」と「神経科学の倫理的含意」、さらには「倫理の神経科学」を順に取り上げ、それぞれの研究領域がどのような意味をもち、どのような問題が論じられているのかを簡単に見ておくことにしよう。そうすることで、脳神経倫理として論じられる可能性のある問題が実に広い範囲にわたることがわかるはずである。

実践の倫理

まず、「神経科学の倫理」のうちの「実践の倫理」を見ておこう。これは神経科学研究を実施する際の倫理問題を対象とする領域である。そこでは実験研究の進め方や実施手順が問題となる。人間や動物を対象とする実験研究については、すでに生命倫理には生物医学研究と

の関連で膨大な議論の蓄積がある。そうした蓄積を参照しながら神経科学の場面でどのように実験研究を進めるべきなのか。神経科学では，研究者の中心が医師ではないこともあって，新たな研究実施体制の確立が大きな課題となっている。

たとえば問題には，脳研究におけるインフォームド・コンセントのあり方や，インシデンタル・ファインディング，つまり，脳機能の解析研究によって副次的に発見される脳の異常への対処の仕方などがある。また，イメージング技術によって示される脳画像には個体差が大きく，画像を見れば，個人が特定されてしまう。そうした脳画像を使ってデータベースを構築したり，利用するには，個人情報の保護といった現実的な倫理的問題を検討しておくことが必要となる。

さらに，脳画像については，もっと根本的な問題もある。近年の脳研究の急速な発展は，fMRIのように，脳の高次機能を解析する画像技術によって支えられてきた。この技術によって，脳の活動は視覚化され，脳の高次機能解析が急速に発展した。そのため，これまでは誰も知ることのできなかった人間の内心の秘密，究極のプライバシーが明かされるのだといった言説も登場してきた。

しかし，脳画像によって，脳の活動が直接見られるわけではない。fMRIによるおなじみの画像も，脳の代謝活動を間接的に表示するだけである。たとえば，知っていることを否認するように求める課題を提示して，否認行為の前後で被験者の脳に血流変化が起こると，その変化した部位が複雑なコンピュータ処理を経て色つきで表示される。それによって，否認という認知機能に関連する脳部位が推定できる。しかし，課題遂行の前後で一貫して活動している脳部位は画像には表れない。したがって，否認行為を

担うのが血流変化の起こった部位だけだとは断言できないことになる。ましてや表示された部位やその他の部位がどのようなネットワークを構成しているのかは、まったく不明である。示されるのは、特定の認知活動と脳の部位との関連だけであって、認知活動そのものではない。脳画像を見れば心の働きがたちどころにわかるという具合にはいかないのである。画像を生成させる実験の設定の仕方と、得られた画像の解釈に、おそらく「実践の倫理」における現時点で最大の問題がある (Illes et al. 2006)。

神経科学の倫理的含意

しかし、脳画像が、究極のプライバシー言説と共に、一人歩きする危険性がすでに出てきている。こうして、神経科学研究については、それが及ぼす倫理的、社会的影響を考えておくことが必要である。そうした検討を行うのが、「神経科学の倫理」のうちで「神経科学の倫理的含意」と呼ばれる分野となる。

たとえば、アメリカのマサチューセッツ州にあるシーフォス社は探偵業と並んで、DNA鑑定と脳画像による嘘発見を売りにしている。同社のホームページによれば、昔ながらのポリグラフとは違って、fMRIによる「正確、安全かつ信頼できる嘘発見法」が提供できるというのである。

悪い奴でも嘘をつくと、心のどこかには動揺があるはずである。その情動的変化を、呼吸・皮膚電気活動・脈派の3つを指標にとって、科学的に測定してやろうというのが、ポリグラフである。だが、検出されうる変化は嘘ではなく、不安にすぎない可能性があるし、測定精度も高くはない。犯罪捜査にも使用されたポリグラフは正確な嘘発見器などとはとてもいえなかった。そこに、神経科学の発達を背景に、嘘をある種の情報処理過程としてとらえ、

認知的要因に注目する新たなアプローチが登場した。そうした研究は、人間の情報処理過程を反映する事象関連電位（ERP）への注目から始まり、2001年以降、fMRIを使って本格的に開始された。しかし、認知要因に注目する嘘の研究はまだ始まったばかりで、関連する脳の部位についても研究の結果は一致するまでには至っていない（永岑 2008）。現段階で、ポリグラフに代わる「正確、安全かつ信頼できる嘘発見法」を標榜することなど、真っ赤な嘘といわざるをえない。にもかかわらず、fMRIによる嘘発見サービス会社がすでに複数、登場しているのである。

こうした嘘発見に関するサービスは現状では笑い話のようなところがある。しかし、そうした例に示されているように、神経科学研究は商業的利用に直結する可能性をもっていることには注意しなければならない。研究の現状とはかけ離れた嘘発見サービスのような利用をどのようにして防ぐのか、現状では、「神経科学の倫理的含意」を考えようとすれば、この問題を避けることはできない。求められるのは、科学的な脳研究の適正な社会的受容である。嘘発見サービス会社の登場を報じた『ネイチャー』の論説記事がいうように、シーフォス社などのいう嘘発見法が現状では疑わしいことを人々に伝える「脳神経倫理が必要」なのである（Editorial 2006; Pearson 2006）。

倫理の神経科学

しかし、脳研究の現状を正しく伝え、トンデモ科学を阻止すれば、話が終わるのではない。究極の嘘発見器という発想は、人間の認知行動における脳機能の解明、人間の意識についての神経科学研究の進展と共に出てきたものである。そうした研究の進む先に予想される問題もまた、脳神経倫理では、問われなければならない。それが「倫

理の神経科学」という領域を構成する。この領域は，自由意志や責任といった伝統的な倫理概念を，人間の思考や行動をめぐる神経科学研究の成果に照らして再吟味する分野である。

　従来，人間の意識はもっぱら「**心の哲学**」の対象となってきた。そこに，今では神経科学が切り込んできている。伝統的な倫理は自由意志，自我のコントロール，人格の同一性，意図といった概念を基礎に構成されてきた。そうした基本概念の生物学的基盤がしだいに明らかにされているのである。たとえば，最近の論文でロスキーズは，意思決定をめぐるサルを使った研究を引きながら，自由な意思決定に基づいているように見える選択行動が，実は物理的な自然法則に支配されており，選択に先立つ脳細胞の状態を調べれば，あらかじめ完全に予測できる可能性を指摘している。そして，複雑な生物機械としての脳との関連で，人間の自由はどのように理解されるべきなのか，今や問うべきときに来ていると述べている（Roskies 2007）。

　もちろん，神経科学の現状からすれば，意識の完全な科学的解明を期待することは「あまりにもとっぴ」（Farah 2002）だし，そうした期待が単純な科学還元主義の罠にはまっている恐れも高い。現在のところ，神経科学は心の哲学に追いついているとはとてもいえない。しかし，だからといって，心の哲学が神経科学の成果を無視することはもはや不可能である。脳の科学研究によって従来の哲学的概念の再検討をめざす「倫理の神経科学」は，その構想自体の有効性も含め，新たな考察の開始を待っている。

3 収斂する科学技術への問い

NBICテクノロジーの統合

このように，脳神経倫理はきわめて広い問題圏をもち，新たな考察展開の可能性を秘めている。しかし，脳神経倫理を従来の生命倫理とはまったく独立した新たな領域として理解すべきかといえば，大いに疑問である。というのも，脳神経倫理が問おうとしているのは，従来の生命倫理でも顕在化してきている問題にほかならないからである。脳神経倫理の独立性を強調しすぎることは，従来の議論の蓄積を無視し，最初から議論をやり直すことにもなりかねず，時間と金の浪費という懸念を呼ぶだろう。

近年，生命倫理に関連する領域では，脳神経倫理をはじめ，遺伝子倫理，ナノ倫理といったように，個々の科学研究や技術ごとにさまざまな応用倫理が新たに提唱されてきた。しかし，他方で，NBIC（Nano-Bio-Info-Cogno）テクノロジーの収斂あるいは統合と呼ばれるような現状が出てきていることも注目される。NBIC，つまりナノテクノロジー，バイオテクノロジー，インフォメーション・テクノロジー，それに認知科学は今や個々ばらばらの領域というよりも，ひとつに収斂しながら社会的に大きな影響を及ぼし始めている（Roco & Bainbridge eds. 2002; Bainbridge & Roco 2005）。逆にいうと，どの技術から考察を始めても，同じ倫理的問題に行き当たるのである。

こうした観点からすれば，テクノロジー別に倫理的探求を行うことは非効率であるだけではなく，木を見て森を見ないといった弊害を生む可能性が高い。問われるべきは，個々のテクノロジー

特有の問題を視野に収めながら，それらが収斂していく先に望見されるテクノロジー一般がもつ意味である。モンスターあるいはロボコップの哲学は，なにも脳神経倫理だけの問題なのではない。脳神経倫理を考える際にも，その点は十分に意識する必要がある。そして，NBICテクノロジーの収斂と共に共通する倫理的問題としてすでに浮上してきているのが，第12章でも取り上げられたエンハンスメントの問題である。最後に，その問題を脳神経倫理との関連で，簡単に指摘しておくことにしたい。

エンハンスメント，人間への問い

脳神経倫理に関わる領域では，すでにさまざまな**エンハンスメント**の可能性が現実のものとなりつつある。

たとえば，睡眠障害や記憶障害の治療をめぐる精神薬理学の発達によって登場した薬剤を「頭のよくなる薬（スマート・ドラッグ）」に転用し，集中力や記憶力を高めるために使うことの是非がすでに議論を呼んできた。

また，BMI（**脳-機械-インターフェイス**）やBCI（**脳-コンピュータ-インターフェイス**）と呼ばれる技術の進歩もめざましい。それらの技術によって，今や脳の信号だけで機械やコンピュータを動かすことが可能である。四肢麻痺患者の脳にコンピュータを接続し，カーソルを動かしたり，コンピュータに制御された機械を操作する実験が行われ，視覚や聴覚の欠損をコンピュータで補い，人工的な視覚や聴覚の回復を図る装置の実用化も始まっている。日本では，脳からの信号を読み取って，衰えた筋肉の代わりをするだけではなく，普通の人間には不可能な力仕事もこなせる人体密着型のロボットスーツも開発されている。

他方，脳内に電極を埋め込むDBS（脳深部刺激療法）はすでに

医療応用が開始されており、パーキンソン病やジストニアといった運動性の障害に対する治療効果が確認され、パーキンソン病についてはすでに健康保険の適用となっている。さらには、人間の記憶にとって重要な役割をする海馬を電子チップで代替する人工海馬が開発され、記憶力の修復をめざす動物実験が開始されている。電子チップを体内に埋め込んで、失われた記憶力を回復することができるようになるかもしれない。

このように、人間の脳については、薬剤によるコントロールや機械との融合がすでに始まっている。もはや、ロボコップを単なるSFに押し込めるわけにはいかないのである。

もちろん、こうした試みの多くは治療という文脈の中で成果をあげてきたもので、ただちに認知能力を強化する人間改造を意味するものではない。それらの治療的意義は正当に評価されるべきものである。しかし、注意深い区別をするにしても、こうした試みのすぐ隣に人間の改造、エンハンスメントの問題があることは明らかである。おそらくはそこに、脳神経倫理、そしてNBICテクノロジー一般に共通するもっとも重要な問題はある。問いは、収斂する科学技術のもとにおける人間の意味へと向けられているのである。

読書案内

● M. S. ガザニガ『脳のなかの倫理――脳倫理学序説』梶山あゆみ訳（紀伊國屋書店、2006年）

　脳神経倫理のもっとも早い時期の著作で、代表的な認知神経科学者の立場から見た脳神経倫理がわかりやすく語られている。

● J. イレス編『脳神経倫理学――理論・実践・政策上の諸問題』高橋隆雄・粂和彦監訳（篠原出版新社、2008年）

脳神経倫理の代表的研究者が編集した本格的な論文集で，脳神経倫理全般にわたる問題と議論の現状を知ることができる。

●信原幸弘・原塑編『脳神経倫理学の展望』（勁草書房，2008年）

日本の科学哲学系の若い研究者を中心とする論文集で，イレス編の論文集と共に，脳神経倫理を考える出発点となる。

●J. R. サール『マインド・Mind――こころの哲学』山本貴光・吉川浩満訳（朝日出版社，2006年）

心の哲学へのすぐれた入門書で，脳神経倫理の問題を深く考えていくうえでも参考になる。

●R. ナム『超人類へ！――バイオとサイボーグ社会がひらく衝撃の近未来社会』西尾香苗訳（インターシフト，2006年）

神経科学をはじめとする新たな科学技術研究によるエンハンスメントの可能性が，研究の現状を踏まえながら描き出されている。

●河野哲也『暴走する脳科学――哲学・倫理学からの批判的検討』（光文社新書，2008年）

ロスキーズのいう「神経科学の倫理」全般の問題を哲学的観点からとりあげており，脳神経倫理のすぐれた入門書となっている。

引用・参照文献

Bainbridge, W. & Roco, M., 2005, *Managing Nano-Bio-Info-Cogno Innovations: Converging Technologies in Society*, Springer.

Editorial, 2006, "Neuroethics Needed," *Nature*, 441 (7096).

Farah, M. J., 2002, "Emerging Ethical Issues in Neuroscience," *Nature Neuroscience*, 5.

Illes, J., Racine, E. & Kirschen, M., 2006, "A Picture is Worth 1000 Works, but which 1000?" Illes, J. ed., *Neuroethics: Defining the Issues in Theory, Practice, and Policy*, Oxford University Press.

Langleben, D. D. et al., 2002, "Brain Activity during Simulated Deception: An Event-Related Functional Magnetic Resonance Study," *NeuroImage*, 15.

Levy, N., 2007, *Neuroethics, Challenges for the 21st Century*, Cambridge University Press.

Marcus, S. J. ed., 2002, *Neuroethics: Mapping the Field, Conference Proceedings, May 13-14, 2002*, The Dana Press.

永岑光恵, 2008「嘘・だましの神経科学的研究の現在と展望――虚偽検出の観点から」『科学基礎論研究』35（2）。

Pearson, H, 2006, "Lure of Lie Detectors Spooks Ethicists," *Nature*, 441 (7096).

Roco, M. & Bainbridge, W. eds., 2002, *Converging Technologies for Improving Human Performance: Nanotechnology, Biotechnology, Information Technology and Cognitive Science*, National Science Foundation/Department of Commerce.

Roskies, A., 2002, "Neuroethics for the New Millennium," *Neuron*, 35 (July 3).

Roskies, A., 2007, "Neuroethics beyond Genethics: Despite the Overlap between the Ethics of Neuroscience and Genetics, There Are Important Areas where the Two Diverge," *EMBO reports*, 8.

Safire, W., 2002, "Visions for a New Field of 'Neuroethics'," Marcus ed. 2002.

Safire, W., 2003, "The Risk That Failed," *New York Times*, July 10th.

Column ⑯ 犯罪捜査と DNA

　1990年頃から，日本でも，犯罪捜査のツールとして，DNAの塩基配列の個体差を利用したDNA鑑定が用いられてきた。この鑑定は，迅速で正確な犯罪捜査・裁判や，迷宮入りした難事件の解決等に積極的な貢献を果たすと考えられる一方，①刑事裁判の有罪を基礎づける証拠としてはそれほど信頼できないのではないか，②「究極のプライバシー」とも称されるDNAへの介入は「人間の尊厳」や憲法上のプライバシー権の侵害に当たるのではないか，といった批判も提起された。①の問題は，2010年の足利事件再審判決により，ある特定の鑑定方法の信頼性に疑問が付されたほか，犯行現場には犯人以外の第三者のDNAが混入している可能性などもあり，それを絶対的証拠として扱うことにはなお強い警戒感がよせられている。とくに，「素人」に証拠評価をさせる裁判員制度導入後のDNA鑑定の位置づけは，今後議論すべき法的トピックのひとつとなろう。②の問題は，DNA鑑定に用いるDNAの領域を，タンパク質に翻訳されず，人の遺伝的特性とは関連しない非コード領域に限定することによって解消しようとする傾向が強いが，近年では，この領域も，人の遺伝メカニズムに重要な影響を与えているという見解が提示されており，その正当性が揺らぎつつある。

　「遺伝子差別」との関係では，遺留DNAから犯人の人種・民族を割り出すという人種的プロファイリングや，病歴や疾患傾向を割り出す身体的プロファイリングも問題となる。2005年には，国家公安委員会規則に基づき，犯罪捜査のためのDNAデータベースが創設され，国が，科学的根拠にとぼしい，たとえば「攻撃性に関する遺伝子」などを犯罪予防のためと称して調べることもありうるのではないか，との危険も指摘されている。映画『ガタカ』や『マイノリティ・リポート』が告発した遺伝子管理型社会の足音が聞こえ始めたいま，私たちは，犯罪捜査・予防の「科学化」の限界を正面から問われているのかもしれない。

第14章　軍事医学研究はどこまで特殊か

戦争と医学研究倫理

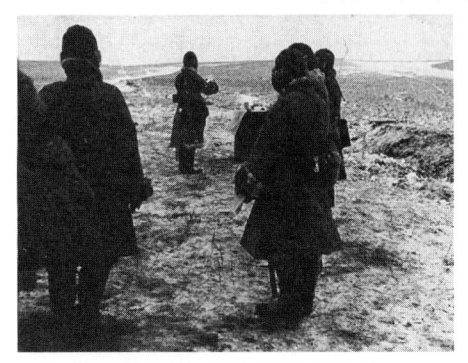

「生体慰霊祭」で弔辞を読む谷村班長。

> 弔　辞
> 惟時皇紀二六〇一年二月八日
> 研究班生体の霊に告ぐ
> 御身等は生国生年月日は異れども東亜の一角中華民国に生を受け不幸にして誤れる思想行動をなし蒋介石の走狗となり公明正大の正義の皇軍に不利なる対敵行動をなすに至る
> 捕えられて獄舎にあり死刑を宣告せらる
> 時に当研究班編成せられ内蒙古の地に皇軍幾百万の否全世界人類のため医学術研究を担当す
> 御身等は選ばれて既定の死を尊き研究実験に捧げ本日終焉す
> 其の世界人類に貢献せる所大なり
> 以て瞑すべし
> 茲に祭壇を設け霊を慰む
> 在天の霊来り饗けよ
> 　　　二月八日　研究班長　谷村少佐
> （冬季衛生研究班　1941→1995。ただし原文のカタカナはひらがなに，旧字体は新字体に直した）

最初にことわっておきたいが，本章で扱うのは「戦争の生命倫理」すなわち「戦争についての生命倫理」の問題ではない。生命倫理学は「生命への人為的介入に関する倫理的諸問題について学際的に議論する研究領域」（土屋 2006b）であり「環境倫理学」と**「医療倫理学」**を含むが，戦争は生命の大規模な殺傷や環境破壊を必然的に含むので，生命倫理学にとってきわめて重要なテーマのひとつである。しかし，生命倫理学が成立する以前から戦争は倫理学にとって重要な問題であり，「戦争倫理学」という領域で膨大な議論が蓄積されている。筆者はそれらに取り組む準備がまだ整っていないので，戦争倫理学については機会を改めて論じたい。

また，本章は「戦争と医療」ないし「軍事医学」の問題の中でも，**医学研究**の問題のみを扱う。軍事医学の倫理問題は，戦場や戦時における臨床医療の問題や，軍医の職業倫理と教育をめぐる問題を含むが，これも本章では扱えない。本章の目的は，戦争ないし軍事的な目的が医学**研究倫理**にどのような影響を与えるのか，ということを，歴史的事例に学びながら考察することに留まる。

1 日本による反人道的医学研究

駐蒙軍冬季衛生研究　さて，章の冒頭に掲げた写真は，いわゆる「15年戦争」（1931年9月の「満州事変」勃発によって日本が中国を侵略し始めたときから，1945年8月の太平洋戦争終結まで）の最中の1941年2月8日に，中国・内蒙古の錫林郭勒盟西蘇尼特（現在の内モンゴル自治区シリンゴル盟ソニド右旗）付近で，日本軍の大同陸軍病院の谷村一治軍医少佐が，医学

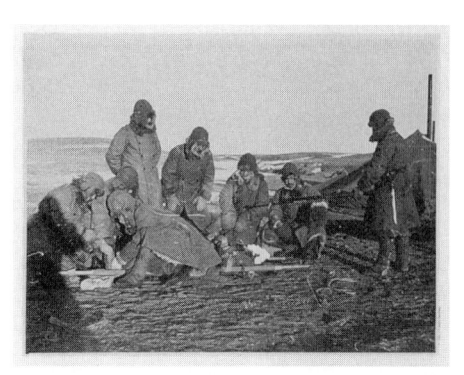

写真 14-1 凍傷実験の模様。被験者は担架に横たわり、右に立っている班員は銃を構えている（冬季衛生研究班 1941→1995）

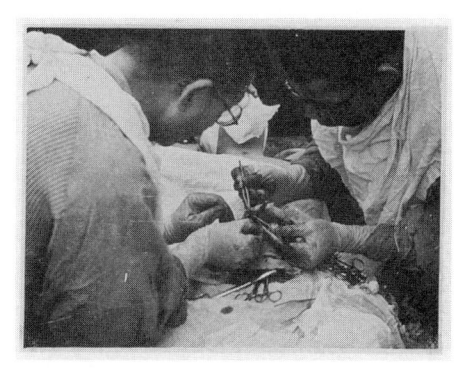

写真 14-2 腸を切って再びつなぐ手術演習。テントの中で行われている（冬季衛生研究班 1941→1995）

実験の犠牲者のための「弔辞」を読んでいる場面を撮影したものである。谷村が読んでいる弔辞の文面は、イントロダクションにそのまま引用した。大同陸軍病院とは日本の陸軍が中国山西省の大同市に設置したものであるが、谷村は他の軍医将校10名と共に、総勢56人の「冬季衛生研究班」を組織して、厳冬のさなか内蒙古の原野まで出かけて露営し、「冬季衛生研究」と称して軍

1 日本による反人道的医学研究　295

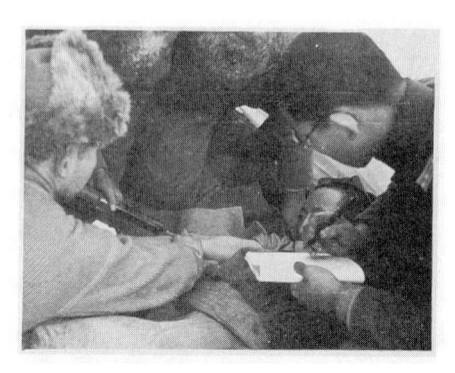

写真14-3 一度凍らせて解凍した血液の輸血実験。大きな注射器が使われている（冬季衛生研究班 1941→1995）

事医学の野外研究を行った。その模様をスケッチや写真入りで詳細に記録した報告書は極秘扱いであったが，1970年代後半に東京の古書店で発見され，1995年に復刻版として出版されたので，今では誰でも読むことができる（写真14-1〜14-3参照）。

この研究で谷村らは，最低気温が零下27度にもなる極寒の中，野外およびテント内で，凍傷になりやすい条件，負傷者の搬送法，戦場での手術法，止血法，輸血法などについて，生きた人間を用いて実験を行った。実験台になったのは日本への抵抗運動に参加して逮捕された中国人男性8人で，「携行品目表」の中に「生体」としてその氏名と年齢が記されている。彼らはさまざまな実験や手術演習の材料にされ，最後には全員，生体解剖で殺されるか銃殺された。そして谷村らは撤収前日の夕方，虐殺した8人のために「生体慰霊祭」を行い，この「弔辞」を捧げて，遺体を埋葬したのである。

> 15年戦争期の日本による医学犯罪

しかしながら，谷村らによる「冬季衛生研究」は，15年戦争期に日本の医学者たちが行った反人道的行為の一例にすぎない。日本の医師たちは，主に海外の地で，総計で何千あるいは何万ともいわれる人々を，実験の材料や手術の練習台にして殺害した。その主たる舞台となったのは石井四郎軍医中将（階級は終戦時）が組織した「石井機関」（**731部隊**をはじめとする軍事医学研究ネットワーク）や陸軍病院であるが，満洲医科大学や九州帝国大学などの名門大学で行われたものもある。

だが，医師の手で，医学の名のもとに行われた，こうした「**医学犯罪**」の実行者たちのほとんどは，戦後になっても罪に問われなかった。中でも石井機関の医学者たちは，残虐な実験で得た生物兵器に関する科学的データを米国に引き渡すことで，戦犯として裁かれるのを免れた。日本の医学界はこれらの医学者たちを受け入れ，医学犯罪について語ることをタブーとした。日本国政府も，被害者遺族の訴えを黙殺し続け，謝罪も補償もまったく行っていない。

これらの医学犯罪では，被害者が全員殺害され，証拠の大半も終戦時に隠滅されたため，闇に埋もれたままになっているものが多い。「冬季衛生研究」も，報告書が偶然発見されなければ，公になることはなかっただろう。

本章では「冬期衛生研究」以外の日本による反人道的医学研究として，実行に関与した本人が告白している例と，戦後に米軍によって裁かれた例を，それぞれひとつずつ紹介する。そのほかの例や日本の医学犯罪の背景，概略，および戦後の扱いなどについては常石（1994），土屋（2006a）などを参照してほしい。

1　日本による反人道的医学研究

731部隊におけるコレラワクチン実験

神奈川県立衛生試験所の研究員だった山内豊紀は、超音波でウイルスを弱毒化してつくる「超音波ワクチン」の研究をしていた。試験所長の渡邊 邊(はとり)は石井と旧知であり、山内は渡邊と共に1938年に石井機関に加わる。山内は1940年5月に731部隊で、特設監獄（「マルタ」と呼ばれ実験材料にされた人々を閉じ込めていた監獄）に収容されていた20〜30代の中国人20人を用いてコレラワクチンの実験を行ったと、中国の戦犯取り調べに対する自筆供述調書（1951年11月4日付）で述べている。20人のうち、8人に超音波ワクチン、8人に陸軍軍医学校でつくられたワクチンを注射し、4人には対照群として何も与えなかった。やがて全員、致死量の2倍のコレラ菌を混ぜた牛乳を飲ませられる。

「**人体実験**の結果は、超音波ワクチンの効力がとくに優れていることを証明するものだった。超音波ワクチンを接種した人は皆元気で、1人だけ軽い頭痛と腹痛を覚えたが、3日めには回復した。しかし軍医学校製のワクチンを注射した人は、その多くが下痢をし、うち3名は重症、1名が死亡した。対照用の4人はいずれも発病し、3日めに全員死亡した」（中央档案館ほか編 1989＝1991b）。

九州帝国大学医学部「生体解剖」事件

1945年の5月から6月にかけて、九州帝国大学医学部第一外科の石山福二郎教授、西部軍司令部付偕行社病院詰見習医官小森拓見習軍医、および第一外科医局員らが、西部軍に撃墜された米軍B29の搭乗員捕虜に、手術実験を行って殺害した。西部軍は処刑することにしたこれらの捕虜を、実験材料として小森軍医と石山教授の手にゆだねたのである。

1945年5月17日,石山教授らは2人の捕虜の片肺を全摘出する。2人の捕虜のうち1人は捕まった際に撃たれた散弾が肺の近くに残っていたが,もう1人はまったく無傷だった。前者の捕虜の手術では,代用血液として研究中の殺菌・希釈した海水が注射されている。5月22日には1名の捕虜に胃全摘手術と開胸心マッサージと心臓手術,他の1名に上腹部切開と胆嚢摘出と肝葉切除を行う。5月25日には1名の捕虜に脳手術(三叉神経遮断)。6月2日には1名に右股動脈から約500 cc 採血し代用血液約300cc を注射,1名に肺縦隔手術,1名に胆嚢摘出・代用血液注射・肝臓切除・開胸心マッサージ・心筋切開および縫合・大動脈圧迫止血を行う。こうして計8名の捕虜が実験材料にされ殺された。

　だが,戦後GHQはこれらの殺害行為を「捕虜虐待」として横浜の戦犯裁判で裁く。小森見習軍医は福岡大空襲の際に受けた重傷によりすでに1945年7月に死亡していた。石山教授は拘置所に収監されたが46年7月獄中で自殺する。48年8月28日に下された判決は,2人の西部軍幹部と3人の医学部教官を絞首刑,1人の軍幹部と2人の医師を終身刑,5人の軍幹部と8人の医師と看護婦長1人を重労働刑とした。しかしながら朝鮮戦争が勃発した際に減刑が行われ,結局死刑に処せられた者はいない (SCAP 1940-1948)。

2　ナチス・ドイツの医学犯罪

　ところで,第二次大戦期に行われた医学犯罪でも,ほとんどが隠蔽された日本の場合と異なり,国際的な戦犯裁判にかけられたのが**ナチス・ドイツ**の医学犯罪である。連合国は戦後ニュルンベ

ルク国際軍事裁判でナチス・ドイツを裁いたが，米国が単独で担当した事件の第一法廷（被告に医師が多かったため「医師裁判」とも呼ばれる）は，障害者や強制収容所のユダヤ人・ポーランド人・ロシア人・ロマ（ジプシー）の人々などを犠牲にした，医学実験や抹殺政策を扱った。検察団が告発し，法廷によって事実認定されたのは以下のような事柄である（Taylor 1946；Mitscherlich & Mielke 1960＝2001）。

- 低圧実験：戦闘機の操縦士が，どこまで高空の低い気圧に耐えられるか，また高空からパラシュートで脱出して降下するとどうなるかを調べるため，1942年3月ごろから5月中旬までダッハウ強制収容所で，被験者を気密室に入れ高度2万mに匹敵する低気圧にさらし，約70人から80人を死亡させた。

- 長時間冷却実験：パラシュートで脱出し厳寒の海に着水した飛行士を低体温状態から蘇生させる方法を調べるために，1942年の8月ごろから43年の5月ごろにかけてダッハウ強制収容所で，被験者を氷水に浸けたり，冬の戸外に裸でさらしたりし，約80人から90人の被験者を死亡させた。

- 海水飲用実験：海難し救命ボートに乗った兵士が海水で生き延びる方法を探るために，1944年7月にダッハウ強制収容所で，被験者を4群に分け，①まったく水分を与えない，②通常の海水を飲ませる，③塩味を隠しただけの海水を飲ませる，④塩分を除去した海水を飲ませる，という条件を強いて実験し結果を比較した。

- 発疹チフス感染実験：1942年1月ごろから4月ごろ，43年4月から6月ごろ，44年3月から6月初め，および44年11月から12月にブヘンヴァルト強制収容所で，また43年秋から45年にかけてナツヴァイラー強制収容所で，ワクチンや治療

薬開発のために被験者を発疹チフスに感染させた。ブヘンヴァルトでは計481人が感染させられ，383人が発病し，97人が死亡。ナツヴァイラーでは計111人が感染させられ，41人が死亡した。
- 肝炎ウイルス研究：独ソ戦で多くの発病者が出た伝染性肝炎のワクチン開発のため，1943年7月ごろから45年1月までザクセンハウゼン強制収容所で，被収容者に肝炎ウイルスを接種し感染させた。
- スルフォンアミド治療実験：スルフォンアミドの治療効果を確かめるため，1942年7月から8月にかけてラフェンスブリュック強制収容所で，被験者の足を切開してガス壊疽の病原体を単独または木くずやガラス片と共に擦り込んだ後に，スルフォンアミドで治療した。
- 骨の再生および移植実験：1942年9月ごろから43年12月ごろにラフェンスブリュック強制収容所で，女性の被収容者から腓骨や肩胛骨などを摘出して，再生するかどうか調べたり，他者への移植を試みたりした。
- 毒ガス実験：1939年9月から45年4月まで，ザクセンハウゼン，ナツヴァイラー，シュトルートホーフなどの強制収容所で，毒ガスであるイペリット（マスタードガス）の被害に対する治療法を開発する実験が行われた。被験者は毒ガスの液体を肌に塗られただけでなく，数日後に細菌を患部に植えつけられた場合もあり，火傷，高熱，壊疽，敗血症などに苦しみ，多くの死者が出た。ナツヴァイラーのガス室ではホスゲンの実験も行われている。被験者の傷や回復の様子は毎日写真に撮られ，死亡者は解剖された。
- ユダヤ人の頭蓋骨収集：アウシュヴィッツ強制収容所からユダ

ヤ人被収容者112人がシュトラスブルク（ストラスブール）に近いシュトルートホーフ強制収容所に運ばれ，写真を撮られ，人体各部分を計測された後に毒ガスで殺害された。死体はシュトラスブルク帝国大学に送られて解剖され，さまざまな検査や臓器の計測が行われたあと，標本として保存された。
・障害者・患者の「安楽死」：1939年9月から45年4月まで，ドイツおよび占領地各地で，7万人以上の障害者，高齢者，末期患者，先天性障害児などをガスや注射で殺害した。
・断種実験：ロシア人，ポーランド人，ユダヤ人その他の人々を，本人に気づかれず安い費用で大勢断種できる簡便な方法を開発するため，アウシュヴィッツ，ラフェンスブリュックほかの強制収容所で，1941年3月ごろから45年1月ごろまで，数千人のロシア人，ポーランド人，ユダヤ人等に，X線照射や手術や薬剤投与を行った。

　1947年8月20日に下された判決は，7人の被告（うち医師が4人）に絞首刑，5人に終身刑，4人に禁固10年から20年，をそれぞれ言い渡し，7人の被告を無罪とした。だが，絞首刑は執行されたものの，東西冷戦の緊張が高まる中1951年1月末に，終身刑および禁固刑は減刑された。
　また，この判決は，人体実験が満たすべき条件を10項目にわたって明文化した。その内容は，①被験者の自発的な同意が絶対に欠かせないこと，②ほかの方法では得られない社会的成果があること，③自然経過と動物実験の知見に基づくこと，④不必要な身体的・心理的苦痛を避けること，⑤死や障害を引き起こすと事前に予測される実験は行ってはならないこと，⑥危険の大きさが実験のもたらす利益を上回らないこと，⑦適切な準備と設備があ

ること，⑧科学的に資格のある実験者が行うこと，⑨被験者はいつでも自由に実験から離脱できること，⑩傷害や障害や死が生じる場合は即座に実験を中止すること，である。これは今日「ニュルンベルク綱領」と呼ばれ，医学研究倫理の古典となっている。

3 米国の放射線被曝人体実験

しかしながら，ナチス・ドイツの医学犯罪を裁いた米国でも，主に冷戦期に，国内でひそかに市民を実験台にして軍事目的の医学研究が行われていた。1993年末，ニューメキシコの新聞『アルバカーキ・トリビューン』は，プルトニウム注射実験（後述）について被験者の氏名まで突き止めた一連の記事（The Albuquerque Tribune 1993-1994＝1994）を掲載し大反響を巻き起こした。これを受けて，クリントン大統領は「放射線被曝人体実験諮問委員会」を設置し詳しい調査を行わせる。その最終報告書（ACHRE 1995）によると，1944年から74年の間，米国連邦政府は約4000件にもおよぶ**放射線被曝人体実験**のスポンサーになっていた。実験の多くについては記録が不完全で詳しく調べられなかったが，委員会は，①プルトニウムなど原爆関連物質を用いた実験，②原子力委員会による放射性同位元素の配布プログラム，③子どもを用いた非治療的研究，④放射線全身照射，⑤囚人を用いた実験，⑥核実験に関連した人体実験，⑦放射性物質の人為的環境放出，⑧ウラン鉱山の鉱夫と核実験場にされたマーシャル諸島住民の観察研究，の8種類の実験・研究に関して事例研究を行った。

本章では①のうちのプルトニウム注射実験について概要を紹介する（The Albuquerque Tribune 1993-1994＝1994；Welsome 1999＝

2000；ACHRE 1995)。これは，原爆を開発したマンハッタン計画の科学者たちが，1945年4月から47年7月にかけて，本人に説明せず同意も得ないまま，18人の市民にプルトニウムを注射して研究を行ったというものである。

実験台にされた人々の年齢は4歳から69歳までで，15人は40歳代以上。女性は5人含まれていた。最初の被験者は，オークリッジでマンハッタン計画の研究所建設に携わり，通勤途中に交通事故に遭いそこの陸軍病院に担ぎ込まれた労働者である。残りの被験者は，プルトニウムの毒性を研究していたカリフォルニア大学（被験者は3人），シカゴ大学（同3人），ロチェスター大学（同11人）の各付属病院の入院患者だった。カリフォルニアとシカゴの被験者たちは悪性腫瘍（それぞれ胃癌，骨肉腫，骨癌，口腔癌，乳癌，悪性リンパ腫）と診断されていたが，ロチェスターの被験者には悪性腫瘍の患者は含まれていない（十二指腸潰瘍，血友病＋心臓病，肝炎＋低蛋白血症，クッシング症候群，筋萎縮性側索硬化症〔ALS〕，アディソン病，リウマチ性心臓病，硬皮症，皮膚筋炎，急性心疾患，栄養失調＋アルコール中毒＋肝硬変）。注射されたプルトニウムは，平均的な人が一生に浴びる放射線量の6倍から844倍にも相当する量だった（40～60倍が13人，446倍が1人，800倍以上が2人）。注射後，14人の被験者は便尿を採取され，数カ月以内に亡くなった患者は解剖検査された。手術で摘出した臓器や骨も分析された。

これらの実験の目的は，プルトニウム排泄の量と速度の計測，体内に沈着する部位と量およびその条件，最大許容量，などを解明することだった。プルトニウムは自然界にはほとんど存在せず核兵器のために原子炉で人為的につくられる元素であり，どんな毒性がどのくらいあるのか，当時はわかっていなかった。そこで，核兵器の開発や生産に携わる研究者や労働者の健康を護るために，

これらのデータが必要とされたのである。1972年からは追跡調査が行われ，亡くなっていた被験者については遺骨を発掘してまで分析が行われた。

体内に沈着したプルトニウムは放射能を出し続けるので，注射後の生存期間が長ければ長いほど被曝量は多くなる。にもかかわらず，実験後10年以上生きた被験者は18人中7人を占める（10〜20年が2人，20〜30年が2人，30〜40年が2人で，最長者は44年）。ロチェスターで実験を指揮した医師S. バセットは，報告書の案に「一ヶ月以上の継続入院でかなり回復しそうな患者を優先した」（Welsome 1999＝2000）と書き，被験者の1人は誤診されていたと明記していた。しかし最終報告書ではこの記述は削除され，実験台になったのはもっぱら末期患者だったという言説が広められた。カリフォルニア大の放射線科医E. ミラーは，自ら注射した3人の被験者のうち，1人はその後20年，1人は44年生きたにもかかわらず，「実験に選ばれた人たちはもう寿命でした。どのみち間もなく死ぬ人たちだったんです」（Welsome 1999＝2000）と述べている。

4 戦時と平時の医学研究倫理

反人道的軍事医学研究を正当化する論理

ところで，これらの反人道的な軍事医学研究はなぜ行われたのか。ここで「冬季衛生研究」の「弔辞」に立ち戻ろう。その大意は《実験材料にされた中国人たちは「正義の皇軍」である日本軍に対して抵抗し逮捕された死刑囚である。普通ならそのまま処刑されるところだが，日本軍の「幾百万」の兵隊のためだけ

でなく「全世界人類」のために行われるわれわれの医学研究の材料に選ばれたおかげで，彼らは大いに「世界人類に貢献」して死んだのだ》というものであった。ここには，残虐な人体実験を正当化するいくつかの論理が表れている。第一に《彼らの死は自分たちのあずかり知らぬところで定められたのだから，殺してもその責任は自分たちにはない》という論理がある。これはいわば《死刑執行人の論理》である。第二に《どのみち彼らの命は絶たれるのだから，ただ死なすよりも何かに役立てたほうがよい》という論理。これはいわば《「もったいない」の論理》といえる。第三に《軍事医学研究であっても医学研究であることに変わりはなく，医学は「全世界人類に貢献」するものだ》という論理。これは《医学の公益性の論理》である。そして第四に《「全世界人類に貢献」することなら何でも許される》という論理がある。これは《公益至上主義の論理》といえよう。

　これらの論理は「弔辞」に限らず医学研究者の間にはしばしば見られる。たとえば，九州帝大「生体解剖」事件で，現場となった解剖実習室の管理者として責任を問われた平光吾一・解剖学第2講座教授は，戦犯としての服役を終えた後に次のように書いている。

　　「医学の進歩は，その歴史を省みる時，このような戦争中の機会を利用してなされていることが多いのだ。生体解剖それ自体の行為は勿論許されるべきものではない。しかし，その許されざる手術を敢えて犯した勇気ある石山教授が，自殺前せめて一片の研究記録なりとも遺しておいてくれたら，医学の進歩にどれ程役立ったことだろうか。犠牲者の霊も幾分なりとも浮かばれたであろう」（平光 1957）。

> 平時と戦時は連続している

ところで、これら4つの論理は、けっして戦争中だけに表れる特殊なものではなく、平時から私たちがもっており、それに従って生活しているものである。実際、死刑囚や末期患者は、これら4つの論理に基づいて、古代からしばしば研究に用いられてきた。だが、戦時ではなく平時には、これらの論理はそれぞれ適用範囲がきわめて限定されていたり、それに対抗する考え方が力をもっていたりする。第一の《死刑執行人の論理》については、平時には意図的な殺人行為の責任を問われないのは死刑執行人だけである。第二の《「もったいない」の論理》に対しては、人の死を何かに役立てようとすること自体、生命の尊厳に反するという考えがある。ただし、近年は人間の体や臓器や組織を、献体や移植などのかたちで、医学研究や治療に役立てることができるようになってきたので、「もったいない」の論理は昔よりも力をもちつつある。第三の《医学の公益性の論理》に対しては、軍事医学は人類全体の公益ではなく国益にしか貢献しないので、一般の医学とは異なると考えられている。第四の《公益至上主義の論理》に対しては、たとえ人類の幸福に貢献するとしても、少数の人々に著しい犠牲を強いることは認められない、という義務論的な考え方がある。

だが、戦時にはこれらの対抗的な考え方が弱まり、4つの論理がむき出しで現れてくる。第一に、戦闘において敵の兵士を殺すことは国の命令によって行われ、兵士個人の意思は無視される。このことが、たとえ反人道的虐殺であっても命令によって行ったのであれば実行者に責任はない、という考え方につながる。第二に、非常に多くの殺害が行われるので、せめてその人の死を何かに役立てて「無駄死に」を防ごう、という考え方が強くなる。第

三に，兵器による死傷者が多数に上り，**軍事**に関わる疾病研究や治療が重要な医学的課題になると，軍事医学と一般の医学との境界が消滅し，むしろ軍事医学が主流とさえとらえられるようになる。第四に，戦争の勝敗が国の存亡に関わると考えられるようになり，人類益よりも国益が優先され，勝つためには手段を選ばないようになる。すなわち，公益至上主義が国益至上主義にすりかわる。

人類益が国益にすりかわるということは「人類」が「自国民」にすり替わるということである。ここから「敵国民は『人類』ではない」，すなわち「敵国民を人間扱いする必要はない」という考え方も出てくる。本来ならば敵の兵士であっても人間扱いするのが「正しい戦争のルール」であるにもかかわらずである。

だが，「ある種の人々は『人間扱い』する必要はない」という論理自体は，やはり平時から存在する。たとえば精神障害者，知的障害者，乳児院の乳児などを用いた反倫理的実験は，平時であっても，洋の東西を問わず，しばしば行われてきた。

このように，医学研究倫理自体が戦時下に転倒するわけではない。ただ，平時から医学研究倫理に本質的に内在する問題が，戦時下で噴出したり先鋭化したりするだけである。戦時と平時は連続したものであり，戦争に入った途端に人が変わるわけではない。また，人類益の国益化は，国が研究のスポンサーであり，研究開発の成功に国の威信がかかっているような場合は，戦時でなくても十分に起こりうる。

戦争は，反人道的な医学研究が行われるようになる環境条件を用意するのであって，その本質的原因ではない。だからこそ，本章で取り上げた反人道的医学研究は，「戦争犯罪」というよりは「医学犯罪」なのである。

読書案内

●冬季衛生研究班『駐蒙軍冬季衛生研究成績』(1941 年→〔復刻版〕現代書館, 1995 年)

　発行部数が少なく値段も高いが, ぜひ図書館などで一度手にとって見てほしい。科学的研究がいかに常識的な人道感覚から乖離しうるか, またとない見本となっている。

●常石敬一『医学者たちの組織犯罪──関東軍第七三一部隊』(朝日新聞社, 1994 年→朝日文庫, 1999 年)

　石井機関による医学犯罪が日本の医学界によって支えられていたことを立証した力作。

● A. ミッチャーリッヒ・F. ミールケ『人間性なき医学──ナチスと人体実験』金森誠也・安藤勉訳 (ビイング・ネット・プレス, 2001 年)

　ドイツ人医師自らの手による医師裁判の記録。だが, 戦後のドイツの医学界では長い間黙殺された。

●東野利夫『汚名──「九大生体解剖事件」の真相』(文藝春秋, 1979 年→文春文庫, 1985 年)

　九州帝大事件の現場に医学生として居合わせた最後の証人による貴重な著作。

● E. ウェルサム『プルトニウムファイル (上・下)』渡辺正訳 (翔泳社, 2000 年)

　プルトニウム注射実験の被験者の氏名を突き止めた記者が, 放射線被曝人体実験の全体像を描いた。

引用・参照文献

Advisory Committee on Human Radiation Experiments [ACHRE], 1995, *Final Report*, U. S. Government Printing Office. (→1996, Oxford University Press.)

The Albuquerque Tribune, 1993–1994, *The Plutonium Experiment*.

(=1994, 広瀬隆訳『マンハッタン計画・プルトニウム人体実験』小学館)

Annas, G. J. & Grodin, M. A. eds., 1992, *The Nazi Doctors and the Nuremberg Code: Human Rights in Human Experimentation*, Oxford University Press.

中央档案館・中国第二歴史档案館・吉林省社会科学院編, 1989『細菌戦与毒気戦』北京・中華書局。(=1991a, 江田憲治・兒嶋俊郎・古川万太郎編訳『生体解剖——旧日本軍の戦争犯罪』同文舘;=1991b, 江田憲治・兒嶋俊郎・松村高夫編訳『人体実験——七三一部隊とその周辺』同文舘;=1992, 江田いづみ・小林英夫・田中明・和気朗編訳『細菌作戦——BC兵器の原点』同文舘〔3冊に分けて邦訳〕)

平光吾一, 1957「戦争医学の汚辱にふれて」『文藝春秋』1957年12月号。

Mitscherlich, A. & Mielke, F., 1960, *Medizin ohne Menschlichkeit*, Fischer. (=2001, 金森誠也・安藤勉訳『人間性なき医学——ナチスと人体実験』ビイング・ネット・プレス)

SCAP: Legal Section: ADM. DIV. MISC. File., *Trial Case #394: Record of Trial in the Case of United States vs. Kajuro Aihara. 1940–1948.* NARA, Record Group 331, Stack Area 290, Row 11, Compartment 34, Shelf 4, Boxes 1331–1332.

Taylor, T., 1946, "Opening Statement of the Prosecution, December 9, 1946," *Trials of War Criminals Before the Nuremberg Military Tribunals Under Control Law 10, Vol.1, Superintendent of Documents*, U.S. Government Printing Office, 1950; Military Tribunal, Case 1, United States v. Karl Brandt et al., October 1946–April 1949. Reprinted in Annas & Grodin 1992.

冬季衛生研究班, 1941『駐蒙軍冬季衛生研究成績』。(→1995, 復刻版, 現代書館)

土屋貴志, 2006a「15年戦争期の日本による医学犯罪」大阪市立大学人権問題研究センター編『人権問題研究』(大阪市立大学人権問題研究会) 6。

土屋貴志, 2006b「生命倫理学」大庭健・井上達夫・加藤尚武・川本隆史・神崎繁・塩野谷祐一・成田和信編『現代倫理学事典』弘文堂。

常石敬一, 1994『医学者たちの組織犯罪——関東軍第七三一部隊』朝日

新聞社.(→1999, 朝日文庫)

Welsome, E., 1999, *The Plutonium Files*, Delta. (=2000, 渡辺正訳『プルトニウムファイル(上・下)』翔泳社)

Column ⑰ 法律と生命倫理

　ハンチントン舞踏病という不治の遺伝病にかかっていることがわかった40代の女性が，医師に対しその事実を家族にも誰にも話してくれるなと頼んだ。この場合，医師はどうすべきかについて，医師と法律家が話し合ったことがある。この議論の中で，結論がどうなるかということ以上に重要な問題点が明らかにされた。法律家の議論のあり方自体に医師が投げかけた次のような疑問である。本当に問題なのは「『法律』の立場でどのように考えるべきか，という問いかけではなく，本質的に『倫理』の問題である課題に対して，『法律』がどのようにかかわるべきかという課題ではないか」（樋口範雄，2008『医療と法を考えるⅡ』有斐閣，参照）。

　生命倫理の課題がさまざまなかたちで表れている現代社会において，法に期待する声は大きい。いわく，代理出産を規制する法律をつくれ，終末期医療で呼吸器外しに法的免責を明記する法律が必要だ，臨床試験は倫理指針ではなく法律で規制せよ，等々。さらには基本法としての生命倫理法をつくるのがよいとする意見もある。

　しかし，法のもつデメリットを考える必要がある。第一に，法は強力な制裁をもって一定のルールを押しつける。○か×かが容易にわからないからこそ倫理的課題は難しくて重いにもかかわらず。第二に，法はいったん制定されるとそう簡単に変えることはできない。10年前の考え方が今では通用しない例もあるのに。第三に，先の医師が疑うように，本来倫理的な課題であったはずの問題が，合法か違法かという争いになり，実は倫理的な悩みを共有して議論すべき場が縮小する。

　2008年，福島の大野病院事件は産科医への無罪判決で終わった。生命倫理や医療倫理の課題について，法が謙抑的であるべきことを示す一例である。謙抑性をもちながら，なおさまざまな生命倫理の課題に法と法律家が有用な役割を果たせるとすればそれは何か，それこそが生命倫理に関する法の課題である。

おわりに

　生命倫理のトピックは，たいていは，「是か非か」を問うかたちで投げかけられる。他方で，これらのトピックは，今や漫画や小説，映画やテレビドラマでなじみ深いものでもある。そういった「お話」は一筋縄ではいかない経過をたどりながらも，最後にはなにかしらカタルシスを得られる感動的な結末を迎えることになっているから，みなさんは，とりあえず，そんな「お話」の設定や結末が示す「答え」に，すでになにかしらの影響を受けていたかもしれない。

　本書でもいくつかの章で映画作品を考えるための切り口にしているが，それはきっかけにすぎない。たとえば，序章であげられた映画『ジョンQ』のニック・カサヴェテス監督は，『私の中のあなた』（2009年）でふたたび臓器移植をとりあげているが，そこでは『ジョンQ』の結末やジョディ・ピコー原作の『My Sister's Keeper』（2004年）とは異なった結末が用意されていて，どちらにしてもオーディエンスにとって「受容しやすいお話」になっている。「お話」は，エンドロールが終わればそこで終わるが，生命倫理のトピックに直面して現実を生きる私たちの日常はその後も続いていく。そこでは，たいていは「お話」のように都合のよい事態は起きないし，「お話」の登場人物のように，「いい人」ばかりでもなければ，善玉と悪玉にわかりやすく分かれているわけでもない。何より，たいていの凡人は，何につけても迷ったり悩んだりの連続だ。序章で玉井が問いかけた，やれることとやってよいこととは異なること，答えの出ない問いを考え続ける理由は，それに尽きる。

本書を手にする生命倫理問題の初学者として，私たちは，まずは大学生を想定してきた。バブル崩壊以後の厳しい経済状況の中で生まれ育ち，物心ついたときから少子高齢社会のリスクをうたう言説となじんできたみなさんにとって，序章の「田んぼにわれさきにとあらそって駆け出す」状況は，たとえあふれるほどの食べ物やモノに囲まれてはいても，必ずしも「遠い昔のできごと」ではないのかもしれない。しかし，だからこそ，生・老・病・死をめぐる本人（と家族）の決定は社会のただ中にあるのであって，けっして，医者と患者の関係の中でのみ成立するのではなく，若くて健康なみなさんの現在とも，実は深く結びついている。読者には患者家族と向かい合っている医師や看護師（とその卵）もいるだろうが，もちろん，みなさんもその例に漏れない。

　こういうと，現在の子ども・若者や未来世代のために，老い病み衰えた人はそこそこに社会からの退場を，と，近ごろ流行の「持続可能な社会の形成」や「世代間倫理」を，「質の低い」生命を生まない，死なせることへ適用することに，切実な感情とともにある種の合理性を見いだしてしまうかもしれない。本書を手にしたのが，老老介護とわが子の就職難の狭間にある世代ならば，それはより切実かもしれない。

　だが，冷静に考えてみよう。老い病み衰えた者を大切にしない社会が，健康な者を，若者を，大切にするだろうか。「役に立たない」者を切り捨てる社会が，役に立つ者を使い捨てにしないだろうか。

　生命倫理のトピックからは，人が痛いほど周囲の「承認」を求めていることが見えてくる。そこに交錯する期待や賞賛，気兼ね，憐れみ，侮蔑，排除。それは，家族や友人知人だけでなく「社会」からの無言のまなざしでもある。人は一人で生きているわけ

ではないから，社会からのまなざしの影響を受けない個人の，組織の決定はありえない。しかし，「わたし」がその社会のまなざしを構成していることも確かな事実である。私たちは，知恵と知識を多様な存在と生命の排除と廃棄の倫理的正当化のために使うのではなく，多様な存在である「わたし・たち」の生存と共生のために使えないだろうか。――必要なのは，あれかこれかの究極の選択に追い込み追い込まれて「答え」を見いだすことではなく，第三の道をさぐるための「問い」に問いをたてなおすことである。

　序章で述べられたとおり，生命倫理学は「質の低い」生命の排除と廃棄を正当化する役割を果たしていると批判されることのある学問であり，その批判は半分はあたっていると私は思うのだが，しかし，私たちが本書を編むにあたって企てたのは，生命倫理学がそうならないための知恵を絞ることができる学問にもなりうることを示すことであった。本書を読まれたみなさんが，この企てに加わってくださることを願ってやまない。

　本書の企画から完成までには多くの時間と手間を要した。草稿に目を通し貴重な意見を寄せてくださった白井泰子氏，企画の趣旨に応じて何度も原稿を書き直して育ててくださった各章，各コラムの執筆者のみなさんにあらためて感謝したい。また，有斐閣編集部の堀奈美子さん，櫻井堂雄さんには，ひとかたならぬお世話をおかけした。本書の末尾に情報が添えられたテキストデータの提供は，有斐閣の書籍としては初めての試みだが，それは本書の趣旨を明確なかたちにしたささやかな第一歩である。この場を借りて深甚の謝意を捧げたい。

　　　2011 年 1 月

　　　　　　　　　　　　　　編者を代表して　大谷いづみ

● 章扉図版出所一覧

序　章　八重山島風（http://www.ishigaki.fm）
第1章　Lou Erikson, Atlanta Constitution, July 1972（初出），エモリー大学学術交換プログラムのウェブページより（http://www.emory.edu/ACAD_EXCHANGE/1999/sept99/anatomy.html）
第2章　毎日新聞社
第3章　写真：アフロ
第4章　独立行政法人・理化学研究所
第5章　筆者提供
第6章　筆者提供
第7章　ⓒ講談社／イブニング／「ヘルプマン！」くさか里樹
第8章　鈴木雅夫氏提供
第9章　『海を飛ぶ夢』DVD 発売・販売元：ポニーキャニオン，3990 円（税込），発売中（2010 年 12 月現在）ⓒ 2004 Sogecine, S. A., Himenoptero, S. L., UGC Images, Eyescreen S. R. L. All Right Reserved.
第10章　日本臓器移植ネットワーク
第11章　PANA
第12章　左…『ガタカ』DVD 発売・販売元：（株）ソニー・ピクチャーズ エンタテインメント，価格：1480 円（税込），発売中（2010 年 12 月現在）
　　　　右…Molecule of DNA ⓒRothamsted Research
第13章　写真：Album ／アフロ
第14章　冬季衛生研究班『駐蒙軍冬季衛生研究成績〔復刻版〕』現代書館，1995 年

索 引

◆アルファベット

ADL（日常生活動作） 130
ALS（筋萎縮性側索硬化症） 120, 137
BCI 288
BMI →ブレイン・マシン・インターフェース
DNA 鑑定 292
EBM（エビデンス・ベイスド・メディスン） 129
EG 細胞 →胚性生殖細胞
ES 細胞 →胚性幹細胞
fMRI（機能的磁気共鳴画像） 278, 283, 284
iPS 細胞 →ヒト人工多能性幹細胞
NBIC テクノロジー 287
NBM（ナラティブ・ベイスド・メディスン） 129
QALY 242-44
QOL（生活の質，生命の質） 121, 129, 148, 170, 179, 193, 242

◆あ 行

青い芝の会 70, 71
アドバンス・ディレクティブ（事前指示書） 124, 130
安楽死 128, 188, 190, 302
——の分類 189
安楽死運動 173
安楽死法制化 174
安楽死法制化運動 191, 192, 195, 198
医学研究 100, 109, 294
医学研究倫理 294, 303, 308
医学実験 21, 294

医学的無益 201
医学の公益性の論理 306, 307
医学犯罪 297, 308
石井機関 297, 298
医師裁判 300
意思伝達装置 121, 132
医師の裁量権 201
移植ツーリズム 219, 228, 234
イスタンブール宣言 219, 228, 234
遺伝子差別 292
遺伝子診断 77
遺伝子操作 265-68, 270, 271
遺伝情報 77
遺伝性疾患 268
医療化 172, 260, 270
医療資源の配分問題 236, 237, 246, 247
医療政策 248
医療保険 126
医療倫理（学） 190, 294
インフォームド・アセント 105
インフォームド・コンセント 23, 24, 82, 98, 228
　研究参加の—— 109
　診療における—— 101
インフォームド・チョイス 99
インフォメーション・テクノロジー 287
嘘発見サービス 285
エアランゲン事件 226
エンギッシュ，K. 189
エンハンスメント 254-56, 266, 281, 288, 289
延命治療 168
老 い 157

317

◆か 行

介護　142
科学ジャーナリズム　251
科学的妥当性　93
学際　3
『ガタカ』　292
カプラン，A.　29
神の委員会　237, 239, 241, 248
カレン・アン・クインラン裁判
　　188, 193, 195, 196
環境問題　35
環境倫理（学）　35, 294
患者会　127
患者主体の医療　133
患者の権利　23
患者の自己決定　102, 128, 195
間接的安楽死　189, 192
管理医療（マネジド・ケア）　28
緩和ケア　169, 186, 199
緩和ケア病棟　176, 177
基礎死生学　186
キャラハン，D.　24, 151
究極の選択問題　7
究極のプライバシー　284, 292
キューブラー＝ロス，E.　183, 199
近代ホスピス運動　171, 176
くさび論　→滑りやすい坂論
クブラバリ　7
クローン規制法（ヒトに関するクローン技術等の規制に関する法律）　88
クローン胚　81, 84, 88
軍事医学研究　305
健康寿命　151
公益至上主義の論理　306, 307
高齢者虐待　149
高齢者の尊厳を支えるケア　142
高齢者福祉　126
心の哲学　286

コミュニケーション障害　132

◆さ 行

最首悟　4
再生医学　80
再生医療　80, 87
在宅人工呼吸療法　121
在宅ホスピスケア　178, 180
差別　259
ジェンダー　59
死刑執行人の論理　306, 307
自己決定　133, 144, 153, 156, 160, 201, 227, 257
　　――の尊重　142, 156
自己決定権　63, 256
死後生殖　42
死後認知　44
自己否定　204
自殺幇助　128, 190
死生学　186
死生観　182, 209
施設内審査委員会（IRB）　23, 118
事前指示　104
事前指示書　→アドバンス・ディレクティブ
死に関する宣言（シドニー宣言）　216
『死ぬ瞬間』　183
死の自己決定　133, 173
自発的安楽死　196
社会的有用性　241
重度身体障害者　131
終末期医療の決定プロセスに関するガイドライン　128
種差別　91
出自を知る権利　45, 46
出生前診断　63, 64, 77
種の尊厳　91
障害学　165
障害者自立支援法　127

障害者福祉　126
障害の社会モデル　71
消極的安楽死　189, 192, 196
承諾意思表示方式　222
　広義の――　222, 223, 229, 231
『ジョンQ』　8
自　立　153, 156, 160
自律尊重原則　143, 144
シンガー, P.　230
人　格　83, 86, 209
神経科学　278
人工呼吸器　120-23
人工呼吸器停止　128
人工授精　38-40
人工妊娠中絶　49, 59, 63, 68, 83
心臓死　212
身体拘束・抑制　147, 148
人体実験　27, 257, 298
新優生学　254, 255, 265, 275
スウェーデン病院　238, 239
スコトコ, B.G.　72
スパゲティ症候群　195
滑りやすい坂論（スリッパー・スロープ）　12, 229
生活の質　→ QOL
生殖技術　27
生殖系列細胞遺伝子操作　265, 267
生殖ツーリズム　53
生殖の自由　255, 271
生殖補助技術　38, 40, 92
成体幹細胞　80
生体臓器移植　234
成年後見制度　143
生命の質　→ QOL
生命倫理　26
　――の四原則　8, 24, 30, 142
生命倫理学　2, 8
生命倫理法（フランス）　50
セカンドオピニオン　100
積極的安楽死　189, 192, 200

説明原則　102
セデーション（鎮静）　200
遷延性意識障害　104, 193, 214
善行原則　142, 143
全人的な痛み　174, 175
全人的なケア　173
戦争犯罪　308
戦争倫理学　294
選択的中絶　266
臓器移植法（臓器の移植に関する法律）　212, 218
臓器移植法（1997年）　220, 223
臓器移植法（2009年）　220, 223, 225, 227, 228, 231
臓器移植法改正　218
臓器提供意思表示カード　222
臓器取引と移植ツーリズムに関するイスタンブール宣言　→イスタンブール宣言
「臓器の移植に関する法律」の運用に関する指針（ガイドライン）　218, 234
組織幹細胞（TS細胞）　80
尊厳ある死　173, 202, 204
尊厳死　188
ソンダース, S.　171, 174, 199

◆た　行

体外受精　27, 38-40, 43, 50, 267
代理出産（代理懐胎）　42, 46, 52
代理母　46
代理判断（代諾）　104
ダウン症　138
竹内基準　27, 217
タスキギー事件　22, 23, 111
脱病院化　177
「血のつながり」　40, 53
着床前診断　77, 266
長期人工呼吸療法　127
長期脳死　226

索　引　319

治療 256-58, 266, 289
チルドレス, J. F. 8, 24, 30
つなぎ服 145, 146
提供精子・卵子・受精卵 40
デイホスピス 178
哲学 2
同意原則 102
同意能力 103
冬季衛生研究 295, 297, 305
トゥルオグ, R. D. 230
トゥングダ 7
特定疾患 127
ドナー 212
トレードオフ 236

◆な 行

ナチス・ドイツ 109, 191, 192, 275, 299
731部隊 27, 297, 298
ナノテクノロジー 287
『楢山節考』 198, 205
難病事業 126
難病対策要綱 127
日本ALS協会 127
日本型在宅ホスピス 180
日本尊厳死協会 189
日本の安楽死・尊厳死論 198
ニュルンベルク綱領 22, 110, 303
ニュルンベルク裁判 191, 299
人間の尊厳 93, 196, 292
妊娠中絶法（イギリス） 64
認知症高齢者 146
脳科学研究 279
脳画像 278, 284
脳死 27, 212
脳死状態 212
脳死臨調 218
脳神経倫理 278, 279

◆は 行

胚移植 38
バイオエシックス 2, 24, 25, 29, 30
　英語圏の―― 209
バイオテクノロジー 272, 287
バイオバンク 96, 114
配偶子（精子・卵子） 44
唄孝一 102
胚性幹細胞（ES細胞） 81, 92
胚性生殖細胞（EG細胞） 81, 85
パーソン論 229
パターナリズム 122, 123
発症前遺伝子診断 77
ハーバード基準 216
反自発的安楽死 196
反対意思表示方式 222, 229
非自発的安楽死 196
ビーチャー, H. 20
ビーチャム, T. L. 8, 24, 30
ピッツバーグプロトコル 229
ヒト人工多能性幹細胞（iPS細胞） 82, 87, 93
ヒト胚 83
非配偶者間人工授精 45, 55
病院倫理委員会 24, 118
ピンピンコロリ 150
フォックス, R. 29
不幸な子どもの生まれない対策室 69
不妊 38
普遍主義 30
プライバシー 113, 114, 118, 194
『フランケンシュタイン』 280
プルトニウム注射実験 303
ブレイン・マシン・インターフェース（BMI） 132, 288
文化横断的 31
ベビーM事件 49
ヘルシンキ宣言 110

ベルモント・レポート　23, 25, 30, 118
包括的同意　113, 114
放射線被曝人体実験　303
ホスピス　171
ホスピス・緩和ケア　169, 170
母体血清マーカー検査　64, 66
母体保護法　63, 86
ポッター, V. R.　2, 25
ポリグラフ　284

◆ま 行

マクロの配分問題　248
マススクリーニング　66
マテイ, J.-F.　54
マネジド・ケア　→管理医療
ミクロの配分問題　247
看取りの文化　181, 183
ムンテラ　98

「もったいない」の論理　306, 307
モンスターあるいはロボコップの哲学　281

◆や 行

優生学　255, 275
優生保護法　63
予　防　266

◆ら・わ 行

ラザロ徴候　226
卵子提供　50
リプロダクティブ・ライツ　275
臨床死生学　186
倫理委員会　93, 118
倫理審査委員会　111, 113
レシピエント　212
ロスキーズ, A.　281
和田心臓移植事件　217

●本書のテキストデータを提供いたします

　本書をご購入いただいた方のうち，視覚障害，肢体不自由，読字障害などを理由として必要とされる方に，本書のテキストデータを提供いたします。

　お名前・ご住所を明記した返信用封筒，下の引換券（コピー不可），200円切手を同封の上，下記の宛先までお申し込みください。

　※内容の改変や流用，転載，その他営利を目的とした利用はお断りします。

〈宛先・問い合わせ先〉
〒101-0051
東京都千代田区神田神保町2-17
　（株）有斐閣　書籍編集第2部
　『はじめて出会う　生命倫理』テキストデータ係
TEL：03-3264-1315

テキストデータ
引換券
『はじめて出会う
生命倫理』

● 編者紹介

玉井真理子（たまい まりこ）
信州大学医学部准教授

大谷いづみ（おおたに いづみ）
立命館大学産業社会学部教授

はじめて出会う生命倫理
Introduction to Bioethics

ARMA
有斐閣アルマ

2011 年 3 月 5 日　初版第 1 刷発行
2024 年 4 月 10 日　初版第 19 刷発行

編　者	玉 井 真 理 子
	大 谷 い づ み
発 行 者	江 草 貞 治
発 行 所	株式会社 有 斐 閣

郵便番号　101-0051
東京都千代田区神田神保町 2-17
https://www.yuhikaku.co.jp/

印刷・株式会社理想社／製本・牧製本印刷株式会社
Ⓒ 2011, M. Tamai, I. Otani. Printed in Japan
落丁・乱丁本はお取替えいたします。
★定価はカバーに表示してあります。

ISBN 978-4-641-12420-2

JCOPY　本書の無断複写（コピー）は、著作権法上での例外を除き、禁じられています。複写される場合は、そのつど事前に(一社)出版者著作権管理機構（電話03-5244-5088, FAX03-5244-5089, e-mail:info@jcopy.or.jp)の許諾を得てください。